实用中医学系列教材

临床中医适宜技术

（供中医学专业用）

刘智斌 主 审

黄 山 何 玲 张容超 主 编

中国中医药出版社
·北 京·

图书在版编目（CIP）数据

临床中医适宜技术 / 黄山，何玲，张容超主编 .—北京：
中国中医药出版社，2020.5（2024.1重印）
实用中医学系列教材
ISBN 978-7-5132-5772-5

Ⅰ.①临… Ⅱ.①黄… ②何… ③张… Ⅲ.①中医临
床—教材 Ⅳ.① R24

中国版本图书馆 CIP 数据核字（2019）第 235506 号

中国中医药出版社出版
北京经济技术开发区科创十三街 31 号院二区 8 号楼
邮政编码 100176
传真 010-64405721
保定市西城胶印有限公司印刷
各地新华书店经销

开本 787×1092 1/16 印张 12.5 字数 255 千字
2020 年 5 月第 1 版 2024 年 1 月第 7 次印刷
书号 ISBN 978-7-5132-5772-5

定价 58.00 元
网址 www.cptcm.com

服 务 热 线 010-64405510
购 书 热 线 010-89535836
维 权 打 假 010-64405753

微信服务号 **zgzyycbs**
微商城网址 **https://kdt.im/LIdUGr**
官 方 微 博 **http://e.weibo.com/cptcm**
天猫旗舰店网址 **https://zgzyycbs.tmall.com**

如有印装质量问题请与本社出版部联系（010-64405510）

《临床中医适宜技术》编委会

主　编： 黄　山　何　玲　张容超

副主编： 陈亚龙　高艺家　卓　鹰　魏大林　马绪斌

主　审： 刘智斌

编　委： （以姓氏笔画为序）

马旭凯	马绪斌	王　单	王东杰	王永星	王旭燕
王志美	王晓昆	王晓梅	车丽娜	左涌丽	左祥宇
卢　康	叶　佳	冯光辉	付海侠	吕　娟	吕文博
刘　罡	刘　提	刘丽花	刘宝良	刘建斌	许娅萌
孙　妍	孙雪娇	李　达	李　阳	李　昭	李　渊
李　蕾	李文博	李姗姗	李倩倩	李静怡	李慧乐
杨　帅	杨　咏	杨　凯	杨　柳	杨丽惠	杨梦月
杨银凯	杨蓉蓉	邱　磊	邱斌杰	余恒军	宋长丽
宋思敏	张　同	张　旭	张　妙	张　直	张　洲
张　辉	张　婷	张　鹏	张双良	张红军	苗　轩
林弘闽	林江江	罗金丽	屈　杰	赵科妮	赵莉娟
胡玮璇	侯晓波	秦　岳	桂松林	党铭发	倪静敏
徐万龙	郭诗琪	郭紫云	唐也笑	姬俊强	崔斌锋
梁　安	梁　迎	梁志娟	寇晓华	董卫涛	傅远忠
甄　静	廖　忠	樊一桦	冀乐天		

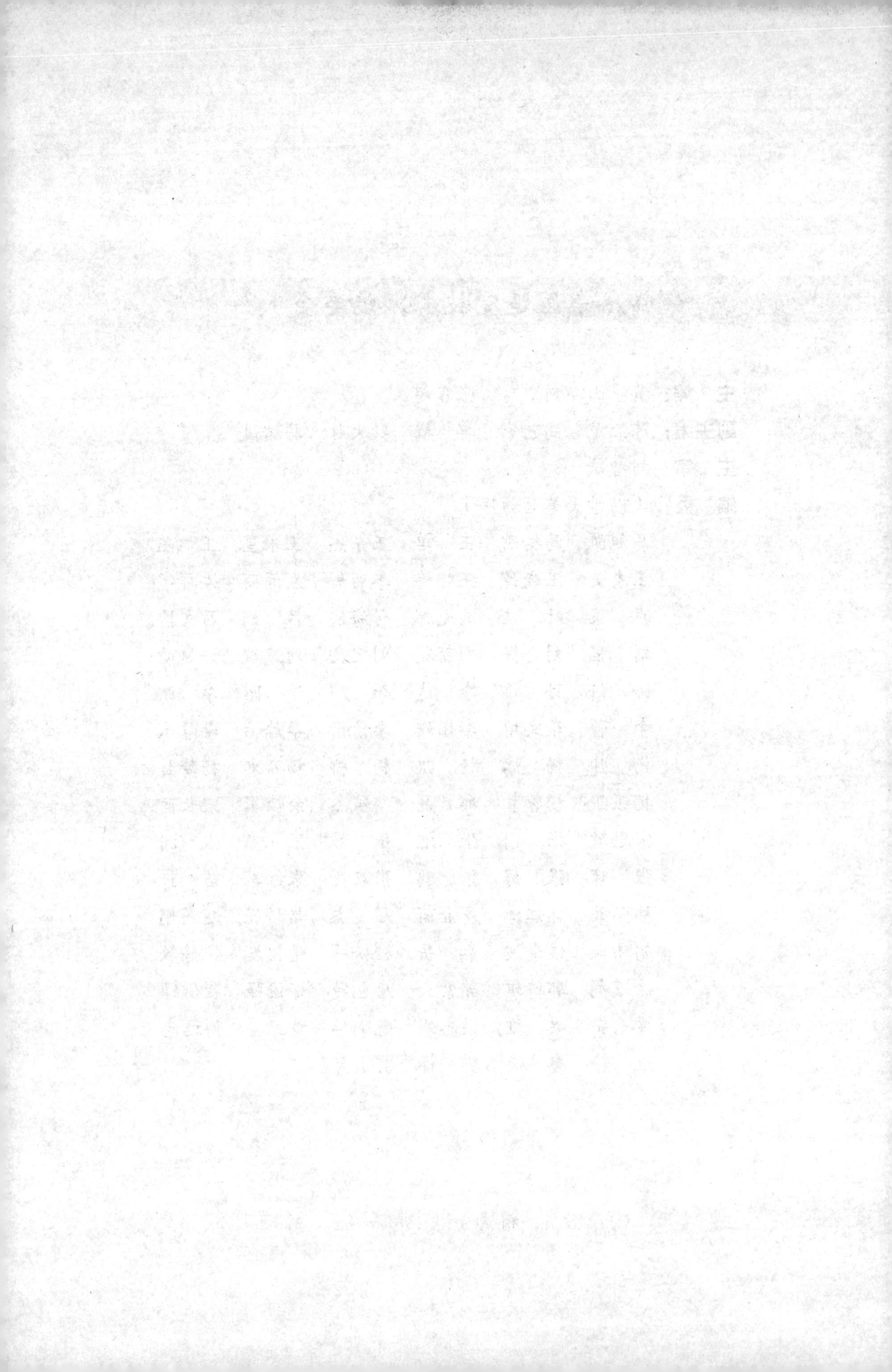

编写说明

　　临床中医适宜技术是在中医理论指导下，运用中医特色临床诊疗思维，安全有效、简便易学、应用广泛的中医临床技术的总称，又称中医药适宜技术、中医传统疗法、中医保健技能、中医特色疗法等，简称中医适宜技术。为传承中国文化，弘扬国医国粹，挖掘和整理临床中简便效廉的中医适宜技术，《临床中医适宜技术》编委会在全国中医药行业高等教育"十二五""十三五"规划教材内容的基础上，搜集、整理了临床常用的中医适宜技术，以继承创新为原则，突出实用性，编写了本教材。

　　《临床中医适宜技术》从理论、操作方法、临床应用及现代研究等方面对中医适宜技术进行了详细的介绍，重点突出、图文清晰、操作规范。本书可供广大中医药临床工作者及中医药爱好者学习使用。

　　本教材分为绪论、各论（十四章）及附录三部分，绪论部分介绍了临床中医适宜技术的理论基础、特点及分类；第一章至第十四章分别从概念、特点、分类、操作方法、作用及应用等方面对毫针疗法、电针疗法、特殊针具刺法技术、特定部位刺法、古医籍中的针刺技术、小儿推拿疗法、灸法、拔罐疗法、穴位贴敷疗法、穴位埋线疗法、穴位注射疗法、刮痧疗法、药物熏蒸、药浴等进行了介绍；附录中收录了部分刺法的现代研究进展等相关内容。

　　本教材的编写工作在刘智斌主审的指导下，在黄山、何玲、张容超三位主编的带领下，由来自全国各地的七十余位中医学相关专业专家共同完成。编写过程中，专家们精益求精，精诚合作，历时两年，终成其稿。在此，谨向各位编委及为本书的编写工作做出贡献的专家们致谢！由于编写时间所限，教材中难免仍存疏漏或不当之处，敬请广大读者在使用过程中提出宝贵意见，以便再版时修订提高，使教材日臻完善。

《临床中医适宜技术》编委会

2019 年 11 月

目　录

绪　论 ▷▷▷

　　临床中医适宜技术是在中医理论指导下，运用中医特色临床诊疗思维，安全有效、简便易学、应用广泛的中医临床技术的总称，又称中医药适宜技术、中医传统疗法、中医保健技能、中医特色疗法等，简称中医适宜技术。临床中医适宜技术包括针灸、推拿、拔罐、刮痧、贴敷等疗法，临床应用广泛，是中医学的重要组成部分，有着几千年的历史，体现了人类对于无害的、无损伤的医疗保健手段的追求，为繁荣我国医学事业做出了极大贡献。在长期的临床实践中，中医适宜技术验证了其可靠性、先进性，也得到了创新和发展，已经逐步成为一种重要的临床医疗保健形式，造福人类健康。

第一节　临床中医适宜技术的理论基础

　　临床中医适宜技术充分体现了中医学的整体观和系统论，是整体性和阶段性的完美结合。临床中医适宜技术的理论指导主要植根于中医基本理论中的经络理论。

一、基本理论

　　经络是运行全身气血、联系脏腑肢节官窍、沟通人体上下内外的通路，是人体结构的重要组成部分。经络学说是古人长期医疗实践的总结。古人在对以砭刺、导引、推拿、气功等方法进行保健或治疗时出现的经络现象和病理条件下经络的病证进行观察的过程中，以及在对针刺主治作用的观察归纳过程中，积累了丰富的经验，并依据当时的解剖知识，加之古代哲学的渗透影响，逐渐上升为理论，从而形成了经络学说。

　　经络学说的建立，亦与穴位主治功用的归纳有关。从不经意或偶然发现某个部位被刺激后具有的治疗作用到医疗实践中的反复应用，从用"砭石"大面积治疗到用金属针准确刺入某"点"，经络及穴位理论的形成经历了漫长的过程。随着医疗经验的丰富，人们发现某些具有相同或类似主治作用的穴位聚集于某一条线上，这就形成了"线"的概念。反复印证，由"点"到"线"，便形成了经络的循行线路。当然，"穴位"的界定和经络学说的形成，离不开解剖和生理知识。早在春秋战国时期，我国医家就曾用解剖方法对人体脏腑、经脉等进行过观察，《内经》中有关经络的记述，有很大一部分是通过解剖观察得来的。如《灵枢·经水》之"若夫八尺之士，皮肉在此，外可度量切循而得之，其死可解剖而视之，其脏之坚脆，腑之大小，谷之多少，脉之长短，血之清浊，气之多少，十二经之多血少气，与其少血多气，与其皆多血气，与其皆少血气，皆有大数"，以及《灵枢·骨度》以"骨度"来定"脉度"等，皆有经络与解剖知识相关的记载。

经络学说贯穿于人体生理、病理及疾病的诊断和防治各个方面，与藏象、精气血津液等理论相互辅翼，深刻地阐释人体的生理活动和病理变化，对临床各科，尤其是针灸、推拿、按摩、气功等，都起到了指导作用。早在《灵枢·经脉》即有"经脉者，所以决死生，处百病，调虚实，不可不通"的论述，之后《扁鹊心书》亦云："学医不知经络，开口动手便错。盖经络不明，无以识病证之根源，究阴阳之传变。"

二、经络系统的组成

人体的经络系统由经脉、络脉及其连属部分组成（图 绪 –1）。

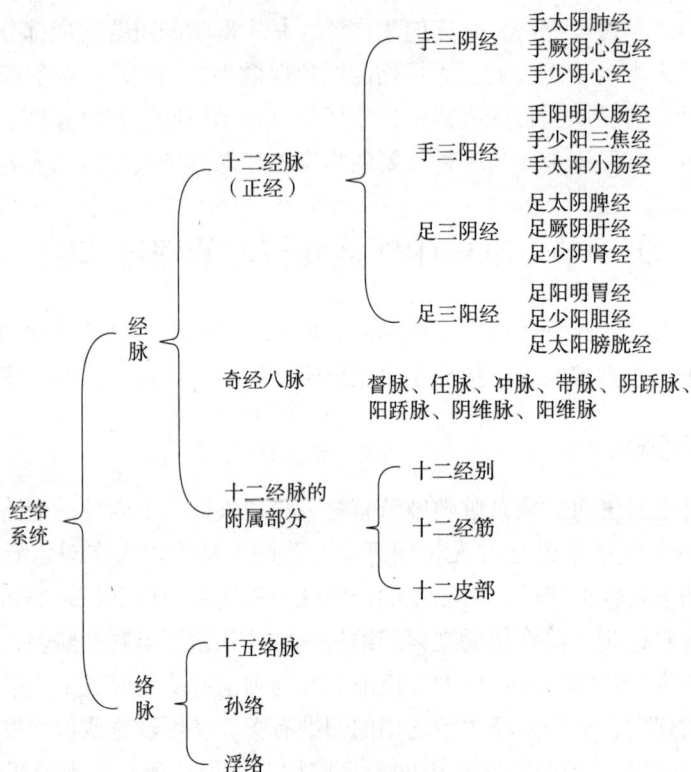

```
                                                    ┌ 手太阴肺经
                                    ┌ 手三阴经 ──── 手厥阴心包经
                                    │                └ 手少阴心经
                                    │                ┌ 手阳明大肠经
                    ┌ 十二经脉 ──── 手三阳经 ──── 手少阳三焦经
                    │   （正经）    │                └ 手太阳小肠经
                    │               │                ┌ 足太阴脾经
                    │               足三阴经 ──── 足厥阴肝经
              ┌ 经脉              │                └ 足少阴肾经
              │     │             │                ┌ 足阳明胃经
              │     │             └ 足三阳经 ──── 足少阳胆经
              │     │                              └ 足太阳膀胱经
              │     │  奇经八脉    督脉、任脉、冲脉、带脉、阴跷脉、
              │     │              阳跷脉、阴维脉、阳维脉
 经络         │     │                              ┌ 十二经别
 系统 ────────┤     └ 十二经脉的 ──┤ 十二经筋
              │       附属部分      └ 十二皮部
              │                    ┌ 十五络脉
              └ 络脉 ──────────────┤ 孙络
                                   └ 浮络
```

图 绪 –1　经络系统的组成

1. 经脉　经脉是经络系统的主干，主要有正经、经别和奇经三大类。

正经有十二，故又称十二正经或十二经脉，包括手三阴经、足三阴经、手三阳经、足三阳经。十二经脉有一定的起止，一定的循行部位和交接顺序，在肢体的分布及走向有一定的规律，与脏腑有直接的络属关系，相互之间也有表里关系。十二正经是气血运行的主要通道，其包括（表 绪 –1）：

表 绪 -1　十二正经简表

	手三阴经	手三阳经	足三阴经	足三阳经
经脉	手太阴肺经 手厥阴心包经 手少阴心经	手阳明大肠经 手少阳三焦经 手太阳小肠经	足太阴脾经 足厥阴肝经 足少阴肾经	足阳明胃经 足少阳胆经 足太阳膀胱经

十二经别为从十二经脉别出的经脉，有加强十二经脉相为表里的两经之间的联系作用。奇经有八条，即督脉、任脉、冲脉、带脉、阴跷脉、阳跷脉、阴维脉、阳维脉，合称为奇经八脉。奇经具有统率、联络和调节十二经脉中气血的作用。奇经八脉与十二经脉不同，不属气血运行的主要通道，与脏腑没有直接的属络关系，相互之间也无表里关系，《圣济总录》说："脉有奇常，十二经者，常脉也；奇经八脉则不拘于常，故谓之奇经。盖人之气血常行于十二经脉，其诸经满溢则流入奇经焉。"

2. 络脉　络脉，是经脉的小分支，有别络、浮络、孙络之分。别络是络脉中较大者，有本经别走邻经之意，具有加强十二经脉表里两经之间在体表的联系，并能通达某些正经所没有到达的部位，可补正经之不足，还有统领一身阴阳诸络的作用。一般认为别络有 15 支，即十二正经与任督二脉各有 1 支别络，加上脾之大络，合称十五别络。但《内经》有"胃之大络，命曰虚里"之论，若加之则有 16 支别络。

3. 连属部分　经络系统的组成中，还包含了其连属部分。经络对内连属各个脏腑，对外连于筋肉、皮肤而称为经筋和皮部。

经筋，是十二经脉之气"结、聚、散、络"于筋肉、关节的体系，为十二经脉的附属部分，具有连缀百骸、维络周身、主司关节运动的作用。

皮部，是十二经脉机能活动反映于体表的部位，也是络脉之气散布之所在。《素问·皮部论》说："凡十二经络脉者，皮之部也。"十二皮部的分布区域，是以十二经体表的分布范围为依据，把全身皮肤划分为十二部分，分属于十二经脉。《素问·皮部论》说："欲知皮部，以经脉为纪者，诸经皆然。"

经络学说是中医基础理论的重要组成部分，是专门研究人体经络系统的组成、循行分布，以及其生理功能、病理变化，并指导临床实践的中医学理论。其形成与发展，与针灸、推拿疗法的应用有着密切关系，故经络学说也是针灸及推拿的理论核心。中医临床治病明辨病变的脏腑经络，把握疾病的传变，以及中药方剂的归经理论等，都以经络学说为基础。

三、经络理论指导临床

《灵枢·经别》云："十二经脉者，人之所以生，病之所以成，人之所以治，病之所以起，学之所始，工之所止也。粗之所易，上之所难。"《扁鹊心书》云："学医不知经络，开口动手便错。"经络遍布全身，内属脏腑，外络肢节，沟通内外，贯穿上下，将人体各部组织器官联系成为一个有机的整体；并藉以运行气血、营养机体，使人体各部分的功能活动保持协调和相对平衡。经络学说是在阴阳五行学说指导下，与中医学其他基础理论互相影响、互为补充而逐渐发展起来的。

针灸治病是通过针刺和艾灸等刺激体表经络腧穴，以疏通经气、调节人体脏腑气血功能，从而达到治疗疾病的目的。腧穴的选取、针灸方法的选用是针灸治疗的两大关键，均依靠经络学说的指导。针灸临床通常根据经脉循行和主治特点进行循经取穴，如《四总穴歌》所载"肚腹三里留，腰背委中求，头项寻列缺，面口合谷收"，就是循经取穴的具体体现。由于经络、脏腑与皮部有密切联系，故经络、脏腑的疾患可以用皮肤针叩刺皮部或皮内埋针进行治疗，如胃脘痛可用皮肤针叩刺中脘、胃俞穴，也可在该穴皮内埋针；经络闭阻、气血瘀滞，可以刺其络脉出血进行治疗，如目赤肿痛刺太阳穴出血，软组织挫伤在其损伤局部刺络拔罐等。

第二节　临床中医适宜技术的特点

一、临床特点

临床中医适宜技术虽疗法各异，但从根本上说，都以中医基础理论为指导，治疗原理有异曲同工之妙。在诊治疾病的过程中优化组合，针对疾病选择适宜的方法、何种疗法对于某种疾病效果最佳、在疾病的某一阶段采用何种疗法最适宜，体现了整体性和阶段性的完美结合，有助于达到治愈疾病的目的，如临床上针刺、拔罐、艾灸、刮痧、贴敷等适宜技术疗法可通过调整经络、气血、营卫，达到调和阴阳、扶正祛邪与疏通经络的目的。

1. 虚则补之、实则泻之　补虚，就是扶助正气；泻实，就是祛除邪气。在疾病过程中，正气不足则表现为虚证，治宜采用"补"的方法；邪气亢盛则表现为实证，治宜采用"泻"的方法。

2. 急则治其标、缓则治其本　疾病的发生，病理机制相当复杂，施治时须辨别标本主次。急则治标，缓则治其本，当标病和本病处于俱缓或俱急的状态时宜标本兼治。

3. 热则清之、寒则温之　清热指热证用"清法"；温寒指寒证用"温法"。凡热邪致病或热闭清窍而致神昏不省人事等，宜采用清热之法。凡寒邪致病或寒邪内生之疾，宜采用清热之法。

4. 同病异治、异病同治　同病异治，即同一种疾病用不同的方法治疗；是指某些疾病，受病部位和症状虽然相同，但因其具体的病机不同，在治法上因之而异。异病同治，即不同疾病用同一种方法治疗；是指许多疾病，受病部位和症状虽然不同，但因其主要的病机相同，采用同一方法治疗。

5. 局部治疗与整体治疗有机结合

（1）局部治疗　一般指针对局部症状的治疗。例如针灸治疗时面瘫取地仓、颊车穴，鼻塞取迎香、巨髎穴。

（2）整体治疗　一般指针对某一疾病的原因进行治疗。例如肝阳上亢导致的眩晕，取太冲、照海穴滋肾平肝，待肝风平息，则头晕目眩等症自可自愈。

（3）局部与整体兼治　指既重视原因治疗，又重视症状治疗，将两者有机地结合起来，则有利于提高疗效。如针灸治疗脾虚泄泻，既取天枢、足三里止泻，又取三阴交、脾俞补脾。

二、应用及推广特点

临床中医适宜技术具有"简、便、效、廉"的特点。"简"为简单、简略、质朴、简约等义，针对临床中医适宜技术，则是简省之义，直指人体各种病证，绝不杂乱，非一般意义的简单、简陋。"便"指方便合宜，临床中医适宜技术的方便，是围绕人的身心健康，在人类生活的所有时空与处所，从容运用中医的理、法、方、药、术，为人体的各种病证提供便捷有效的治疗。"效"指临床疗效，临床中医适宜技术对临床上的常见病、多发病具有很好的疗效，这也是其优势所在。"廉"主要指因人制宜，依据生命个体的承受度采取适度治疗，节约医疗资源。

第三节　临床中医适宜技术的分类

临床中医适宜技术属于中医传统疗法，内容丰富、应用广泛，经过历代医家的不懈努力和探索，在临床治疗中取得了重大的成就。临床中医适宜技术有着深厚的理论基础，与中医经络学说有着密切的联系。主要分为外治和内治两种，外治以针灸、推拿为主，刮痧、拔罐、熨敷、膏贴等为辅；内治主要是指服用各种方药。

1.针法类　"针"是指"针刺"，是利用各种针具刺激穴位来治疗疾病的方法，常用的方法包括体针、头针、耳针、足针、梅花针、火针、电针、穴位注射、小针刀疗法等，常以针罐齐施、针药并用、内外同治获得最佳疗效。针治疗法，重在得气，提插捻转，重在分清虚实，选择适宜的方法补泻。

2.灸法类　"灸"是指艾灸，艾灸疗法简称灸法，是运用艾绒或其他药物点燃后直接或间接在体表穴位上熏蒸、温熨，借灸火的热力及药物的作用，通过经络的传导，达到防病治病目的的一种方法。艾灸不但可预防疾病，且能延年益寿。在日常生活中，人于无病时常灸足三里、三阴交、关元、气海、命门、中脘、神阙等穴，能达到保健延年的作用。

3.推拿类　推拿属于手法治疗，主要包括头部推拿、足底推拿、踩跷疗法、整脊疗法、捏脊疗法、背脊疗法、拨筋疗法、小儿推拿疗法、点穴疗法等。

4.其他外治法　主要包括刮痧、拔罐疗法、药摩疗法、天灸疗法、火熨疗法、盐熨疗法、药物熏蒸、药浴、芳香疗法、外敷疗法、蜂针疗法等。

临床中，针对不同疾病的具体症状，治疗方法应灵活选择。根据疾病的不同情况，可选取一种适宜技术治疗，亦可选取多种手段联合治疗，以达到最佳的治疗效果。

第一章　毫针疗法 ▷▷▷

毫针为古代"九针"之一。因其针体微细，故又称微针、小针，是古今临床应用最广的一种针具。毫针基本操作包括毫针的持针法、进针法、行针法、留针法、出针法等针刺方法。每一种方法，都有严格的操作规程和明确的目的要求。其中，毫针刺法是各种针法的基础，是针灸医生必须掌握的基本方法和操作技能。

第一节　毫针概述

一、毫针的结构

（一）制针材料

毫针是金属制成的，其中最常用的制针材料为不锈钢。不锈钢毫针具有较高的强度和韧性，针体挺直滑利，能耐高热、防锈，不易被化学品等腐蚀，为临床广泛应用。

（二）毫针的构成

毫针的构成分为针尖、针身、针根、针柄、针尾 5 个部分（图 1–1）。

1. 针尖　是针身的尖端部分，亦称针芒，是刺入腧穴肌肤的关键部位。

2. 针身　是针尖至针柄间的主体部分，又称针体，是毫针刺入腧穴相应深度的主要部分。

3. 针根　是针身与针柄连接的部分，是观察针身刺入腧穴深度和提插幅度的外部标志。

4. 针柄　从针根至针尾的部分，以螺旋状金属丝缠绕，是医者持针、行针的操作部位，也是施用温针灸法装置艾绒的部位。

图 1–1　毫针的构成

5. 针尾　是针柄的末端。

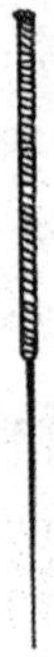

（三）毫针的分类

根据毫针针柄与针尾的构成和形状不同，可分为以下几类（图 1–2）：

1. 环柄针 又称圈柄针，即针柄镀银或用经氧化处理的金属丝缠绕成环形者。

2. 花柄针 又称盘龙针，即针柄中间用两根金属丝交叉缠绕呈盘龙形者。

3. 平柄针 又称平头针，即针柄用金属丝缠绕，无针尾者。

4. 管柄针 即针柄用金属薄片制成管状者。

平柄针和管柄针主要在进针器或进针管的辅助下使用。

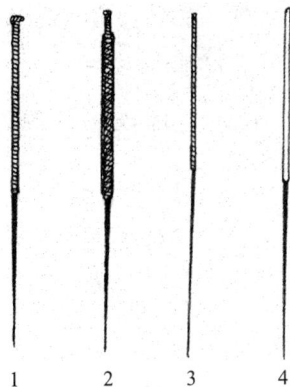

图 1-2 毫针的分类
1. 环柄针；2. 花柄针；3. 平柄针；4. 管柄针。

二、毫针的规格

一般临床以粗细为 26～30 号（0.3～0.4mm）和长短为 1～3 寸（25～75mm）者最常用（表 1-1、表 1-2）。短毫针主要用于耳穴和浅在部位的腧穴针刺之用；长毫针多用于肌肉丰厚部位的腧穴深刺和某些腧穴行横向透刺之用。毫针的粗细与针刺的刺激强度有关，辨证施治时可按需选用。

表 1-1 毫针粗细规格表

号码	24	26	28	30	32	34	36
直径（mm）	0.45	0.40	0.35	0.30	0.25	0.22	0.20

表 1-2 毫针长短规格表

旧规格（寸）	0.5	1	1.5	2	3	4	5	6
新规格（寸）	13	25	40	50	75	100	125	150

三、毫针的选择

（一）针具质量的选择

衡量毫针的质量，主要指针具的"质"与"形"。质，是指制针选料的优劣。不锈钢针，根据 GB-2024-87《针灸针》（中华人民共和国国家标准）规定，应以 GB1220-75《不锈耐酸钢技术条件》中规定，$Cr_{18}Nig$ 或 $OCr_{18}Nig$ 之不锈钢制成者为优。形，是指毫针的形状、造型。在具体选择时应注意以下几点：

1. 针尖 要端正不偏，光洁度高，尖中带圆，圆而不钝，形如"松针"，锐利适度，使进针阻力小而不易钝涩。

2. 针身 要光滑挺直，圆正匀称，坚韧而富有弹性。

3. 针根 要牢固，无剥蚀、伤痕。

4. 针柄　柄的金属丝要缠绕均匀，牢固而不松脱或断丝，针柄的长短、粗细适中，便于持针、行针。

（二）针具规格的选择

《灵枢·官针》指出："九针之宜，各有所为，长短大小，各有所施也。不得其用，病弗能移。"说明不同针具各有特点和作用，因此不同病证应选用相应的针具。临床可根据患者的体质、体型、年龄、病情和腧穴部位等的不同，选用长短、粗细不同规格的毫针。

四、毫针的检查与保养

（一）毫针的检查

毫针在每次使用前后均要严格检查，如发现损坏或质量不合格者，应予剔除；如仅有微小问题，应修整后再使用。

1. 检查针尖　检查针尖有无钩曲现象，有三种方法。

（1）用右手拇、食、中指三指夹持针柄，一面稍加捻转，一面用左手指端抵抹针尖，频频试探，若针尖卷曲，指端可有划刺的感觉。

（2）已消毒的毫针，可用左手指执消毒棉球，裹住针身下段，右手指持针柄，将针尖在棉球中反复随捻随提插，如发觉不滑利或退出时针尖上带有棉絮者，则表示针尖有毛钩。

（3）如同时检查几支毫针时，可用手夹持针柄，使针尖向上，针柄倒置在下，于阳光充足处仔细观察，如发现针尖有白点者，表明有毛钩现象。

2. 检查针身　应检查针身有无斑剥、锈痕、弯曲，上下是否匀称等。如针身粗糙、弯曲，有折痕、斑剥、锈蚀明显者，肉眼观察即可发现。

3. 检查针根　针根如有剥蚀损伤，往往容易折断，尤应注意。

4. 检查针柄　检查针柄的缠丝有无松动，可一手执住针柄，另一手紧捏针身，两手稍用力离合拉送，或作相反方向捻转，如有松动即可觉察。

（二）毫针的保养

除了一次性使用的毫针外，其他反复应用的毫针，在使用前后都应注意保养。若保养不善，则易损坏：一方面影响毫针的使用寿命；另一方面当使用坏损毫针进行治疗时，所刺部位易产生疼痛、出血，甚则引起针刺意外事故的发生。因此，要注意毫针的保养。一般注意下列几点：

1. 用煮沸法消毒时，宜用纱布将针包扎后放入消毒锅内，以免在煮沸时针尖与锅壁碰撞，使针尖变钝或卷曲。

2. 用消毒药液浸泡法消毒毫针时，应根据要求掌握浸泡时间，以免药液腐蚀针具。

3. 毫针应放置在垫有纱布的针盒、针盘内，或放在两端塞有干棉球的玻璃管、金属管、塑料管中，以防止针尖碰撞而受损。取用时亦应小心，避免损伤针尖。

第二节 针刺前的准备

熟练掌握毫针操作，并自如运用于临床，是每一位针灸医生必须做到的。要达到如此水平，只有依靠反复的练习。手法操作熟练者，不仅进针快，透皮时不痛，行针自如，患者乐于接受，而且能够调整经气，起到热补或凉泻的作用，有助于气至病所，迅速取得临床疗效。

毫针操作不仅要课上练针，还要注意平时利用一些时间进行练习。这样积少成多，天长日久，手指的力量和灵活度就会明显提高。另外，练针要求环境安静，动作规范，宁神聚意，治神、调息，体验针感。

毫针操作还需意气的训练。练太极拳和内养功可练意、练气，使全身气血旺盛，形神合一。基本功的训练正是要把意气内养与指力练习结合起来，使神易聚于指，手指活动自如，宜于针刺操作。

一、毫针操作的基本训练

（一）练意、练气

针灸对医生的意气和指力有特殊的要求。《素问·宝命全形论》云："针有悬布天下者五……一曰治神，二曰知养身。"清·周树冬《金针梅花诗抄》说："养身者却病强身也，以不病之身方可治有病之人。"通过练太极拳和内养功治神养身，可以达到三个目的：

1. 蓄积丹田之气以增强周身之力 气维持生命的动力，脏腑功能的活动都要依靠气。内养功的目的就是培养气。练习内养功法要求调整呼吸，气沉小腹，肌肉放松，头脑空静，杂念俱除，吸气时以意领气送至丹田，以蓄养真气。这时会感小腹微微发热，即所谓少火生气。长期坚持就会使真气充盈，经络畅通，周身之力随之加强。丹田之气的蓄积，升提上达肩、臂、肘、腕、指，行针而作用于患者，可控制驾驭经气。

2. 调自身之气机以利于控制经气 太极拳是用意练气，也是行气练气的一种运动方法。练太极拳要以意行气，用意不用力，先意动，而后形动。这样就能做到"意到气到、气到力到"。因此，太极拳亦是一种意气运动。这种意气运动也是调节自身气机的过程。

内养功主要是通过意守丹田，调整呼吸以蓄养真气，待真气充盈，以意领气，使气行全身，偏重蓄养真气。太极拳将意、气、力合为一体，随动作而运行不止，达到调气机的目的，偏重于运气和用力。两者结合相得益彰。久练太极拳和内养功法有助于医者针刺时将全身各方面的力量有效地调动起来，使之到达指端并施于针下。

3. 去浮躁二字以练清静之功 《灵枢·官能》说："语徐而安静，手巧而心审谛者，可使行针艾。"心浮则不能辨别针下之气，神躁则不能随气用巧。太极拳和内养功法的练习要求心静、气沉，力戒浮躁，但要做到这一点必须经过长期艰苦的训练，只有坚持不懈地练习才能运用灵活。

（二）练针、练指

1. 纸垫练针法 用松软的细草纸或毛边纸，折叠成 2cm 左右厚度的纸垫，外用棉线呈"井"字形扎紧。在此纸垫上可练习进针指力和捻转动作。练习时，一手拿住纸垫，一手如执笔式持针，使针身垂直于纸垫上方，当针尖抵于纸垫后，拇、食、中三指捻转针柄，将针刺入纸垫，同时手指向下渐加一定压力，待刺透纸垫背面后，再捻转退针，另换一处如前再刺。如此反复练习至针身可以垂直刺入纸垫，并能保持针身不弯、不摇摆、进退深浅自如时，说明指力已达到基本要求。作捻转练习时，可将针刺入纸垫，在原处不停地做拇指与食、中两指的前后交替捻转针柄的动作。要求捻转的角度均匀，运用灵活，快慢自如，每分钟捻转 150 次左右。纸垫练针初时可用短毫针，待有了一定的指力和手法基本功后，再用长毫针练习。同时，还应进行双手行针的练习，以适应临床持续运针的需要（图 1-3）。

2. 棉球练针法 取棉絮一团，用棉线缠绕，外紧内松，做成直径 6～7cm 的圆球，外包白布缝制。棉球松软，便于练习提插、捻转、进针、出针等各种毫针操作手法。提插练针时，操作者以执毛笔式持针，将针刺入棉球，在原处作行提插的动作，要求深浅适宜、幅度均匀、针身垂直。在此基础上，可将提插与捻转动作配合练习，要求提插幅度上下一致，捻转角度来回一致，操作频率快慢一致，达到动作协调、得心应手、运用自如、手法熟练的程度（图 1-4）。

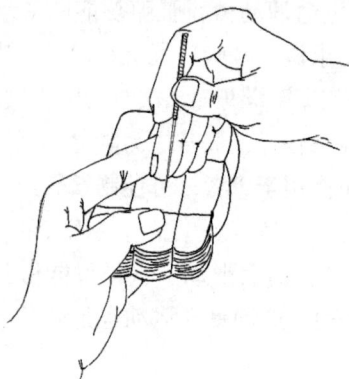

图 1-3　纸垫练针法　　　　　　图 1-4　棉球练针法

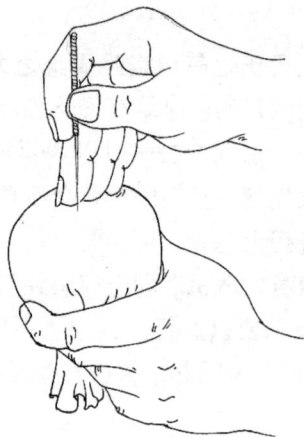

3. 自身练针法 经过纸垫、棉球等物体练针具有一定的指力基础后，操作者可以在自己身上进行试针练习，以亲身体会指力的强弱、针刺的感觉、行针的手法等。要求自身练针时，能逐渐做到进针无痛或微痛，针身挺直不弯，刺入顺利，提插、捻转行针自如，用力均匀，手法熟练。同时，要仔细体会指力与进针、手法与得气的关系，以及持针手指的感觉和受刺部位的感觉。

4. 相互练针法 在自身练习比较成熟的基础上，模拟临床实际，两人交叉进行试针练习。要求从实际出发，按照规范操作方法，相互交替对练，练习内容与自身练针法相同。

二、患者的体位

（一）选择体位的重要性

患者在接受针刺治疗时所处的体位是否合适，对于正确取穴、针刺操作、持久留针、针感传导和防止针刺意外等都有重要意义。对部分重症和体质虚弱，或精神紧张、畏惧针刺的患者，其体位选择尤为重要。如果患者的体位不当，会使医者取穴困难，施术不便，经气受阻而不易传导，也不宜于留针，有的甚至会发生晕针。此外，由于患者体位选择不当或移动体位等原因，常导致弯针或折针。因此，选择恰当的体位，对于毫针治疗具有重要的意义。

针刺时患者体位的选择应以医者能够正确取穴、施术方便、易于获得适宜针感，患者感到舒适自然，并持久留针为原则。

临床针刺常用体位包括：

1. 仰卧位 适用于针刺前身部的腧穴（图1-5）。

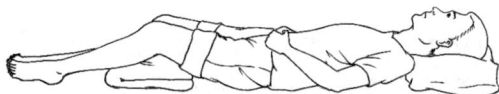

图1-5 仰卧位

2. 俯卧位 适用于针刺身后部腧穴（图1-6）。

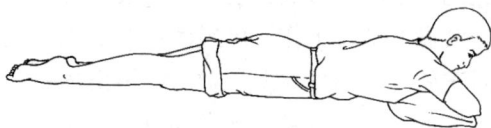

图1-6 俯卧位

3. 侧卧位 适用于针刺侧身部腧穴（图1-7）。

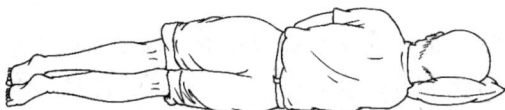

图1-7 侧卧位

4. 仰靠坐位　适用于针刺头面、前颈、上胸和肩臂、腿膝、足踝等部腧穴（图 1-8）。

5. 俯伏坐位　适用于针刺顶枕、后项和肩背等部腧穴（图 1-9）。

6. 侧伏坐位　适用于针刺顶颞、耳颊等部腧穴（图 1-10）。

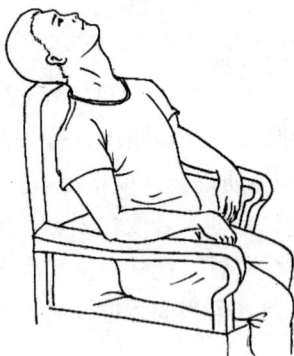

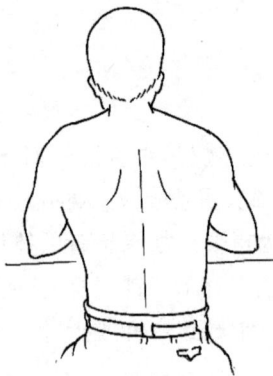

图 1-8　仰靠坐位　　　　图 1-9　俯伏坐位　　　　图 1-10　侧伏坐位

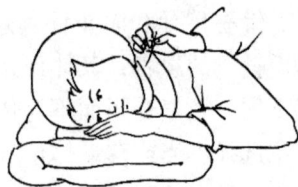

三、定穴和消毒

（一）定穴

腧穴定位正确与否直接关系到针刺的疗效，可根据处方选穴的要求，按照腧穴的定位方法，逐穴进行定取。为了求得定穴准确，可用手指按压，以探求患者的感觉反应。

（二）消毒

除一次性使用的无菌针灸针外，其他普通毫针不消毒或消毒不严，针刺时都有可能造成交叉感染。轻者可致局部红肿，形成脓疡；重者会出现全身症状。因此，针刺治疗要有严格的无菌观念，切实做好消毒工作。已经消毒好的或未经消毒的针具，都不能隔衣针刺或以口温针。针后皮肤针孔不可立即接触水和污染物品。

针刺前应对针具、医者的双手、患者的施术部位、治疗室用具等进行消毒。

1. 针具等器械的消毒　针具等器械的消毒方法很多，以高压蒸气灭菌法为佳。

（1）高压蒸气灭菌法　将毫针等针具用布包好，放在密闭的高压蒸气锅内灭菌。一般以 $1.0 \sim 1.4 \mathrm{kg/cm^2}$ 的压力，$115 \sim 123\,^\circ\mathrm{C}$ 的高温下保持 30 分钟以上，可达到消毒灭菌的要求。

（2）药液浸泡消毒法　将针具放入 75% 乙醇内浸泡 30 ~ 60 分钟，取出后用消毒巾或消毒棉球擦干使用。直接和毫针接触的针盘、针管、针盒、镊子等可用 2% 来苏尔溶液或 1 : 1000 氯化汞溶液浸泡 1 ~ 2 小时消毒。经过消毒的毫针必须放在消毒过的针盘内，外用消毒巾或消毒纱布遮盖好。

（3）煮沸消毒法　将毫针等器具用纱布包扎后，放入盛有清水的消毒煮锅内煮沸。水沸后再煮15~20分钟可达到消毒目的。但煮沸消毒法易使锋利的金属器械变钝。如在水中加入重碳酸钠，配成2%重碳酸钠溶液，则可提高沸点至120℃，且可降低沸水对器械的腐蚀作用。已消毒的毫针，应用时只能一针一穴。消毒毫针只能使用一次，不能重复使用。

2. 医者手指的消毒　在针刺前，医者应先用肥皂水将手洗刷干净，待干后再用75%乙醇棉球擦拭，方可持针操作。持针施术时，医者应尽量避免手指直接接触针身，如某些刺法需要触及针身时，必须用消毒干棉球作间隔物，以确保针身无菌。

3. 针刺部位的消毒　在患者需要针刺的腧穴皮肤上用75%乙醇棉球擦拭消毒；或先用2%碘酊涂擦，稍干后，再用75%乙醇棉球擦拭脱碘。擦拭时应从腧穴部位的中心点向外绕圈消毒。当腧穴皮肤消毒后，切忌接触污物，应保持洁净，防止重新污染。

4. 治疗室内的消毒　针灸治疗室治疗台上所用的床垫、枕巾、毛毯、垫席等物品，应定期换洗、晾晒，应用一人一用的消毒垫布、垫纸、枕巾更佳。治疗房间亦应定期消毒净化，保持环境洁净、空气流通。

第三节　毫针的基本刺法

毫针基本操作技术包括毫针的持针法、进针法、行针法、留针法、出针法等针刺方法。行针是进针后为了针下得气，产生针感，使针感循经传导而行的操作，主要有基本手法和辅助手法两类。基本手法包括提插、捻转，以及提插、捻转相结合，手法平和，用力、幅度均匀的平补平泻手法等。辅助手法包括循法、弹法、刮法、摇法、飞法、震颤法等。

一、持针法

持针法是术者操持毫针保持其端直坚挺的方法。临床常以右手持针、行针，称为刺手。持针以三指持针法为主。《灵枢·九针十二原》曰："持针之道，坚者为宝。"这是持针法的操作总则。同时，术者持针应重视"治神"，全神贯注，运气于指下，勿左右顾盼影响针刺疗效，造成患者不必要的痛苦。

（一）操作方法

（1）两指持针法　用拇指、食指末节指腹捏住针柄，适用于持短小的针具（图1-11）。

（2）三指持针法　用拇指、食指、中指末节指腹捏拿针柄，拇指在内，食指、中指在外，三指协同，以保持较长针具端直坚挺的状态（图1-12）。

（3）四指持针法　用拇、食、中指捏持针柄，以无名指抵住针身，适用于操持长针，可防针体的弯曲。

（4）持针身法　用拇、食两指捏一棉球，裹针身近针尖的末端部分，对准穴位，用力迅速将针刺入皮肤。

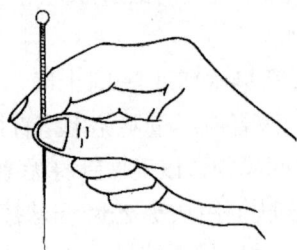

图 1-11　两指持针法　　　　　　图 1-12　三指持针法

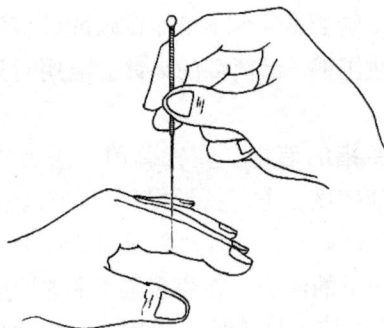

（5）两手持针法　用右手拇、食、中三指持针柄，左手拇、食两指握固针体末端，稍留出针尖 1～2 分许（图 1-13），适于操持长针、芒针。双手配合持针可防止长针弯曲，减少进针疼痛。

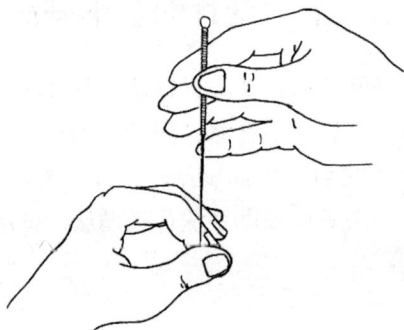

图 1-13　两手持针法

（二）应用目的

1. 保持针体端直坚挺　应用以上诸法持针可保持针体端直，避免进针与行针过程中针体弯曲。

2. 有助于指力深透　各种持针法如应用得当，则有助于术者将指力、掌力、腕力通过针体到达针尖，从而使针灸易于透皮，并透达穴位深层以激发经气。

（三）注意事项

1. 持针须端正安静　刺手持针，进针前要调神定息；进针时宜心、手配合；进针后仍需全神贯注。如此才能达到针刺有效的目的。

2. 持针须正指直刺　刺手持针宜固定针柄（或针体），以保持针体端直坚挺，不致弯曲、歪斜。

二、进针法

又称下针法，是将毫针刺入腧穴皮下的技术方法。临床常用的进针法有双手、单手、管针三类。如从进针速度而言，又有快速进针与缓慢进针的区别。不论哪一种进针法，其关键在于根据腧穴部位的解剖特点选择合适的毫针，并重视"治神"和进针的配合，以达到无痛或微痛的目的。

（一）操作方法

1. 双手进针法　以右手持针刺穴为例，即左手按压爪切穴位，右手持针刺入，双手配合进针的操作方法。

（1）爪切进针法　又称指切进针法，临床最为常用。左手拇指或食指的指甲掐切固定针穴皮肤，右手持针，针尖紧靠左手指甲缘迅速刺入穴位（图 1-14）。

（2）夹持进针法　多用于 3 寸以上长针。左手拇指、食指捏持针体下段，右手拇指、食指持针柄，将针尖对准穴位，双手配合，迅速将针刺入皮下，直至所要求的深度（图 1-15）。

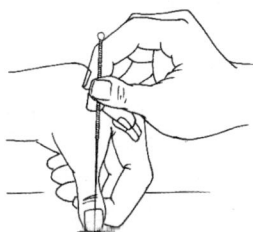

图 1-14　爪切进针法　　　　图 1-15　夹持进针法

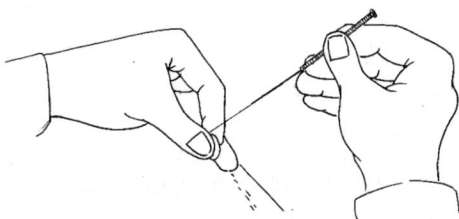

（3）舒张进针法　左手五指平伸，食指、中指分张置于穴位两旁以固定皮肤，右手持针从左手食指、中指之间刺入穴位。行针时，左手中、食指可夹持针体，防止弯曲（图 1-16）。此法适于长针深刺。

皮肤松弛或有皱纹之处，用左手拇指、食指向两侧用力，绷紧皮肤，以利进针，多用于腹部穴位的进针（图 1-17）。

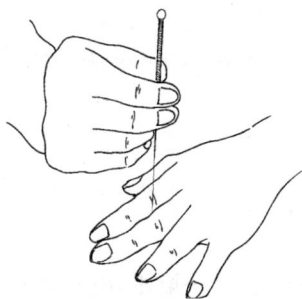

图 1-16　舒张进针法（1）　　　　图 1-17　舒张进针法（2）

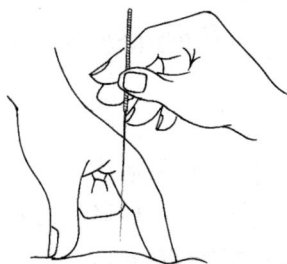

（4）提捏进针法　用左手拇指、食指二指将所刺腧穴部位的皮肤提起，右手持针，从捏起部的上端将针刺入（图1-18）。本法主要用于皮肉浅薄部位的腧穴，如印堂穴。

2. 单手进针法　用右手拇指、食指持针，中指端紧靠穴位，指腹抵住针体下段；当拇食指向下用力按压时，中指随之屈曲，将针刺入，直刺至所要求的深度（图1-19）。此法三指两用，在双穴同时进针时尤为适宜；多用于较短的毫针。

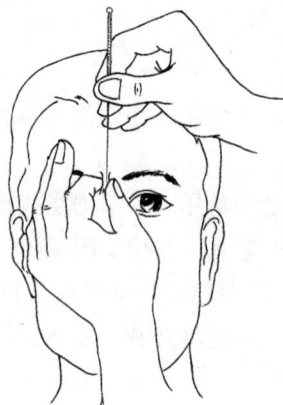

图1-18　提捏进针法

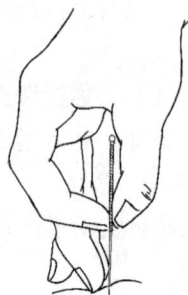

图1-19 单手进针法

3. 管针进针法　将针先插入用玻璃、塑料或金属制成的比针短3分左右的小针管内，放在穴位皮肤上；左手压紧针管，右手食指对准针柄一击，使针尖迅速刺入皮肤；然后将针管去掉，再将针刺入穴内（图1-20）。此法进针不痛，多用于儿童和惧针者；也可利用安装弹簧的特制进针器进针。

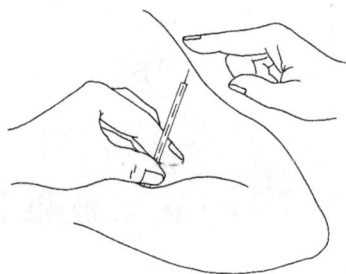

4. 缓慢进针法　原则上，进针宜迅速透皮以减轻疼痛，但对于一些特殊部位，则应缓慢进针。

图1-20　管针进针法

（1）缓慢捻进法　左手单指爪切或双指舒张固定皮肤，右手持针稍用力，轻微而缓慢地以小于90°角的方向均匀捻转针柄，边捻边进，使针体垂直于皮肤渐次捻入。进针时，不要用力太猛，捻转角度不可太大。

（2）压针缓进法　右手拇指、食指持针柄，中指指腹抵住针体，用腕力和指力缓慢将针匀速压入穴位皮内。进针后不施捻转、提插等手法。针刺入皮后，不可改变针向，如遇明显阻力或患者有异常感觉时，应停止进针。此法适用于眼周穴位及天突穴等。

（二）临床应用

刺入部位正确、透皮无痛或微痛、迅速取得针感为进针法合理应用的标准。根据不同情况，选择相应的进针法可达到上述目的。

1. 根据针具长度选择进针法　2寸以下的毫针，可采取爪切进针、单手进针和快速进针。3寸以上的毫针则宜采取夹持进针法等。

2. 根据患者具体情况选择进针法　小儿和容易晕针者宜采用管针进针法；成人和针感迟钝者各种进针法均可应用。

3. 根据腧穴部位选择进针法　腹部穴及肌肉松弛处宜用舒张进针法，面部穴及肌肉浅薄处宜用提捏进针法，眼周穴及一些特殊穴位（如天突穴）则宜用压针缓进法。

目前，临床较常用的是爪切进针、快速进针和缓慢捻进法。

（三）注意事项

1. 进针必须持针稳、取穴准、动作轻、进针快（个别亦须慢）。

2. 进针必须手法熟练，指、腕、掌用力均匀。在双手进针时，押手爪切按压，刺手持针刺入，相互配合。

3. 进针前要对患者做好安慰工作，要求医患双方配合，进针时患者体位合适，切莫随意变动。

4. 进针时可配合咳嗽、呼吸等法，以减轻进针疼痛。随咳下针可激发经气。针刺头额等痛觉敏感处时可屏息以缓解疼痛。

三、针刺角度、方向和深度

在进针和行针过程中，合理选择进针角度、及时调整针刺方向可避免进针疼痛和组织损伤，是获得、维持与加强针感的方法。

（一）针刺角度

1. 进针角度　进针时可根据腧穴部位的特点与针刺要求，合理选择针体与皮肤之间的成角，一般分为直刺法、斜刺法和横刺法（图 1-21）。

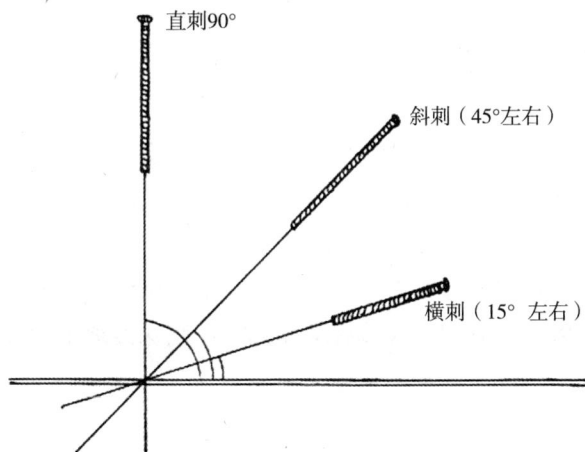

直刺90°

斜刺（45°左右）

横刺（15°左右）

图 1-21　进针角度

（1）直刺法　将针体垂直刺入皮肤，针体与皮肤呈 90°角，适用于针刺大多数穴位，浅刺与深刺均可。

（2）斜刺法　将针体与皮肤呈45°左右倾斜刺入皮肤，适用于针刺骨骼边缘和不宜深刺者，如需避开血管、肌腱时也可用此法。

（3）横刺法　又称沿皮刺、平刺或卧针法。沿皮下进针，横刺腧穴，使针体与皮肤呈15°左右，针体几乎贴近皮肤，适用于针刺头面、胸背及皮肉浅薄处。

（二）针刺方向

针刺入穴位后，可根据针感强弱及其传导方向等，及时提退针、调整针刺方向以激发经气。

1. 临床应用

（1）确保针刺安全，避免针刺疼痛　针刺时根据不同穴位组织结构与生理特点，严格掌握进针角度和针刺方向，可避免针刺疼痛和组织损伤。如肺俞、风门宜微斜向脊柱直刺5分至1寸，不可深刺，以免损伤肺脏。哑门穴宜对准口部、耳垂水平进针，直刺1寸，不可向内上方深刺，以免损伤延髓。

（2）通经导气　采取适当针刺方向，将针尖对准病所，再施行各种手法，如循、摄、弹、摇、搓、捻转、按压关闭等，可促使经气运行，达到气至病所的目的。在得气基础上，针尖向上可使气上行，针尖向下可使气下行。

（3）发挥腧穴治疗作用　通过不同针向的针刺可达到不同的针感，从而扩大腧穴主治范围，发挥其治疗作用。

2. 注意事项

（1）要根据施术部位、腧穴特点、病情需要、患者体质等具体情况决定选择合适的角度进针。

（2）针刺方向要以得气为原则。不得气时要调整方向，使气速至；得气后则应固定针向，守气调气。

（三）针刺深度

针刺深度应根据腧穴部位特点和病情需要，在针刺得气取得疗效前提下，结合患者体质、针刺时令等因素，正确掌握。

《素问·刺要论》云："病有浮沉，刺有浅深，各至其理，无过其道。"说明针刺深浅当因病而施。在《针灸甲乙经》卷三中，有342穴针刺深度的记述，后世诸家大多以此为据。近代以来，各穴针刺深度大多有增无减。针刺深浅须正确掌握，以确保安全而取得针感为原则。

1. 操作方法

（1）依据腧穴部位定深浅　一般肌肉浅薄，内有重要脏器处宜浅刺；肌肉丰厚之处宜深刺。如头面、胸背部及四肢末端腧穴当浅刺，腰背、四肢、腹部穴位可适当深刺。即"穴浅则浅刺，穴深则深刺"。

（2）依据证候性质定深浅　热证、虚证宜浅刺，寒证、实证宜深刺。如《灵枢·终始》说："脉实者，深刺之，以泄其气；脉虚者，浅刺之，使精气无得出。"《灵枢·根结》说："气悍则针小而入浅，气涩则针大而入深。"表证，宜浅刺以宣散；里证，宜深刺以调气等。总之，应根据疾病证候性质来选择针刺深浅。

（3）依据疾病部位定深浅　病在表、在肌肤宜浅刺，在里、在筋骨及脏腑宜深刺。故《素问·刺齐论》说："刺骨者，无伤筋；刺筋者，无伤肉；刺肉者，无伤脉；刺脉者，无伤皮；刺皮者，无伤肉；刺肉者，无伤筋；刺筋者，无伤骨。"

（4）依据体质定深浅　一般肥胖、强壮、肌肉发达者，宜深刺；消瘦、虚弱、肌肉脆薄者，宜浅刺。成人深刺，婴儿浅刺。故《灵枢·终始》云："凡刺之法，必察其形气。"

（5）依据时令定深浅　春夏宜刺浅，秋冬宜刺深。《灵枢·终始》云："春气在毫毛，夏气在皮肤，秋气在分肉，冬气在筋骨，刺此病者，各以其时为齐。故刺肥人者，以秋冬之齐；刺瘦人者，以春夏之齐。"

（6）依据得气与补泻要求定深浅　针刺后浅部不得气，宜插针至深部以催气；深部不得气，宜提针至浅部以引气。有些针刺补泻法要求先浅后深或先深后浅，此时应依据补泻需要定针刺深浅。

2. 临床应用

（1）深浅刺法　根据病变深浅，分别采用浅刺与深刺，以治皮、脉、肉、筋、骨之疾，浅刺如毛刺、半刺、浮刺，深刺如输刺、短刺等。在临床上可灵活选择针具，浅刺用短毫针和皮肤针，深刺用较长的毫针、芒针等。

（2）深浅补泻　补法从卫分（浅层）候气，泻法从营分（深层）候气。补法由浅层逐渐深入，三部进针，一部退针；泻法由深层逐渐退出，一部进针，三部退针，是为徐疾补泻。

（3）取穴处方　浅刺取穴宜多，可反复多行捻转，适用于病变后期、正气不足者；深刺取穴宜少，中病即止，注意掌握深度，勿盲目提插捻转，适用于病变进行期、邪气炽盛者。

3. 注意事项

（1）针刺深浅应以得气为准，并根据治疗要求，结合针刺方向和手法操作。

（2）针刺深浅应确保安全，在各穴深浅分寸的标准范围内掌握。如确需深刺并超过界定范围者，必须认真仔细体察针下感觉，在充分掌握局部解剖特点的前提下进行操作，以免损伤重要脏器、血管、神经等组织。

（3）针刺深浅以病位深浅、病证虚实寒热为关键，病深则深刺，病浅则浅刺，以免犯"虚虚实实"之戒。

（四）行针的基本手法

1. 提插法　提插是针刺过程中行针的一种基本手法，提插法包括上提和下插两个动作，即针体在腧穴空间上下的运动。《灵枢·官能》中论述了"伸"和"推"的行针方法。实际上，伸就是提，推就是插。提插法又称提按法，琼瑶真人《琼瑶神书》中有

"提提、按按"之称。提针和插针两者相对，一上一下，是进针达到一定深度后，在所要求的层次或幅度内反复操作的手法，与分层进退针不可混淆。

（1）操作方法　进针后，将针从浅层插至深层，再由深层提到浅层。前者为下插，又为按、推；后者为上提，又称伸、引。下插与上提的幅度、速度相同，均不分层操作，如此一上一下均匀的提插动作，是为提插法（图1-22）。提插幅度大（3～5分），频率快（120～160次/分），针感即强；反之，提插幅度小（1～2分），频率慢（60～80次/分），针感相对较弱。因此，需根据患者体质、年龄、腧穴部位深浅、病情缓急轻重及接受针刺的次数（初诊、复诊）调节提插的幅度与频率。

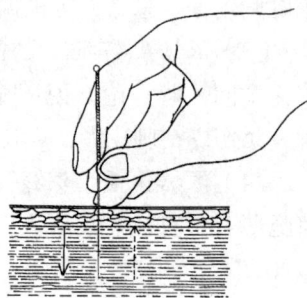

图1-22　提插法

（2）临床应用

①催气：针刺未得气，可用提插、捻转结合，促使气至。单独运用提插手法也有催气作用。

②行气：在针刺得气基础上，针体在0.1寸左右范围内连续均匀提插，可使针感扩散。《针灸大成》之"徐推其针气自往，微引其针气自来"即指提插可以行气，可使针感扩散，甚至循经感传、气至病所。提插亦可配合呼吸，可使激发经气的作用更加明显。

（3）注意事项

①提插作为基本手法时，指力要均匀，提插幅度一般以3～5分为宜，幅度不可过大，频率也不宜过快。

②提插又称提按。提并不是要拔针外出，与出针不同。插，也不是使针直入，仅是按插针体，使其向内。

③肌肉菲薄的穴位，提插宜慎，一般可用捻转法代替。

2. 捻转法　拇、食指持针，捻动针体使针左右均匀旋转的手法为捻转法。作为一种基本手法，《灵枢·官能》有"切而转之""微旋而徐推之"之说。其中的旋和转，即指捻转针体的动作。本法临床应用广泛，除捻转可以进针之外，还可配合提插以催气，配合针向与呼吸以行气。

（1）操作方法　应用捻转法时，针体进入穴位一定深度后，用拇指和食指持针，并用中指微抵针体，通过拇、食指来回旋转捻动，反复交替而使针体转动（图1-23）。捻转时，拇指与食指必须均匀用力，其幅度与频率可因人而异。患者体弱、对针刺敏感者，捻转幅度宜小（180°），频率宜慢（60～80次/分）；患者体强，对针刺不太敏感者，捻转幅度宜大（360°），频率宜快（120～160次/分）。

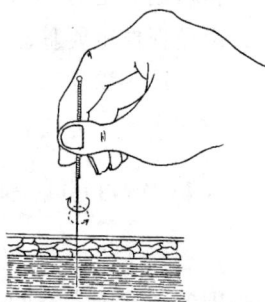

图1-23 捻转法

（2）临床应用

①进针：捻转进针是临床常用的方法，一般可用轻微、

缓慢、幅度小于90°的捻转手法进针。

②催气：针刺至一定深度，患者尚未得气时，可将针上下均匀地提插，并左右来回行小幅度的捻转，如此反复多次，可促使针下得气。此即为目前临床常用的催气法。

③行气：配合针刺方向行气，出现针刺感应且循经传导时，将针体连续捻转、幅度稍大，使针下有紧张感。此法可促使针感进一步循针尖方向扩散，以达到气至病所的效果。

④针感保留与消减：将出针时，用力持针向一个方向捻针，然后迅速出针，可使针感保留。针感保留的强弱程度及时间长短，与用力、捻转幅度有关。如将出针时，针感过强、患者难以忍受，术者可用轻微的指力持针，均匀反复捻转针体，针感即可迅速减轻或消失。

（3）注意事项

①以拇指和食指末节的指腹部来回捻转。

②捻转的幅度一般掌握在180°左右，最大幅度也应控制在360°以内。具体情况须根据治疗目的、患者体质及耐受度而定。

③捻转时，切忌单向连续转动，否则针体容易牵缠肌纤维，使患者感到局部疼痛，并造成出针时的困难。

④捻转手法应轻快自然，有连续交替性，不要在左转与右转之间有停顿。

（五）行针的辅助手法

行针的辅助手法是行针基本手法的补充，是以促使得气和加强针刺感应为目的的操作手法。临床常用的行针辅助手法有以下6种：

1. 循法　其法是医者用手指顺着经脉的循行路径，在腧穴的上下部轻柔循按的方法（图1-24）。《针灸大成》指出："凡下针，若气不至，用指于所属部分经络之路，上下左右循之，使气血往来，上下均匀，针下自然气至沉紧。"说明本法能推动气血，激发经气，促使针后得气。

2. 弹法　留针过程中，以手指轻弹针尾或针柄，使针体微微振动的方法称为弹法（图1-25），可加强针感，助气运行。《针灸问对》云："如气不行，将针轻弹之，使气速行。"本法有催气、行气的作用。

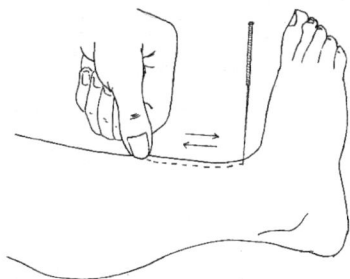

图 1-24　循法

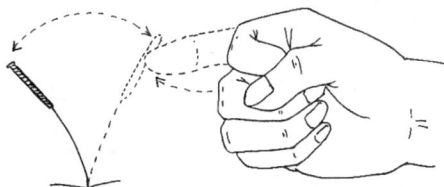

图 1-25　弹法

3. 刮法　毫针刺入一定深度后，经气未至，以拇指或食指的指腹抵住针尾，用拇指、食指或中指指甲，由下而上或由上而下频频刮动针柄，用拇、中二指固定针柄，以食指指尖由上至下刮动针柄的方法称为刮法（图1-26）。在针刺不得气时，本法可激发经气；如气已至者，则可加强针刺感应的传导和扩散。

4. 摇法　毫针刺入一定深度后，手持针柄，将针轻轻摇动的方法称摇法（图1-27）。《针灸问对》有"摇以行气"的记载。其法有二：一是直立针身而摇，以加强得气的感应；二是卧倒针身而摇，使经气向一定方向传导。

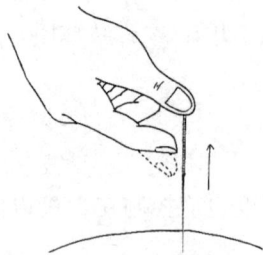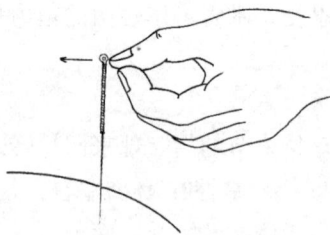

图1-26　刮法　　　　　　　　图1-27 摇法

5. 飞法　针后不得气者，用右手拇、食二指或食指、中指执持针柄，细细搓捻数次，然后张开两指，一搓一放，反复数次，状如飞鸟展翅，故称飞法（图1-28）。《医学入门》载："以大指次指捻针，连搓三下，如手颤之状，谓之飞。"本法的作用在于催气、行气，并使针刺感应增强。

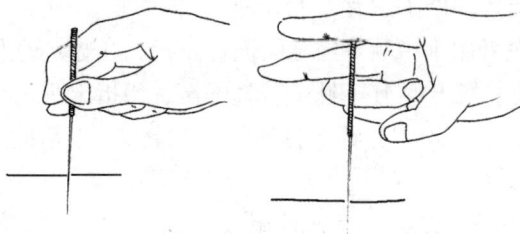

图1-28　飞法

6. 震颤法　针刺入一定深度后，右手持针柄，用小幅度、快频率的提插捻转手法，使针身轻微震颤以促使针下得气、增强针感的方法称为震颤法（图1-29）。

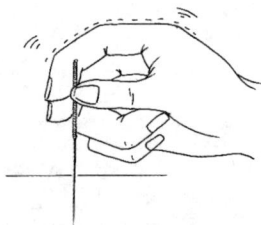

图1-29　震颤法

第四节　针刺得气与操作

一、针刺得气

针刺得气，古称气至，近现代又称为针感，是指毫针刺入腧穴到达一定的深度后，施以提插或捻转等一定的行针手法，使得针刺部位获得经气感应。针刺后是否获得经气感应，可以从得气的指征来判断。得气包含两个指征：

1. 自觉指征　自觉指征是指患者对针刺的主观感觉、反应。当针刺腧穴得气时，患者的针刺部位会出现酸麻、胀重等自觉反应，有时还会出现热、凉、痒、痛、抽搐、蚁行、触电等感觉，或呈现沿着一定方向和部位传导和扩散的现象；少数患者还会出现循经性皮肤抖动、震颤等反应，有时还可见到针刺腧穴部位的循经性皮疹带或红、线状现象。感觉的性质与机体的反应性、疾病的性质和针刺部位密切相关。一般是敏感强壮者反应强，迟钝虚弱者反应弱。比如，指趾末端多痛；四肢肌肉丰厚之处多酸、麻、胀、重，易出现触电感、向上下传导以及远端放散等；腹部多为沉压感；腰背多酸胀感。寒证、虚证为阴，得气后多为酸、麻、痒；热证、实证为阳，得气后多为胀、触电样感觉。总之，得气的自觉指征会因人、因时、因病而异。

2. 他觉指征　他觉指征是指医者刺手指下的感觉和观察到的现象。当患者有自觉反应的同时，医者的刺手亦能体会到针下沉紧、涩滞或针体颤动等反应。若针刺后未得气，患者则无任何特殊感觉或反应，医者刺手亦感觉到针下空松、虚滑。患者得气后常会感到舒适，可见由蹙眉、咧嘴、呼喊等痛苦表情转为平静，有的人所针局部或经脉循行部位还会出现出汗、红晕、汗毛竖立、起鸡皮疙瘩等现象。正如《标幽赋》所说："轻滑慢而未来，沉涩紧而已至……气之至也，如鱼吞钩饵之浮沉；气未至也，如闲处幽堂之深邃。"这可以说是对得气与否所做的最形象的描述。

得气，是针刺产生治疗作用的关键，是判断患者经气盛衰、疾病预后、针治效果的依据，也是针刺过程中进一步实施手法的基础。《灵枢·九针十二原》说："刺之要，气至而有效。"充分说明了得气在针灸过程中有着非常重要的意义。除了得气与否，气至的迟钝也对针刺的治疗效果起到了至关重要的作用。临床上一般得气迅速则疗效好，得气缓慢则疗效差，若不得气则无疗效。正如《金针赋》所说："气速效速，气迟效迟。"因此，在临床上若刺之而不得气时，就要分析经气不至的原因。或因取穴定位不准确，或为针刺角度有误，深浅失度，对此应调整腧穴的针刺部位、角度、深度。

二、针刺得气的方法

在临床上有时进针后针下可自然得气，有时则需要使用一些特定的方法才能实现。常用的方法有：

1. 候气法　《针灸大成》说："用针之法，以候气为先。"当针下不得气时，需要采用留针等待经气来至，这种方法称为留针候气法。亦可间歇运针，施以提插、捻转等手法，以待气至。如《素问·离合真邪论》所言："静以久留，以气至为故，如待所贵，不知日暮。"留针候气须有耐心，切忌操之过急。

2. 催气法 催气法，是指针刺入穴位后，通过各种手法，催促经气速至的方法。《神应经》云："用右手大指及食指持针，细细摇动、进退、搓捻，其针如手颤之状，是谓催气。"此外，除了刮动针柄、弹摇针柄、沿经循摄常用的三种方法，摇、搓、捻、飞、刮等方法也具有催气的作用。

3. 守气法 当针刺得气后，医者需采取相应的方法使得针下之气留守勿去，并且已经出现的得气感保持一定的强度和时间，这种方法即为守气法。《素问·保命全形论》曰："经气已至，慎守勿失。"《灵枢·小针解》说道："上守机者，知守气也……针以得气，密意守气勿失也。"针刺部位得气后，宜手不离针，或用拇食两指持针不动，保持针尖不偏离已得气部位，或在原位施以轻巧的手法。只有守住针下之气，才能使针刺对机体继续发挥调整作用。常用的守气方法除了推弩法、搬垫法，临床还常用飞、弹、摇、刮、颤等方法守气。

4. 调气法 从广义上来讲，针刺的目的是通过调整人体经络之气，调理阴阳之气，并使其恢复平衡、归于平秘。故《灵枢·刺节真邪要论》曰："用针之类，在于调气。"《难经·七十二难》曰："知其内外表里，随其阴阳而调之，故曰调气之方，必在阴阳。"临床上得气后可以使阻滞的经气流通，因而使"痛则不通"变为"通则不痛"，致疼痛减轻或消失。得气之后可以补虚、泻实，使过盛之气复平，不足之气得助，所以有"得气即为调气"之说。

从狭义上讲，调气法是指应用捻转、循摄、搓弹、按压以及龙虎龟凤通经接气等以调整经气方向的具体方法。正如《金针赋》所说的"及夫调气之法，下针至地之后，复人之分。欲气上行，将针右捻，欲气下行，将针左捻。"即属此法。

三、影响得气的因素

一般情况下，针刺指定腧穴并施以一定的行针手法即能得气，若不得气或气至不够理想时，应当分析原因，针对相关影响得气的因素，实施相应的手法促使得气。影响针刺得气的因素主要有以下几个方面：

（一）得气与医患双方的关系

1. 取穴失准 针刺得气其实是毫针与经穴之气相得，取穴的准确与否影响着针刺的疗效。只有取穴准确，医者才可通过毫针更好地调整经气。

2. 深浅失宜 经气在经穴之中运行有其特殊的规律，并且因时、因病、因穴各不相同，所以针刺各个穴位的深浅均要因此而定。深浅适中方可迅速得气。

3. 手法失熟 针刺手法需要认真地练习，若手法不熟练，操作很难达到预期的效果。

4. 用心失专 医者在针刺过程中需要专心体察针下是否得气，时刻注意患者的精神变化和反应；同时要求患者心定神疑，体会针刺感应，专心注意于病所，促使气至。

若医者在治病过程中不专心，便难以体察气机变化促使针刺得气，即使得气也难守得住气。

5. 反应失灵 有些患者会因为疾病或者体质虚弱的原因，出现反应迟钝、医者针下感觉和患者自觉针感均不明显的情况。此时需要候气或者催气来增强疗效。

6. 辨证失当 针刺得气与患者的体质强弱、机体阴盛阳衰等情况密切相关，对此应当认真辨证。若辨证不当，在手法运用上就会产生偏差，从而导致针下感应迟钝或过于敏感，不得气或者得气即失等。

（二）得气与环境的关系

针刺得气与环境也有一定的关系。就气候而言，晴天、气候较温暖时，针刺容易得气；阴天、气候较寒冷时，针刺得气较慢或不易得气。除气候的阴晴、冷暖以外，还有空气、光线、湿度、海拔高度、电磁、音响、气味、卫生等，都会对针刺得气产生直接或者间接的影响。

第五节 治神与守神

一、治神

治神是要求医者在针刺治疗中掌握和重视患者的精神状态和机体变化。精神因素对于针刺疗效有着重要意义。《素问·宝命全形论》说："凡刺之真，必先治神。"《灵枢·本神》中云："凡刺之法，先必本于神。"又云："是故用针者，察观患者之态，以知精神魂魄之存亡得失之意。"其强调了治神的重要性，说明医生既要观察疾病的表现，又要了解患者的精神状态和思想情绪。只有在全面掌握上述情况的前提下，运用与之相适应的针刺手法，才能获得预期的治疗效果。

二、守神

守神是要求医生在针刺治疗中，精神集中，全神贯注，专心致志地体会针下感觉和观察患者反应。《灵枢·九针十二原》云："粗守形，上守神。""神在秋毫，属意病者。"要求医生在进针时必须做到"必一其神，令志在针"（《灵枢·终始》）。行针时做到"目无外视，手如握虎，心无内慕，如待贵人"（《标幽赋》）。由此可见，针刺治病自始至终都要密切注意患者的精神变化，同时医生必须聚精会神，全神贯注地进针。只有这样，才能较快地得气，并根据气血的虚实变化，准确地运用针刺补泻手法，达到预期的治疗效果。

第六节 针刺补泻

针灸医家通过长期的医疗实践和创造总结了许多针刺补泻的手法。针刺的补泻手法经历了由简到繁的演变过程，根据其手法操作术式的演变特点，将针刺补泻手法分为单式补泻手法和复式补泻手法两大类。

一、单式补泻手法

（一）基本补泻

1. 捻转补泻　捻转补泻，指针刺中以向左捻转或向右捻转来区分补泻。《标幽赋》云："迎夺右而泻凉，随济左而补暖。"今多以捻转的幅度、频率和次数来区分补泻。

（1）操作方法　元代窦汉卿《针经指南·气血问答》中记载"以大指次指相合，大指往上进，谓之左；大指往下退，谓之右"，指出以拇指捻针为标准，其作用力方向前进令针左转，或者向后退令针右转，用以区分针刺补泻（图1-30）。

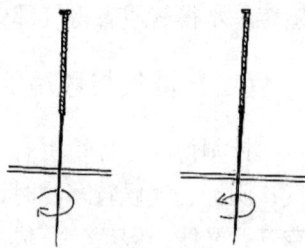

图 1-30　捻转补泻

①补法：针下得气后，捻转角度小，用力轻，频率低，操作时间短，结合拇指向前、食指向后（左转用力为主）者为补法。

②泻法：针下得气后，捻转角度大，用力重，频率高，操作时间长，结合拇指向后、食指向前（右转用力为主）者为泻法。

（2）临床应用　热病，则刺阳经，以右转为泻，左转为补；寒病，则刺阴经，以右转为补，左转为泻。捻转补泻法可补虚泻实、通调营卫气血，用于治疗运动性疾病，即各种痹证。取用四肢腧穴时，多用本法。邪气盛，而出现的疼痛或痉挛者用泻法；属正虚而表现为麻木或痿软时使用补法。痹证初起时的实证应用泻法；久病虚证，兼肌肉萎枯，可于泻法中兼用补法；如正虚较重时，可单用补法。

（3）注意事项

①在运用捻转补泻手法时，须注意针体的还原。如将针一味地向一个方向捻动、有进无退，或捻转角度过大，或速度、频率过快等，均易使针体被肌肉纤维缠绕，引起滞针或疼痛等，为患者带来痛苦。故无论补与泻都需注意指力的大小适宜，速度的缓急均匀，做到一补一还原、一泻一还原，使针始终保持捻转自如。

②捻转补泻应与捻转法区分开来。捻转法，要求针体在穴位内转动，其角度、频率在捻转的往返过程中是一致的。捻转补泻法则不同，在捻转的往返过程中，补法时左转用力重，泻法时右转用力重。

2. 提插补泻　提插补泻是根据针体在穴位内提插手法的轻重来区分补泻的针刺手法。在《灵枢·官能》之"泻必用员……伸而迎之；补必用方……微旋而徐推之"中所说的"伸"就是提的意思，"推"就是插的意思。《难经·七十八难》进一步阐述："得气，因推而内之，是谓补；动而伸之，是谓泻。"明代李梴在《医学入门》中提出的"凡提插急提慢按如冰冷，泻也；慢提紧按火烧身，补也"，至今仍应用于临床（图1-31）。

（1）操作方法

①补法：针下得气后，先浅后深，重插轻提，提插幅度小，频率慢，操作时间短，以下插用力为主者为补法。

②泻法：针下得气后，先深后浅，轻插重提，提插幅度大，频率快，操作时间长，以上提用力为主者为泻法。

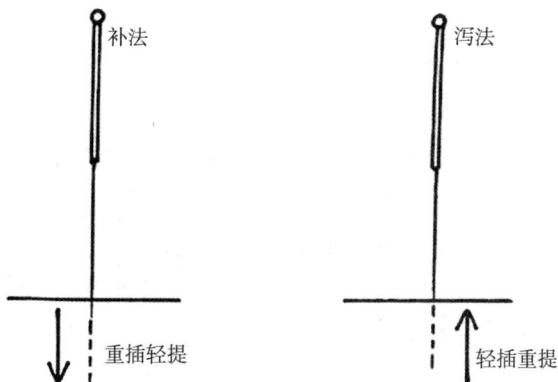

图 1-31　提插补泻

（2）临床应用　本法可补虚泻实，调和阴阳，一般可用于各种寒证或热证。本法之补，以急插慢提为法，导阳内入，可治经气不足，虚寒之证；本法之泻，以急提慢插为法，引阴外出，阴气充实于腠理，可治经气有余，实热之证。

（3）注意事项　本法上提下插力量大小、提插幅度、频率，应视病情、体质而施术。本法一般多在四肢腧穴操作。

（二）其他补泻

1. 疾徐补泻　疾徐补泻又称徐疾补泻。早在《内经》中就有记载。《灵枢·九针十二原》云："徐而疾则实，疾而徐则虚。"所谓"实"即补虚而后气实；所谓"虚"，即泻实而后邪去。徐，就是慢的意思；疾，就是快的意思。

（1）操作方法　《灵枢》和《素问》有不同的记载。《灵枢·小针解》使用补法时，先在穴位浅部候气，得气后，将针缓慢地向内推入到一定的深度，退针时疾速提至皮下。使用泻法时，进针要快，一次进到应刺的深度，得气后，引气向外，慢慢地分层退针，直至皮下。《素问·针解》云补法，留针时间较长，出针后急按针孔；泻法，留针时间较短，出针后不闭针孔，甚则摇针外出，以开大针孔。两种方法可结合应用。

（2）临床应用　适用于调补虚寒或清泄实热，治疗各种寒证或热证。

（3）注意事项　本法多与提插补泻结合应用，其徐与疾是相对而言的，应根据具体情况而定。

2. 迎随补泻　迎随补泻意指逆顺，早在《内经》中即有记载。《难经·七十二难》说："所谓迎随者，知荣卫之流行，经脉之往来，随其逆顺而取之，故曰迎随。"营卫气血的流行活动有浅有深，有盛有衰，经脉的走向则有顺有逆。这样按照各经气血的浅深部位、盛衰时间、顺逆走向而分别补泻的方法都属于迎随补泻。

（1）操作方法　根据十二经气血流注顺逆与经脉起止方向不同，迎随补泻亦可分为补法和泻法。进针时针尖随着经脉循行去的方向刺入为补法；进针时针尖迎着经脉循行来的方向刺入为泻法。

（2）临床应用　此法可调和营卫运行的有余或不足，能治疗气血壅滞而致经脉不通等病。

（3）注意事项　一般在针刺得气后，再调整针尖方向。针尖所指方向也就是针感传导方向，两者是一致的。

3. 呼吸补泻　呼吸补泻为针刺治疗补泻的方法之一，指进、出针时配合患者呼吸来分别补泻的方法。《素问·离合真邪论》记载："吸则内针，无令气忤，静以久留，无令邪布，吸则转针，以得气为故，候呼引针，呼尽乃去，大气皆出，故命曰泻……呼尽内针，静以久留，以气至为故，如待所贵，不知日暮，其气以至，适而自护，候吸引针，气不得出，各在其处，推合其门，令神气存，大气留止故命曰补。"

（1）操作方法

①补法：患者自然呼吸，以鼻吸气，口呼气，在呼气时进针，得气后在吸气时出针，为补法。

②泻法：患者自然呼吸，以鼻呼气，口吸气，在吸气时进针，待针感消失后，在吸气时将针拔出，为泻法。

（2）临床应用　本法常配合提插、捻转、徐疾等手法应用。在操作过程中，配合腹式呼吸，可促使针感传导。

（3）注意事项　本法操作需医患配合，施术前应告知患者方法，以利合作。医者自始至终应手不离针，全神贯注，心针合一。

4. 开阖补泻　开阖补泻，为古代针刺手法的一种。《灵枢·官能》载："泻必……摇大其穴，气出乃疾；补必……气下而疾出之，推其皮，盖其外门，真气乃存。"在出针后用手揉按针孔，使针孔闭塞，称作"阖"，也就是补法；如在出针时摇大针孔，不加揉按时，称作"开"，也就是泻法。

（1）操作方法　出针后，速按针孔，为补法。出针时摇大针孔，不加按压，为泻法。

（2）临床应用　本法常与其他手法配合操作，一般不单独应用。

（3）注意事项　补法要求右手出针，左手按压针孔；泻法摇大针孔，如扶人头摇之状。

5. 平补平泻　平补平泻指进针得气后不分补泻的针刺手法。《针灸大成》卷四："有平补平泻，谓其阴阳不平而后平也。阳下之曰补，阴上之曰泻。但得内外之气调则已。"意指以中等强度的捻转、提插达到气调即可。

（1）操作方法　进针得气后均匀地提插、捻转即可出针。

（2）临床应用　主要适用于虚实不太明显或虚实夹杂的病证。

（3）注意事项　平补平泻针法应用时指力适宜，捻针时不要偏于左、右，提插时，用力要相等，不要过轻或过重。

二、复式补泻手法

1. 烧山火　烧山火法是较常应用的复式手法。明·徐凤《针灸大全》所载《金针赋》始列"烧山火"之名，并述其操作方法与主治范围："四肢似水最难禁，憎寒不住往来临，医师运起'烧山火'，患人时下得安宁。"烧山火的操作顺序由浅而深的分层进入，三进一退，具体手法由徐疾、提插、九六、捻转、呼吸、开阖等单式补法组合而成，以针下产生热感为效应标准。通过一系列的手法，使机体阳气渐隆，热感渐生，阴寒自除，起到补虚的作用。

（1）操作方法　将所刺腧穴的深度分作浅、中、深三层（天、人、地三部）（图1-32）。

① 进针时，医者重用指切押手。

② 令患者自然地鼻吸口呼，随其呼气时，将针刺入浅层（天部）得气。

③ 得气后，重插轻提，连续重复9次（行九阳数）。

④再将针刺入中层（人部），重插轻提，连续重复9次（行九阳数）。

⑤其后将针刺入深层（地部），重插轻提，连续重复9次（行九阳数）。此时，如果针下产生热感，则少行片刻。

⑥随患者吸气时将针一次提到浅层，此为一度。如针下未产生热感可随患者呼气再施前法，一般不过三度。

⑦手法操作完毕后，留针15～20分钟。待针下松弛时，候患者吸气时将针快速拔出，疾按针孔。

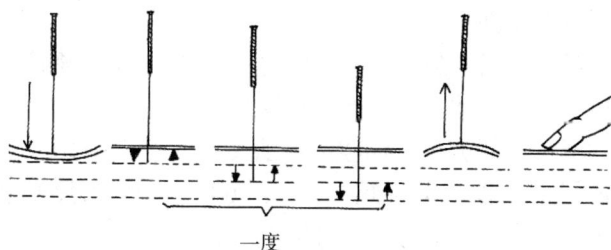

一度

图1-32　烧山火

（2）临床应用　本法用于冷痹顽麻，沉寒痼冷，命门火衰，脏腑经络元气不足等虚寒之证，如见瘫痪麻痹、寒湿痹痛、四肢厥冷、腹中寒痛、五更泄泻等。

（3）注意事项

①为了规范手法操作的动作，一般以九或六分别作为补泻的基数，补法用九阳数，泻法用六阴数，可称为九六补泻。烧山火可用三九二十七，或七七四十九，或九九八十一数。透天凉可用三六一十八，或六六三十六，或八八六十四数。

②根据穴位的针刺深度，一般分天、人、地三部，也可分为浅深两层。

③押手要重，以指切押手为主。

④热感是在针刺得气的基础上产生的，烧山火的基础针感为酸胀感，且以胀感为轻、酸感为重者佳。如针感是麻胀感则不易成功。如重复施行手法三度以上仍无热感，必要时可将针放置浅部候气3～5分钟后再行手法；当热感出现后欲使之扩散，可用押手推按穴处或用循法等。

⑤烧山火手法一般用于肌肉丰满处的穴位，四肢末梢或肌肉浅薄处，或有重要脏器、器官、血管、肌腱部位的腧穴则不宜采用此手法。

⑥手法刺激强度、进退针的层次、提插的幅度，以及是否配合呼吸和九阳数，应视患者的体质和感应情况灵活掌握，不必拘泥。

⑦烧山火的热感，如果在天部或者人部出现（患者自感皮肤发热或出汗），即不必做完全程，应及时结束操作。施术适可而止，不可强求热感。一般情况下，操作三度即可停止。

⑧施术时，患者应当安静，注意力集中，细心体会针感，但医者不宜暗示。

⑨分层手法操作，可用捻转补法代替提插补法。

2. 透天凉 透天凉一法与烧山火相对，为针刺泻法的综合应用。通过手法使阴气向外，可使患者出现凉感，所以称"透天凉"。本法源于《素问·针解》云："满而泄之者，针下寒也，气虚乃寒也。"之后《金针赋》明确提出："透天凉，治肌热骨蒸。先深后浅，用六阴而三出三入，紧提慢按，徐徐举针，退热之可凭。"此法采用一针贯地后，按深、中、浅三层顺序由深而浅的分层退出，一进三退，具体手法由呼吸、徐疾、提插、开阖等单式泻法组成，以针下产生凉感为效应标准。通过施行此法，使体内阴气渐隆，凉感渐生，邪热得消，而起到泻实的作用。

（1）操作方法 将所刺腧穴分作浅、中、深三层（又称天、人、地三部）（图1-33）。

①在进针时，医者轻用押手。

②令患者自然地鼻呼口吸，随其吸气将针刺入深层（地部）得气。

③得气后，轻插重提，如此6次（行六阴数）。

④再将针提至中层（人部），轻插重提，如此6次（行六阴数）。

⑤再将针提至浅层（天部），轻插重提，如此6次（行六阴数）。此时，针下产生凉感，称为一度。如果针下未出现凉感，可将针1次下插至深部，再施前法。但一般不超过三度。凉感不论在地部、人部或天部出现，即可停止手法操作。

⑥手法操作结束后，可随患者呼气将针缓慢拔出，不按针孔或者缓按针孔。

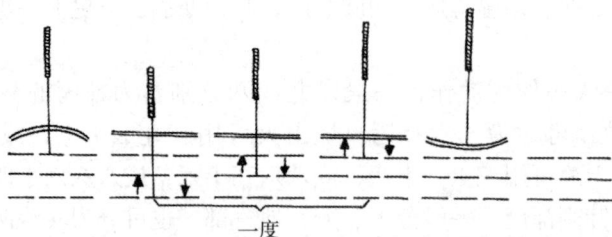

图1-33 透天凉

（2）临床应用 临床适用于肝阳上亢及实热火邪、痰热内盛所致的中风闭证、癫狂、热痹、痈肿、丹毒、咽喉肿痛、齿痛、口臭、聤耳、腹痛、痢疾、高热等实热证。

（3）注意事项

①押手宜轻，用舒张押手为宜，或可不用押手。

②产生针下凉感的基础针感是麻感，在得气的基础上产生麻感后，方能引出针下凉感。但电麻感为不适宜的针感。如反复施行手法三度以上仍无凉感，必要时可将针留置深部，候气 3 ~ 5 分钟后再行此法。

③根据穴位的针刺深度，一般分天、人、地三部，也可分为浅深两层。

④透天凉手法一般用于肌肉丰满处的穴位。四肢末梢、头部等肌肉浅薄处，或有重要脏器、器官、血管、肌腱部位的腧穴不宜采用此手法。

⑤手法刺激强度、进退针的层次、提插的幅度，是否配合呼吸和六阴数，应视患者的体质和感应情况灵活掌握，不必拘泥。

⑥透天凉的凉感，如果在地部或者人部出现（患者自感皮肤发凉或全身凉爽），可不必做完全程，应结束操作。

⑦施术适可而止，不可强求凉感。一般情况下，操作三度即可停止。

⑧施术时，患者应当人静，注意力集中，细心体会针感，医者不宜暗示。

⑨分层手法操作，可用捻转泻法代替提插泻法。

三、影响补泻效果的因素

1. 机体的机能状态 在不同的病理状态下，针刺可以产生不同的调整作用（即补泻效果）。当机体处于虚惫状态而呈虚证时，针刺可以起到扶正补虚的作用；若机体处于虚脱的状态时，针刺还可以起到回阳固脱的作用；当机体处于邪盛状态而呈实热、邪闭的实证时，针刺可以起到清热启闭、祛邪泻实的作用。例如，胃肠功能亢进进而痉挛疼痛时，针刺可解痉止痛；胃肠功能抑制而蠕动缓慢、腹胀纳呆时，针刺可以加强胃肠蠕动、提高消化功能、消除腹胀、增进食欲。大量的临床实践和实验研究表明，针刺之时的机体功能状态是产生针刺补泻效果的主要因素。

2. 腧穴作用的相对特异性 腧穴的主治功用不仅具有普遍性而且具有相对特异性。人体不少腧穴，如关元、气海、命门、膏肓等穴，都能鼓舞人体正气，促使功能旺盛，具有强壮作用，适用于补虚。此外，很多腧穴，如水沟、委中、十二井、十宣等穴，都能疏泄病邪，抑制人体功能亢进，具有祛邪的作用，适用于泻实。当施行针刺补泻时，应结合腧穴作用的相对特异性，以便取得较好的针刺补泻效果。

3. 针具及手法等因素 针刺补泻的效果与使用的针具粗细、长短，刺入的角度及深度，行针时的手法等因素有直接的关系。一般来说，粗毫针用的指力宜重、刺激量宜大，细毫针用的指力宜轻、刺激量宜小。毫针刺入腧穴的角度、深度不同，刺激的轻重程度也就不同，一般直刺、深刺较重，平刺、浅刺较轻。行针时的幅度、频率不同亦与刺激量密切相关。提插幅度大、捻转角度大、频率快者，其刺激量大；反之，刺激量小。另外，行针手法的轻重与补泻手法操作是否准确都会影响针刺的补泻效果。

第七节 分部腧穴针刺法

人体各部腧穴针刺的方法和要求不尽相同，腧穴的具体针刺操作方法一般取决于所在部位和病情。就部位而言，针刺操作的方法和要求主要与该部位的解剖特点相关。一般部位邻近的腧穴，其针刺方法相似。腧穴通常邻近内脏器官，或分布于大的血管、神经附近，或位于关节等特殊解剖结构之处，若针刺不当则极易发生意外，故必须严格按照操作要求进行针刺。本节将分部位对全身腧穴的针刺深度、角度、方向及手法等操作进行介绍。

一、头面颈项部

（一）头部腧穴

头发覆盖部位（颈部除外）的腧穴，可直刺 0.1 ~ 0.2 寸，因穴下皮薄肉少，大多用横刺法，深度为 0.5 ~ 0.8 寸（图 1-34）。针刺宜快速刺入头皮下，使针尖抵达帽状腱膜下层，手法以捻转行针为主。出针后，需用消毒干棉球沿针刺方向按压针孔片刻，以防出血。囟会穴，小儿囟门未闭时禁刺，正如《针灸聚英》所云："八岁以下不得针，缘囟门未合，刺之恐伤其骨，令人夭。"

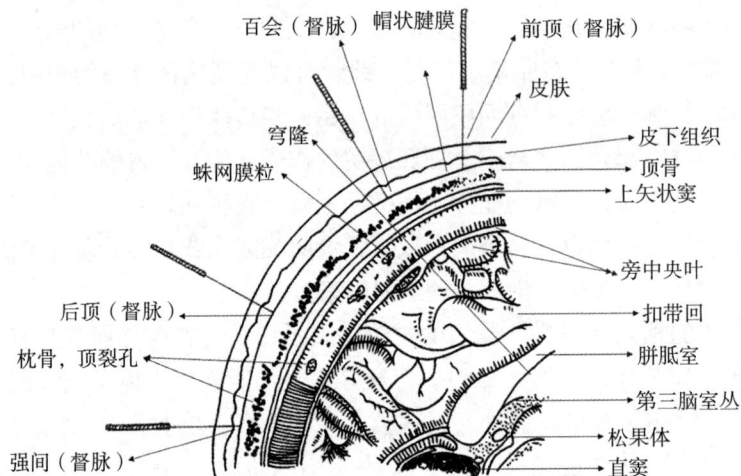

图 1-34 头顶穴位解剖与针刺

（二）眼部腧穴

承泣、睛明、球后等穴，因穴下皮下组织疏松，血管丰富，血管移动性大，腧穴又位于眼球周围，深刺可及视神经，故针刺时应做到：①进针前，嘱患者闭目，左手将眼球推开并固定，以充分暴露针刺部位。②进针时，针沿眶骨边缘缓缓刺入 0.3 ~ 0.7 寸，最深不可超过 1.5 寸。③进针后，一般不提插捻转。④出针时，动作要缓慢，慢慢出针。⑤出针后，用消毒干棉球压迫针孔 2~3 分钟，防止出血。

针刺眼区穴时，如进针过快，进针后提插捻转则易刺伤血管，可引起局部不同程度皮下出血，使局部呈青紫色。如遇此情况，先冷敷止血，24 小时后再改用热敷，促进淤血的吸收。

如果进针时未固定眼球，或进针过于贴近眼球，则易刺中眼球。眼区穴针尖刺过皮肤、眼睑后，针下有空松感。如针下有滞针感，则可能刺中眼球壁外侧十分坚韧的巩膜表层，此时应立即退针。

如果进针超过 1.5 寸，则有可能触及视神经，患者可出现眼内火光闪发、头痛、头晕，甚而恶心、呕吐等症状。此时应立即出针，对症处理。若继续深刺，则针尖易透过眶上裂至海绵窦，造成颅内出血，引起剧烈头痛、恶心、呕吐，甚至休克、死亡。

因此，一般眼区穴位针刺越深、手法越重，其危险性就越大，故针刺时要做到轻、慢、压。

（三）耳部腧穴

耳门、听宫、听会三穴针刺时均需张口，针尖由前向后内刺入 0.5~1 寸，留针时再将口慢慢闭上。耳后的完骨穴，斜刺 0.5~0.8 寸；翳风穴直刺 0.8~1 寸，或从后外向内下方刺 0.5~1 寸。翳风穴深部正当面神经从颅骨穿出处，故进针不宜过深，以免损伤面神经。尤其是面瘫初期，针刺手法不宜过强。

（四）面部腧穴

1. 四白穴 直刺或向下斜刺 0.2~0.5 寸。此穴针对眶下孔，为眶下动脉穿出眶下管处。若针刺过深即直入眶下管，眶下动静脉在管内不易移动，则极易刺伤，造成出血。正如《铜人腧穴针灸图经》所云："凡用针稳审方得下针，若针深即令人目乌色。"所以，此穴不可深刺，出针后亦需按压针孔，防止出血。

2. 额部及颞部腧穴 一般平次 0.3~1 寸。其中，印堂穴一般向下平刺；丝竹空、瞳子髎、太阳穴一般向后平刺；攒竹穴治疗目疾可向下透睛明穴，治疗面瘫则向外透鱼腰穴。

3. 面部其他腧穴 一般直刺或斜刺 0.3~0.8 寸。其中，水沟、素髎穴一般向上斜刺；地仓、颊车穴治疗面瘫可以互相透刺；迎香穴治疗鼻病可直刺，亦可向鼻内斜刺，治疗胆管蛔虫症还可以向外上方透四白穴。

（五）项部腧穴

一般向下方斜刺 0.5~1 寸。

1. 哑门、风府穴 两穴针刺不可过深，切忌超过 1.5 寸或向上斜刺，否则针可通过寰枕后膜、硬脊膜等深层结构刺伤延髓。当针至寰枕后膜时，可有阻力增大的感觉；当针进入蛛网膜下腔时，则有突破感；当针进入延髓时，针下为松软感，同时患者出现全身触电感，并恐慌惊叫、精神异常，伴有头项强痛、头晕、眼花、心慌、出汗、呕吐等症。如出现此症未及时处理，可出现呼吸困难，继而昏迷，此种现象一般为延髓出血。所以，哑门、风府两穴不可向上方斜刺，应向下颌方向缓慢刺入 0.5 ~ 1 寸，以免误入枕骨大孔，损伤延髓（图 1-35）。

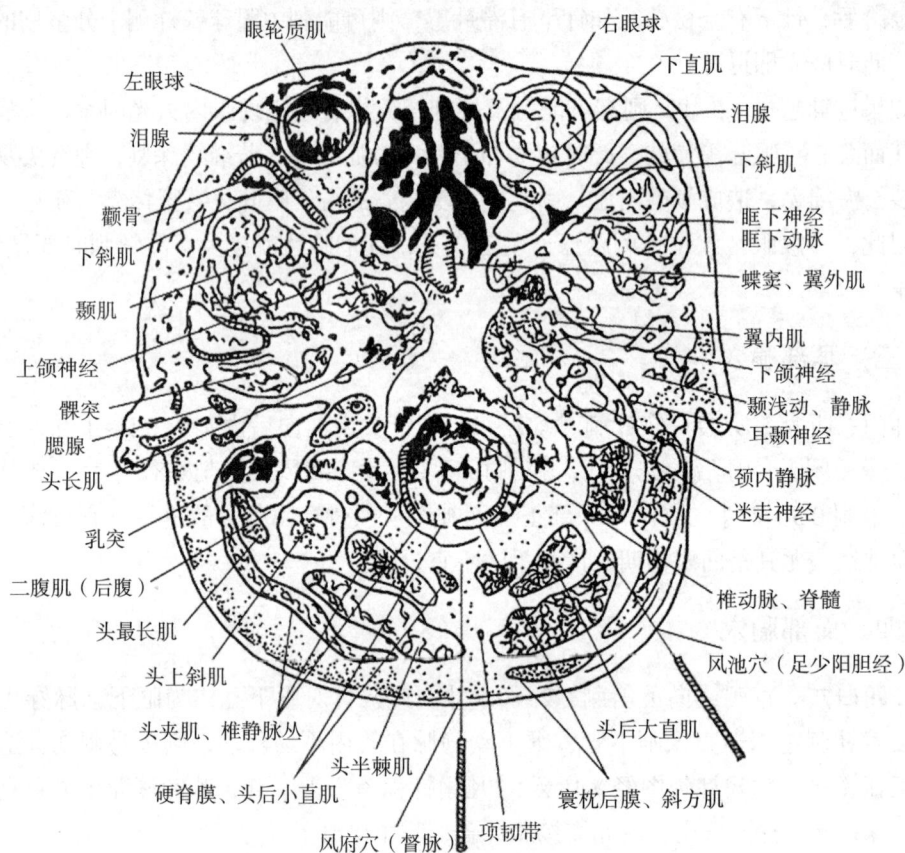

图 1-35　风府穴解剖与针刺

2. 风池穴　该穴深部是寰枕关节，关节囊比较松弛。在关节囊的内侧是延髓的起始部，关节囊的外侧有椎动脉通过。延髓与椎动脉距皮肤一般在 1.5 寸以上，故针刺的安全深度为不超过 1.2 寸，进针方向、角度稍偏，则可能造成不良后果。为安全考虑，可向鼻尖方向缓慢刺入 0.5 ~ 1 寸。此方向，针尖通过皮肤、皮下组织、肌层到达寰椎横突，可避免与延髓下段相应部位接触，以免发生意外（图 1-36）。

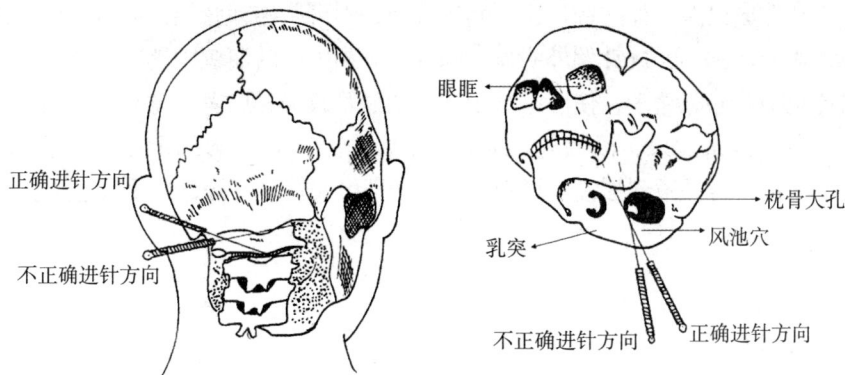

图 1-36 风池穴解剖与针刺

（六）颈部腧穴

一般应避开颈动脉缓慢刺入 0.3 ~ 0.8 寸。

1. 天突穴 针刺时应先直刺 0.2 ~ 0.3 寸，再将针尖转向下方，沿胸骨柄后缘、气管前缘缓慢刺入 0.5 ~ 1 寸。若直刺过深，可刺中气管；若未贴胸骨柄后缘向下刺入，可刺中气管和主动脉弓等大血管；向两侧偏移可刺中肺脏。在针刺过程中，若针下坚韧而有弹性、患者感觉喉中作痒，此时已刺中气管；如患者出现剧烈咳嗽或咳血痰，则已刺破血管；如针下柔软而有弹性，搏动明显，说明已刺中主动脉弓等大血管。出现上述情况，应立即起针。如针后患者有逐渐加重的呼吸困难，应怀疑气胸，应按气胸进行急救处理（图 1-37）。

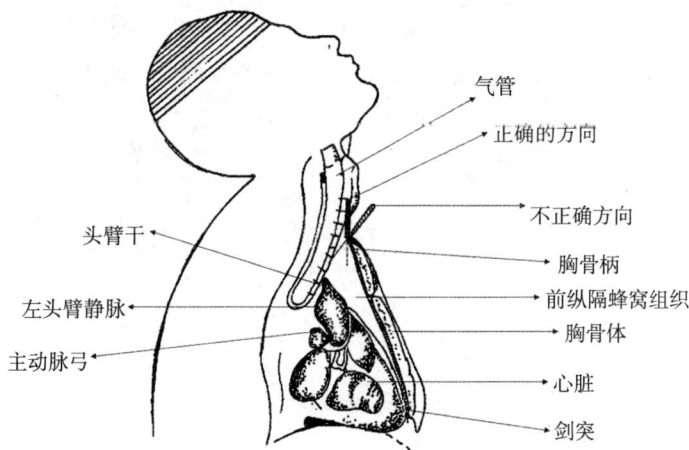

图 1-37 天突穴解剖与针刺

2. 人迎穴 针刺前，以左手扪住搏动的颈总动脉；进针时，在指尖的引导下，于动脉内侧缓慢刺入 0.2 ~ 0.5 寸，最深可达 1 寸。此穴深部偏外有颈总动脉、颈内动脉、迷走神经。如针刺时针感黏滞，针下有明显的搏动感，则说明刺中颈总动脉。由于血管壁较坚韧，一般不致造成出血。如进针过快，刺激过强，则可刺破动脉导致出血。故进针时务必注意针感，避开动脉。若进针偏外明显，则可穿刺颈内静脉而刺中迷走神经。当其受到刺激时，可严重抑制心脏活动，使心率减慢，冠状血管收缩，患者自觉心悸、胸闷、面色苍白等，常可导致严重后果，以致危及生命。正如《针灸甲乙经》所说："过深不幸杀人。"因此，针刺人迎穴时要做到缓慢、轻刺，进针切不可偏外、过深，或手法过重。

二、胸腹部

（一）胸部腧穴

详见图 1-38 所示：
胸部腧穴的操作一般为斜刺或者平刺 0.5 ~ 0.8 寸。

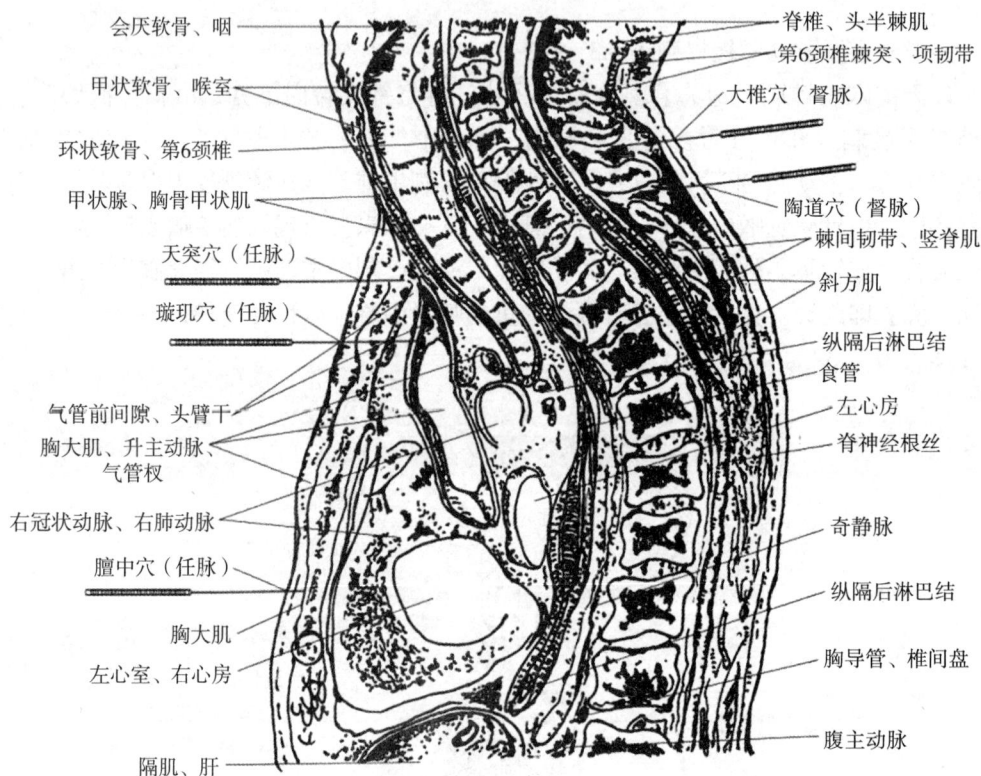

图 1-38　胸部腧穴解剖与针刺

1. 任脉上的腧穴　因穴位下是胸骨，故只能平刺。其中，膻中穴一般向下平刺，治疗乳疾时则向外平刺。

2. 乳中穴　不针不灸，仅作为定位标志。

3. 胸部其他腧穴　因内有心、肺等重要脏器，故均应斜刺或平刺，针刺时针身与皮肤的安全夹角为小于 25°，否则无论向任何方向，均有刺伤心、肺的可能。位于肋间隙中的腧穴，一般沿肋骨间隙向外斜刺或平刺，但乳根穴应向上方斜刺。

（二）胁部腧穴

胁部内有肝脾等脏器，故章门、京门等穴不宜深刺、直刺，尤其不可向上斜刺，应向下斜刺 0.5 ~ 0.8 寸，对肝脾大者更应注意。

（三）腹部腧穴

腹部腧穴大多可直刺 0.5 ~ 1.5 寸。

1. 上腹部近胸部的腧穴 不宜深刺，若深刺则易入腹膜腔而刺中胃；若深刺加大幅度提插捻转，则可能将胃内容物带入腹腔，引发腹膜炎；胃充盈时更应禁针。若针尖向下深刺，则有可能刺伤肝前缘，引起肝出血。鸠尾穴正对腹膜内的肝脏，上方则隔膈肌正对胸腔内的心脏，针刺时除不宜深刺以防刺伤肝脏外，也不可向上斜刺，否则易刺入胸腔，损伤心脏导致意外。

2. 神阙穴 因消毒不便，故多用隔盐灸或艾卷灸等。

3. 下腹部腧穴 孕妇禁用或慎用下腹部针法或灸法。正常情况下，肠道通过蠕动可自动避让异物。但肠梗阻等肠蠕动减弱或消失的患者，其避让功能消失，此时下腹部诸穴进针宜缓慢，不可大幅度提插捻转，防止刺破肠壁。正常成人的膀胱位于小骨盆的前部，其前方是耻骨联合。膀胱空虚时，膀胱尖不超过耻骨联合上缘；当膀胱充盈时，膀胱尖高出耻骨联合以上。因此，针刺脐下曲骨、中级横骨、关元等下腹部腧穴，均应先排空膀胱，以防刺伤膀胱。

三、背腰骶部

（一）背部腧穴

如图 1-39 所示：

1. 督脉腧穴 因胸椎棘突彼此叠掩，呈覆瓦状，故位于胸椎棘突下的督脉腧穴应向上斜刺。针刺深度均为 0.5 ~ 1 寸。针刺时，针尖通过皮肤后，针下比较轻松，到达棘间韧带后，针尖下的阻力增大；针尖穿过黄韧带进入椎管后，阻力突然消失而出现明显的落空感，此时应立即停止进针，否则可伤及脊髓。

2. 膀胱经腧穴 因背两侧深部有肺脏，故不可直刺、深刺，一般向内或向脊柱平刺 0.5 ~ 0.8 寸，针刺的角度以针身与皮肤夹角小于 25°为安全。

（二）腰部腧穴

如图 1-39 所示：

腰部腧穴一般直刺 0.5 ~ 1.5 寸。腰椎棘突呈垂直板状，几乎水平地凸向后方，故位于腰椎棘突下的督脉腧穴直刺即可。因脊髓圆锥下端平齐第 1 腰椎下端，故悬枢穴不宜深刺；命门穴也不可向上斜刺过深，以免伤及脊髓。第 12 胸椎至第 2 腰椎脊柱两侧的腧穴，如胃俞、三焦俞、肾俞、志室等穴，不可深刺或向外斜刺，以防刺穿腹腔后壁而损伤肾脏。

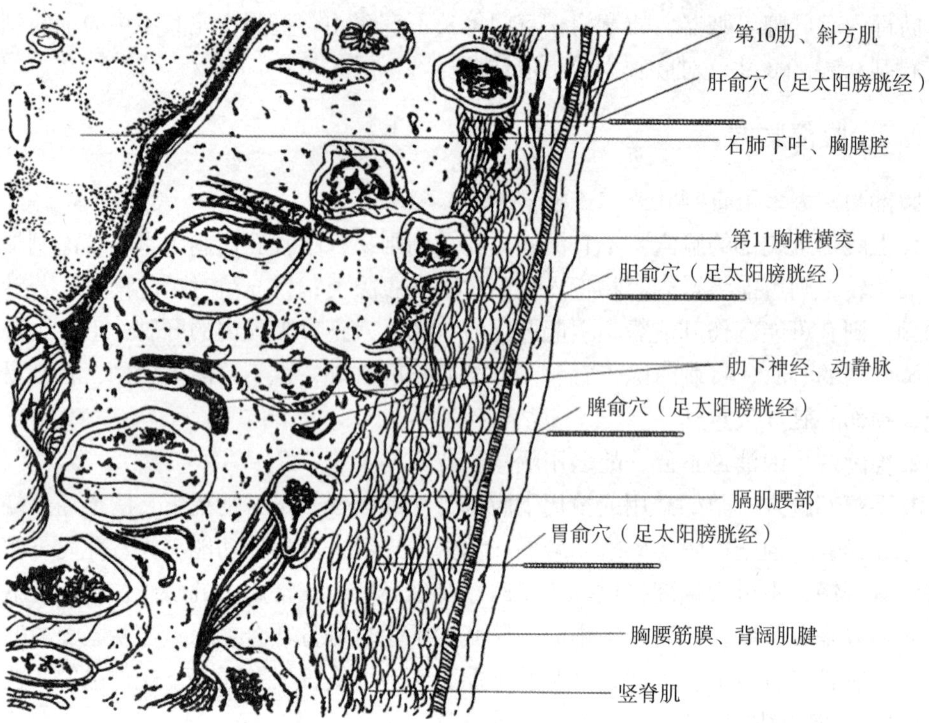

图 1-39　背腰部腧穴解剖与针刺

（图中标注：第10肋、斜方肌；肝俞穴（足太阳膀胱经）；右肺下叶、胸膜腔；第11胸椎横突；胆俞穴（足太阳膀胱经）；肋下神经、动静脉；脾俞穴（足太阳膀胱经）；膈肌腰部；胃俞穴（足太阳膀胱经）；胸腰筋膜、背阔肌腱；竖脊肌）

（三）骶部腧穴

1. 八髎穴　八髎穴位置与骶后孔相应，因第 1 骶后孔并非直对体表，而是稍向内下方偏斜，故针刺上髎穴时，针尖应稍向内下即耻骨联合方向进针，方可透过骶后孔通向骨盆，针刺 1 ~ 1.5 寸，不宜过深，以防刺伤直肠。次髎、中髎、下髎直刺 1 寸左右，以刺达骶后孔为宜。

2. 尾骶部腧穴　长强、腰俞穴均向上斜刺 0.5 ~ 1 寸。直肠位于尾骶骨前方，上段与骶骨曲度一致，形成一凸向后的弯曲，下段绕尾骨尖弯向后下方形成凸向前的弯曲。针刺长强穴时针尖向上与尾骨平行，在直肠与尾骨之间刺入，应避免刺穿直肠引起感染。蛛网膜下腔的下端止于第 2 骶椎平面，因此，针刺腰俞穴不可进入骶管过深，以免引起蛛网膜下腔出血。

四、四肢部

（一）上肢部腧穴

1. 肩腋部腧穴　肩部肌肉较为丰厚，故肩部腧穴一般可针刺 1 ~ 1.5 寸。肩井穴深部正当肺尖,不可深刺,孕妇当慎用。极泉穴下正当腋动脉,故应避开腋动脉针刺。进针前,用手扪住腋动脉,在指尖引导下刺入 0.5 ~ 1 寸。针刺入腋腔后,不可大幅度提插以免刺伤腋部血管,引起腋内血肿。因腋内除腋动脉外,其内下方还有伴行的腋静脉。且腋腔内组织疏松,腋静脉与深筋膜附着,保持其扩张状态,如不慎刺破该血管,则易造成血肿。

2. 上臂部腧穴 均可直刺 0.8 ~ 1.5 寸,肩髃、臂臑、肩髎等穴还可斜刺 1 ~ 1.5 寸。上臂部腧穴针刺时应防止刺伤深部动脉;肘窝部穴位如尺泽、曲泽等穴点刺出血时,应刺浅小静脉而不能伤及动脉。

3. 前臂部腧穴 除位于骨骼边缘的列缺、偏历、养老穴外,其余均可直刺 0.5 ~ 1.2 寸。心包经前臂部的腧穴,其深部有正中神经,针刺时如有触电样感觉向中指放散,说明刺中正中神经,应立即退针,改变角度再刺,以免损伤正中神经。

4. 手部腧穴 针刺太渊等穴应避开动脉进针;合谷、后溪等穴透刺时应注意不伤及掌深弓。手部井穴、十宣、四缝等可点刺放血。其余可根据腧穴所在部位的具体情况决定直刺或斜刺,深度一般不超过 1 寸。

(二)下肢部腧穴

1. 大腿部腧穴 大腿部肌肉丰厚,可适度深刺,一般直刺 1 ~ 3 寸。针刺环跳穴应取侧卧屈股、伸下足、屈上足体位;治疗腰腿痛时针感有向足跟部放射者效果较好。针刺气冲、冲门、箕门、阴廉、急脉等穴时应注意避开动脉。

2. 小腿部腧穴 一般直刺 0.5 ~ 2 寸。犊鼻穴针刺需取屈膝位,从外稍向内、向关节腔刺入;或向内膝眼透刺 0.5 ~ 1.5 寸;因针达关节腔,位于半月板与股骨外侧髁关节面之间,故出针前不可伸膝,以防折针。凡刺入关节腔的腧穴,均应注意手法轻重,不可损伤关节面,不可使关节液流出;同时注意严格消毒,避免导致关节腔的感染。

3. 足部腧穴 针刺冲阳穴应避开足背动脉;针刺照海穴不宜偏向后侧,以免刺破胫后动、静脉。足部井穴、八风等穴亦可点刺出血。其他足部腧穴可视腧穴所在部位的具体情况,决定直刺或斜刺,针刺的深度大多不超过 1 寸。此外,一些具有活血通经作用的腧穴,如合谷、三阴交、肩井、昆仑、至阴等穴,孕妇禁针。

第八节 针刺异常情况的预防与处理

针刺治疗虽然比较安全,但如操作不慎,疏忽大意,或犯刺禁,或针刺手法不当,或对人体解剖部位缺乏全面的了解,在临床上有时也会出现一些不应有的异常情况。

一、晕针

晕针是针刺过程中患者发生的晕厥现象,医者操作时通过观察和心理疏导是可以避免的,故应该注意预防。

1. 原因 患者因体质虚弱或精神紧张,以及疲劳、饥饿、大汗、大泄、大出血之后、体位不当等，或医者在针刺时手法过重，可致针刺时或留针过程中出现晕针现象。

2. 表现　患者突然出现精神疲倦、头晕目眩、面色苍白、恶心欲吐、多汗、心慌、四肢发冷、血压下降、脉象沉细、或神志不清、仆倒在地、唇甲青紫、二便失禁、脉微细欲绝。

3. 处理　立即停止针刺，将针全部取出。嘱患者平卧，注意保暖，轻者仰卧片刻，饮温开水或糖水后即可恢复正常；重者在上述处理基础上，可刺水沟、素髎、内关、足三里，以及灸百会、关元、气海等穴即可恢复。若仍不省人事、呼吸细微、脉细弱者，可考虑配合其他治疗或采用急救措施。

4. 预防　对于晕针，应注重预防。对于初次接受针刺治疗、精神过度紧张、身体虚弱者，应先做好解释工作，消除其对针刺的顾虑，同时选择舒适持久的体位，宜采用仰卧位；选穴宜少，手法要轻。若饥饿、疲劳、大渴，应进食、休息、饮水后，再予针刺。医者在针刺治疗过程中，要精神专一，随时注意观察患者的神色，询问其感觉。一旦有不适等晕针先兆，应及早采取处理措施，防患于未然。

二、滞针

滞针是指在行针时或留针后医者感觉针下涩滞，捻转、提插、出针均感觉困难，患者感到剧痛的现象。

1. 原因　患者精神紧张，当针刺入腧穴后，患者局部肌肉强烈收缩；或行针手法不当，向单一方向捻针太过，以致肌肉组织缠绕针体而滞针。若留针时间过长，有时也可出现滞针。

2. 表现　针在体内，提插、捻转、出针均感困难，若勉强捻转、提插时，患者痛不可忍。

3. 处理　当患者精神紧张，局部肌肉过度收缩时，可于滞针腧穴周围进行循按或扣弹针柄，或在附近再针一次，以宣散气血，从而缓解肌肉的紧张。若行针不当、单向捻针而滞针者，可将针向相反方向捻回，并用刮柄、弹柄法，使缠绕的肌纤维回释，即可解除滞针。

4. 预防　对精神紧张者，应先做好解释工作，消除患者的顾虑，注意行针的操作手法，避免单向捻转。应用搓法时，需注意与提插法的配合，避免肌纤维缠绕针身以防止滞针的发生。

三、弯针

弯针是指进针时或将针刺入腧穴后，针身在体内弯曲的现象。

1. 原因　医者进针手法不熟练，用力过猛、过快，以致针尖碰到坚硬的组织器官或患者在针刺或留针时移动体位，或因针柄受到某种外力压迫、碰击，均可造成弯针。

2. 表现　针柄改变了进针或刺入留针时的方向和角度，提插、捻转及出针时均感困难，患者感到疼痛。

3. 处理　出现弯针后，不得再行提插、捻转等手法。如针柄轻微弯曲，应慢慢将针起出；若弯曲角度过大，应顺着弯曲方向将针起出。若由患者移动体位所致，应使患者慢慢恢复原来体位，待局部肌肉放松后，再将针缓缓起出。切忌强行拔针，以免针体折断，残留体内。

4. 预防　医者进针手法要熟练，指力要均匀，并要避免进针过快、过猛；嘱患者选择舒适体位，在留针过程中勿随意变换体位；注意保护针刺部位，针柄不得受外物硬碰和压迫。

四、断针

断针又称折针，是指针体折断在人体内的现象。

1. 原因　针具质量欠佳；针身或针根有损伤剥蚀，进针前失于检查；针刺时将针身全部刺入腧穴；行针时强力提插、捻转，肌肉猛烈收缩；留针时患者随意变更体位；或弯针、滞针未能进行及时正确处理等，均可造成断针。

2. 表现　行针时或出针后，发现针身折断，其断端部分针身尚露于皮肤外，或断端全部没入皮肤之下。

3. 处理　医生须从容镇静，嘱患者切勿更动原有体位，以防断针陷入肌肉深部。若残端部分针身尚露于体外，可用手指或镊子将针起出。若断端于皮肤表面或稍凹陷于体内者，可用左手拇指、食指垂直向下挤压针孔两旁，使断针暴露于体外，右手持镊子将针起出。若断针完全陷于肌肉深层或皮下时，应在 X 线下定位，手术取出。

4. 预防　为了防止折针，应认真仔细检查针具，对不符合质量要求的针具应以剔除；避免过猛、过强的行针；在行针或留针时，应嘱患者勿随意更换体位。行针时更不宜将针身全部刺入腧穴，应留部分针身在体外，以便于针身折断时取针。在进针、行针过程中，如发现弯针，应立即出针，切不可强行刺入、行针。对于滞针等亦应及时正确处理，不可强行硬拔。

五、血肿

血肿是指针刺部位出现皮下出血而引起的肿痛现象。

1. 原因　针尖弯曲带钩，使皮肉受损，或刺伤血管组织。

2. 表现　出针后，针刺部位肿胀疼痛，随即皮肤呈现青紫色。

3. 处理　若微量皮下出血，出现局部小块青紫时，一般不必处理，可自行消退。若局部肿胀疼痛较剧，青紫面积大且影响功能活动时，可先冷敷止血，再热敷或局部轻轻按揉，以促使局部淤血消散、吸收。

4. 预防　仔细检查针具，熟悉人体解剖部位，避开血管针刺，出针时应立即用消毒干棉球按压针孔。

六、针后异常感

晕针感是患者针刺时最常遇到的异常感。患者晕针后可出现精神疲倦、头晕目眩、面色苍白、恶心欲吐、多汗、心慌，严重者四肢发冷、血压下降、脉象沉细，或神志不清、仆倒在地、唇甲青紫、二便失禁、脉微细欲绝，需要及时处理。还有的患者针刺后出现皮肤瘙痒、蚁行感，腧穴部位的酸、麻等感觉，不需要特别处理，可自行缓解。

七、气胸

针刺引起创伤性气胸是指针具刺穿了胸腔伤及肺组织，气体积聚于胸腔，出现呼吸困难的现象。

1. 原因　针刺胸部、背部和锁骨附近穴位过深，针具穿刺胸腔且伤及肺组织，气体积聚于胸腔，造成气胸。

2. 表现　患者突感胸痛、胸闷、气短、心悸，严重者呼吸困难、发绀、冷汗、烦躁、恐惧，甚则出现血压下降、休克等危急现象。检查：患者肋间隙变宽，胸廓饱满，叩诊鼓音，听诊呼吸音减弱或消失，气管可向健侧偏移。如气窜至皮下，患侧胸部、颈部可出现握雪音，X线胸部透视可见肺组织被压缩现象。部分病情较轻者，出针后并无明显现症状，过后才逐渐感到胸闷、疼痛、呼吸困难。

3. 处理　一旦发现气胸，应立即出针，嘱患者采取半卧位安静卧床休息，要求患者心情平静，切勿恐惧而翻转体位，尽量减小呼吸幅度。一般漏气量少者，可自然吸收。同时要密切观察，随时对症处理，如给予镇咳、抗感染药物，以防止肺组织因咳嗽扩大创孔而加重漏气和感染。对严重病例，如发现呼吸困难、发绀、休克等现象需组织抢救，如胸腔排气、少量慢速输氧、抗休克等。

4. 预防　针刺治疗时，操作者必须精力集中，选好适当体位，根据患者体型掌握进针深度，施行提插手法时幅度不宜过大。对于胸部、背部及缺盆部位的腧穴，最好平刺或斜刺，且不宜太深，一般避免直刺，留针时间不宜过长，更不可粗针深刺该部穴位。

八、刺伤神经系统

针刺对神经系统的损伤包括中枢神经系统和周围神经。针刺损伤涉及脑干、小脑、脊髓、四肢及头面的神经干和神经支，以及内脏神经的损伤。

（一）刺伤中枢神经系统

刺伤中枢神经系统即刺伤脑、脊髓，是指针刺向背部腧穴过深，针具刺入脑、脊髓，引起头痛、恶心等现象。

1. 原因　脑、脊髓是统率周身各种机体组织的总枢纽、总通道，表层分布如风府、哑门、大椎、风池、华佗夹脊等重要腧穴。针刺过深或进针方向不当，均可伤及脑、脊髓，造成严重后果。

2. 表现　如误伤延髓，可出现头痛、恶心、呕吐，表情淡漠、痴呆或嗜睡，重者可见神志不清、抽搐、瘫痪，以致死亡；如刺伤脊髓，可出现触电样感觉向肢端放射，刺激过强者可出现短暂的肢体瘫痪。

3.处理 应立即出针。轻者，应安静休息，经过一段时间，可自行恢复；重者应配合有关科室如神经外科进行及时抢救。

4.预防 凡针刺督脉腧穴及华佗夹脊穴，都要认真掌握进针方向和深度。风府、哑门，不可向上斜刺，也不可过深。悬枢穴以上的督脉腧穴及华佗夹脊穴均不可过深针刺，行针中只可用捻转手法，尽量避免提插，更不可行捣刺。

（二）刺伤周围神经

刺伤周围神经是指针刺引起的周围神经损伤，损伤部位出现感觉异常、肌肉萎缩等现象。

1.原因 在有神经干或主要分支分布的腧穴上行针手法过重，刺激时间过长，操作手法不熟练，留针时间过长。

2.表现 如误伤周围神经，即可出现向末梢分散的麻木感，一旦造成损伤，该神经分布区可出现感觉障碍，包括麻木、发热，触觉及温度觉减退等。同时，有程度不等的功能障碍，肌肉萎缩。

3.处理 在损伤后 24 小时内采取针灸、按摩等治疗措施，并嘱患者加强功能锻炼。

4.预防 在有神经干或主要分支分布的腧穴上操作须熟练，行针手法不宜过重，刺激时间、留针时间不宜过长。

九、刺伤内脏

刺伤内脏是指针刺内脏周围腧穴过深，针具刺入内脏引起内脏损伤而出现各种症状的现象。

1.原因 主要是术者缺乏解剖学及腧穴学知识，对腧穴和脏器的位置不熟悉，加之针刺过深而引起。

2.表现 刺伤肝、脾时可引起内出血，患者可感到肝区或脾区疼痛，有的可向背部放射；如出血不止，腹腔内聚血过多，会出现腹痛、腹肌紧张，并有压痛、反跳痛等急腹症症状。刺伤心脏时，轻者可出现强烈的刺痛，重者有剧烈的撕裂痛，引起心外射血，可即刻导致休克、死亡。刺伤肾脏时可出现腰痛、肾区叩击痛、血尿，严重者血压下降、休克。刺伤胆囊、膀胱、胃肠等空腔脏器时，可引起局部疼痛、腹膜刺激征或其他急腹症症状。

3.处理 轻者，卧床休息后一般即可自愈。如果损伤严重或出血，或出现休克、腹膜刺激征者，应迅速急救处理。

4.预防 掌握腧穴定位，了解穴下脏器组织；注意体位，避免视角产生的差异。对于肝、脾、胆囊大和心脏增大的患者，胸、背、胁、腋部的腧穴不宜深刺；尿潴留、肠粘连的患者，腹部穴位不宜深刺，针尖应仅达腹壁各层，不进入腹腔为度。

第二章　电针疗法 ▷▷▷▷

电针法是在毫针针刺得气的基础上，应用电针仪输出脉冲电流，通过毫针作用于人体一定部位以防治疾病的一种针刺方法。电针是毫针与电生理效应的结合，不仅可以提高毫针的治疗效果，减少操作者的持续行针操作，还扩大了针刺的治疗范围，已经成为临床普遍使用的针刺治疗方法。

电针所涉及的器械包括毫针和电针机两部分。

毫针一般选用 26 ~ 28 号针。有时为了集中在针尖上通电，毫针的针体上可涂一层高强度绝缘漆，针尖处的漆刮掉后方可使用。

20 世纪 30 年代，我国针灸工作者开始试制电针仪。20 世纪 50 年代后期，电针法得到迅速发展，并一直应用至今。

第一节　电针疗法的操作方法

一、电针仪及其使用方法

（一）电针仪介绍

目前我国普遍使用的电针仪均为脉冲发生器，以 G66805 为例，其基本结构由电源、方波发生器、控制部分、主振部分和输出电路 5 部分组成（图 2-1）。

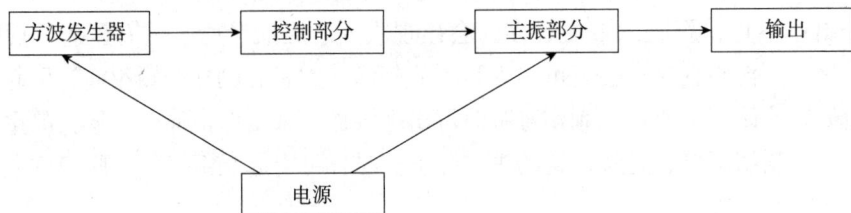

图 2-1　G66805 型电针仪原理示意图

临床应用的电针仪需具有体积小、操作简单、便于携带、性能稳定等特点，可使用交、直流两用电源，能够输出连续波、疏密波、断续波，而且波形及作用时间可调控。根据临床应用的需要，近年来电针仪不断推陈出新，功能多样、设计精巧、携带方便的电针仪层出不穷，为电针疗法的应用提供了便利。

（二）电针仪的刺激参数

电针仪输出的是脉冲电，所谓脉冲电是指在极短时间内出现的电压或电流的突然变化，即电量的突然变化构成了电的脉冲。一般电针仪输出的基本波形即为这种交流电脉冲，常为双向尖脉冲或双向矩形脉冲（图2-2）。

电针刺激参数包括波形、波幅、波宽、频率和持续时间等，集中体现为刺激量。波幅一般指脉冲电压或电流的最大值与最小值之差，也指它们从一种状态变化到另一种状态的跳变幅度值。电针的刺激量如同针刺手法和药物剂量一样，对临床治疗具有指导意义。

1. 波形　常见的脉冲波形有方形波、尖峰波、三角波和锯齿波（图2-3），也有正向是方形波，负向是尖峰波等。单个脉冲波可以不同方式组合形成连续波、疏密波、断续波（图2-4）和锯齿波等。

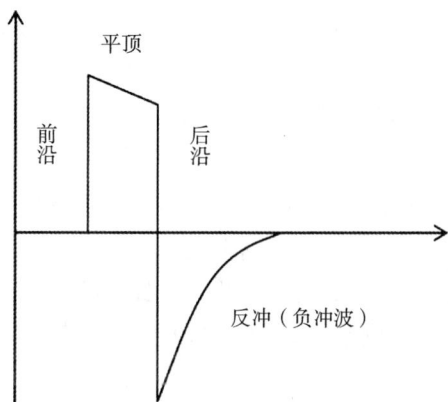

图2-2　交流电脉冲波形

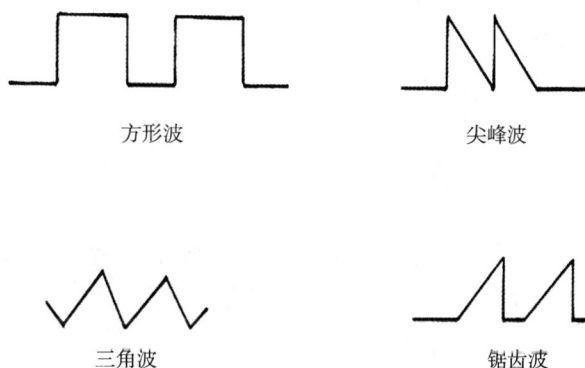

图2-3　直流电脉冲波

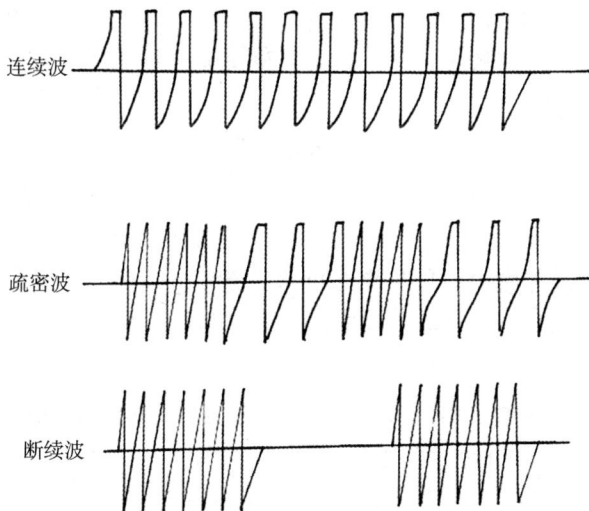

图2-4　连续波、疏密波、断续波

（1）连续波　连续波是一种时间间隔相等的连续脉冲，具有频率可调性。根据频率变化又可分为密波和疏波。

①密波：频率高于30Hz的连续波一般称为密波，临床应用密波多采用50Hz以上的连续波。密波能降低神经应激功能，抑制脊髓兴奋性；常用于止痛、镇静、缓解肌肉和血管痉挛，尤其适用于急性疼痛，也适用于针刺麻醉等。

②疏波：频率低于30Hz的连续波一般称为疏波，临床应用的疏波多采用10Hz以下的连续波。疏波刺激作用较强，能引起肌肉收缩，提高肌肉韧带张力；常用于治疗痿证、慢性疼痛，各种肌肉、关节及韧带的损伤等。

（2）疏密波　是疏波和密波交替出现的频率固定的一种组合波形，疏密交替持续的时间为各1.5秒。该波具有克服单一波形产生电适应的特点，能引起肌肉有节奏地舒缩、刺激各类镇痛介质的释放、加强血液循环和淋巴循环、调节组织的营养代谢、消除炎症及水肿等；常用于治疗各种疼痛性疾病、软组织损伤、关节炎、面瘫、肌肉无力等。

（3）断续波　是有节律地时断时续自动出现的一种频率可调的组合波。断时无脉冲电输出，续时密波连续输出，一般均在1.5秒左右。这种波形对人体有强烈的震颤感，机体不易产生电适应，能提高肌肉组织的兴奋性，对横纹肌有良好的刺激收缩作用；常用于治疗痿证。

2. 频率　频率是指每秒内出现的脉冲次数，其单位为赫兹（Hz），目前使用的电针仪设置的常用频率为1~100Hz。连续波可通过频率的调整而组合成不同的刺激波形，不同频率的电针可引起中枢释放不同类型的神经递质。就镇痛而言，低频（2Hz）主要刺激高位中枢释放脑啡肽和内啡肽等，而高频（100Hz）刺激脊髓释放强啡肽，因其生物效应不同，临床使用时应根据不同病情适当选择。

3. 强度　电针的刺激强度主要取决于波幅的高低，波幅的计量单位是伏特（V）。如电压从0~30V间进行反复的突然跳变，则脉冲的幅度为30V，治疗时通常不超过20V。也有以电流表示或以电压和电流乘积表示的。波宽即指脉冲的持续时间，脉冲宽度也与刺激强度有关，宽度越大则意味着刺激量越大。电针仪一般采用适合人体的输出脉冲宽度，约为0.4毫秒。

电针刺激强度一般通过电极输出端强度调节键实施，当电流开到一定强度时，患者有麻刺感，这时的电流刺激强度称感觉阈。当电流强度增加，患者产生刺痛感时，此时的电流刺激强度称为痛阈。一般适宜的电流刺激强度介于感觉阈和痛阈之间。但总的来说，电针刺激时，局部肌肉应呈节律性收缩，无须过强刺激，应以患者能接受和耐受的强度为宜。由于机体对电流刺激极易适应，故行较长时间电针刺激时，一般需做强度调整。

4. 时间　电针单次刺激的时间一般为15~60分钟，刺激时间的长短因病、因人而异。如用于镇痛，一般需30分钟及以上的电针刺激时间。电针时间过短可能尚未起效，过长则容易产生耐受。

（三）电针仪的使用方法

毫针刺入所选穴位得气后，将电针仪的输出线分别夹持在毫针体上。每一对输出电极最好连接同一侧的两个穴位。将电针仪的输出电位器调至"0"，打开电源开关，再选择所需的频率和强度。在治疗过程中，患者往往会发生电适应，即感觉刺激强度逐渐变小，此时应及时进行调整。电针刺激时间一般为 10~20 分钟，特殊情况下可长达 0.5~1 小时。电针刺激强度多以患者能够耐受为度。

治疗完毕，先把电位器调到"0"，再关闭电源，以避免关闭电源时产生突然增强的电刺激。电源关闭后，撤去导线，将毫针轻轻捻动几下拔出。起针后，观察毫针是否出现变黑、变细或缺损。电针的穴位配伍一般要求成双取穴，因为单穴不能形成电流回路，达不到电刺激的目的。如仅需取单穴时，可把电针仪的输出线，一根接在毫针上，另一根接在用水浸湿的纱布上，并将湿纱布放置在同侧的皮肤上。

二、电针选穴

电针的选穴方法除了按经络辨证、脏腑辨证取穴外，通常还可选用神经干通过和肌肉神经运动点取穴，如：

1. 头面部 选取听会、翳风（面神经）；下关、阳白、四白、夹承浆（三叉神经）。

2. 上肢部 选取颈夹脊 6~7、天鼎（臂丛神经）；青灵、小海（尺神经）；手五里、曲池（桡神经）；曲泽、郄门、内关（正中神经）。

3. 下肢部 选取环跳、殷门（坐骨神经）；委中（胫神经）；阳陵泉（腓总神经）；冲门（股神经）。

4. 腰骶部 选取气海俞（腰神经）；八髎（骶神经）。

若属神经功能受损，穴位的配伍可按照神经分布特点取穴。如面神经麻痹，可取下关、翳风为主；皱额障碍配阳白、鱼腰、攒竹；鼻唇沟变浅配水沟、迎香；口眼㖞斜配地仓、颊车。坐骨神经痛除取环跳、大肠俞外，配殷门、委中、阳陵泉等穴。此外，还可根据患病部位、病情需要、腧穴间的距离等进行配伍选择。

第二节 电针疗法的临床应用

一、电针疗法的适用范围

电针的适用范围和毫针刺法基本相同，可广泛应用于内、外、妇、儿、眼、耳鼻咽喉、骨伤等各科疾病，并可用于针刺麻醉，尤常用于头痛、三叉神经痛、坐骨神经痛、牙痛、痛经、面神经麻痹、多发性神经炎、神经分裂症、癫痫、神经衰弱、视神经萎缩、肩周炎、风湿性关节炎、类风湿关节炎、腰肌劳损、骨质增生、关节扭挫伤、脑血管病后遗症、耳鸣、耳聋、子宫脱垂、遗尿、尿潴留等。

二、电针疗法的注意事项

1. 电针仪使用前必须检查其性能是否良好，输出是否正常。

2. 调节输出量应缓慢，开机时输出强度应从小到大，切勿突然增大，以免发生意外。

3. 靠近延脑、脊髓等部位使用电针时，电流量宜小，并注意电流的回路不要横跨中枢神经系统，不可过强刺激。

4. 不允许左右上肢的两个穴位同时接受一路输出治疗，以避免电流直接流过心脏。

5. 电针治疗过程中患者出现晕针现象时，应立即停止电针治疗，关闭电源，按毫针晕针的处理方法处理。

6. 作为温针使用过的毫针，针柄表面往往因为氧化而不导电，应用时须将输出线夹在毫针的针体上或使用新的毫针。

7. 年老、体弱、醉酒、饥饿、过饱、过劳者不宜使用电针；孕妇慎用电针。

8. 皮肤破损处、肿瘤局部、孕妇腹部、心脏附近及安装心脏起搏器者，以及颈动脉窦附近，禁忌电针。

第三章　特殊针具刺法 ▷▷▷▷

不同的针具应用不同的针刺方法。古代医家为了适应临床的需要，研制发明了九针。九针的问世，是针具、刺法发展的里程碑，对后世针法与刺法的继承发扬奠定了基础。刺法除毫针刺法外，还有三棱针刺法、皮肤针刺法、皮内针刺法、火针刺法、芒针刺法、电针刺法等多种针刺用具和操作方法。它们各有所长，各具特色，为临床辨证施治、审病选法提供了物质条件。本章将对现代临床常用针刺方法分节进行介绍。

第一节　三棱针刺法

三棱针刺法是指用三棱针点刺穴位或浅表血络放出少量血液，或挤出少量液体，或挑断皮下纤维组织，以防治疾病的方法，亦称刺络法。三棱针古称锋针，用于泻血排脓，《素问·血气形志》所述"凡治病必先去其血"，《灵枢·九针十二原》说"宛陈则除之"，以及《灵枢·官针》篇提出的"刺络""赞刺""豹文刺"等，都是刺络放血的方法，说明古人对刺络放血十分重视。临床实践证明，此法具有醒脑开窍、泄热消肿、去痹止痛等作用。

一、针具

三棱针一般为不锈钢制成，全长 6.5cm，针柄较粗呈圆柱体，针身呈三棱形，尖端三面有刃，针尖锋利（图 3-1）。针具使用前应进行灭菌或消毒处理，可采用高温灭菌，或将针具用 75% 乙醇浸泡 30 分钟消毒。使用一次性无菌针具更佳。

二、操作方法

（一）持针姿势

一般以右手持针，用拇、食两指捏住针柄中下段，中指指腹紧靠针身侧面，露出针尖 3~5mm。

（二）操作

三棱针的操作方法一般分为点刺法、散刺法、刺络法和挑刺法 4 种。针具和针刺部位消毒后可按疾病需要，选用不同的刺法。

1. 点刺法　此法是用三棱针点刺腧穴以治疗疾病的方法。常规消毒后，可先在被刺部位及周围推、揉、挤、捋，使血液积聚于针刺部位。点刺时，左手拇指、食指固定点刺部位，右手持针，露出针尖 3～5mm，对准所刺部位快速刺入并迅速出针，进出针时针体应保持在同一轴线上。点刺后轻轻挤压针孔周围，挤出血液或黏液少许，然后用消毒棉球或棉签按压针孔（图 3-2）。此法多用于手指或足趾末端穴位，如十宣、十二井或头面部的太阳、印堂、攒竹、上星、耳尖等。

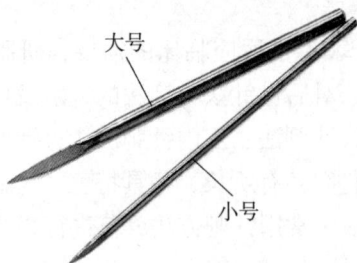

图 3-1　三棱针

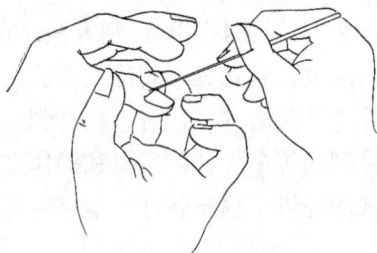

图 3-2　点刺法

2. 散刺法　此法是指在病变局部及其周围进行连续点刺以治疗疾病的方法。常规消毒后，用一手固定被刺部位，另一手持针在施术部位多点点刺。根据病变部位大小的不同，由病变外缘呈环形向中心点刺，可刺 10～20 针，甚至更多，以消除瘀血或水肿，达到活血祛瘀、通经活络的目的（图 3-3），此法多用于局部瘀血、血肿或水肿、顽癣等。

3. 刺络法　此法是指用三棱针点刺血络出血以治疗疾病的方法。常规消毒后，左手拇指压在被刺部位下端，上端用橡皮管结扎，右手持三棱针对准被刺部位静脉，迅速刺入后快速出针，使其流出少量血液，出血停止前松开止血带，待出血停止，以消毒棉球按压针孔（图 3-4）。当出血时，也可轻按静脉上缘以助瘀血排出，使毒邪得泄。此法常用于肘窝，腘窝及太阳穴等处的浅表静脉，用以治疗中暑、急性腰扭伤、急性淋巴管炎等疾病。

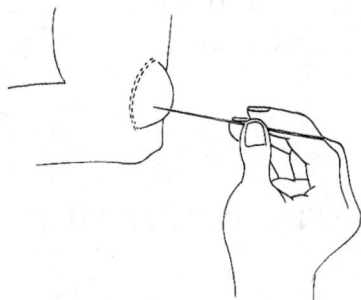

图 3-3　散刺法

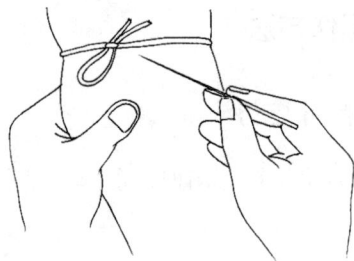

图 3-4　刺络法

4. 挑刺法　此法是指以三棱针挑断皮下白色纤维组织以治疗疾病的方法。常规消毒后，将针横向刺入穴位皮肤，挑破皮肤 0.2～0.3mm，然后再深入皮下，挑断皮下白色纤维组织，以挑尽为止。出针后用碘酒消毒，敷上无菌纱布，胶布固定。惧怕疼痛者，可先用 2% 利多卡因皮内注射一皮丘，再行挑治。挑治的部位，根据病证不同有三种选点法。第一种，以痛为腧选点法：如肩周炎，即在肩关节寻找痛点或敏感点挑刺；甲状腺功能亢进，在甲状腺凸起部挑刺。第二种，以脊髓神经节段分布特点选点法：如颈椎病、颈淋巴结肿大、咽喉肿痛、甲状腺功能亢进等，可在颈项部选点挑治；慢性前列腺炎、肛门痔疾等取腰髓部八髎穴挑治。第三种，以脏腑器官病变选取相应腧穴法：如背俞穴或背俞穴邻近阳性反应点挑治。挑治的点可以为穴位或阳性反应点、丘疹或条索状物，但要注意与痣、毛囊炎、色素斑等相鉴别。

三、临床应用

（一）适用范围

三棱针刺法具有通经活络、开窍泄热、消肿止痛等作用，适用范围较广泛，凡各种急证、热证、实证、瘀血、疼痛等均可应用。采用三棱针放出一定量的血液，有时对疑难杂症有特殊疗效。

（二）处方示例

1. 偏头痛　选穴以太阳穴为主穴，同时可加用阿是穴。若前额痛加攒竹或印堂，若后头痛加委中或大椎，若侧头痛加耳尖或率谷，若颠顶痛加百会。点刺双侧太阳可加用拔罐。在点刺双侧攒竹或印堂时，每穴可挤出血液 2～5mL。点刺委中时，若委中附近出现癖曲的小络脉，可按照"宁失其穴、勿失其络"的原则，不必拘泥于穴位，直接点刺血络，并可加用拔罐，以利出血，从而提高疗效。点刺大椎时，点刺后应立即用大号玻璃罐拔吸。同样，在点刺百会时，可出血 2～5mL。点刺耳尖或率谷时，每穴以挤出血液 10～20 滴为宜。

2. 腰肌劳损　选取委中穴。操作时点刺委中穴及其附近血络，并加拔火罐，使每穴出血 10～20mL。

3. 软组织损伤　选取局部阿是穴。操作时采用散刺法连续点刺 10～20 针，并加火罐拔吸，出血 10～20mL。

4. 咽喉肿痛　选取双侧少商穴、曲泽穴。采用点刺穴位法，使每穴出血 10～20 滴。

5. 目赤肿痛　选取太阳穴、耳尖穴。点刺双侧太阳穴，每穴出血 2～5mL；在点刺耳尖时每穴应挤出血液 10～20 滴。

6. 中暑　选用曲泽、委中、太阳等穴。对于曲泽、委中，每穴出血 10～20mL，也可加用拔罐疗法以助泄热。在点刺双侧太阳穴时，操作时可采用深刺血络法，使每穴出血 2～5mL。

7. 毒蛇咬伤　选取伤口及其周围部位。操作时尽快采用散刺法连续点刺 20 针以上，并加用闪罐法将局部毒液和血液一同拔出。

8. 痤疮　选取阿是穴。在胸上部督脉旁开 0.5 ~ 3 寸的区间寻找阳性反应点，采用挑刺法挑断皮下白色纤维样组织，以挑尽为止，且每穴挤出 2 ~ 5mL 血液。

点刺穴位、浅刺血络及散刺法可每日或隔日应用一次，挑刺、深刺血络法宜 5 ~ 7 日行一次。

（三）注意事项

1. 必须无菌操作，以防感染。
2. 点刺、散刺时手法宜轻宜快，出血不宜过多。
3. 注意勿损伤其他组织，尤其不可伤及动脉。
4. 病后体弱、严重贫血、有自发性出血倾向者及孕妇不宜使用。

第二节　皮肤针刺法

皮肤针刺法是指用皮肤针叩刺皮部以治疗疾病的方法，是古代"毛刺""扬刺""半刺"等刺法的发展，其操作方法以运用灵活的腕力垂直叩刺为主。皮部是体表皮肤按经脉的循行分布而划分的区域。皮肤针刺法即采用皮肤针叩刺皮部，通过孙脉、络脉和经脉以调整脏腑功能、通行气血、平衡阴阳，从而达到内病外治的目的。同时，也可治疗皮部病证。

一、针具

皮肤针外形似小锤，针柄有软柄和硬柄两种类型。软柄一般用牛角制成，富有弹性；硬柄一般用有机玻璃或硬塑料制作。头部附有莲蓬状针盘，针盘上均匀地嵌着不锈钢短针（图3-5）。根据所嵌短针的数目，又分别称为梅花针（5 支短针）、七星针（7支短针）、罗汉针（18 支短针）。皮肤针因刺激轻微，适用于小儿，故又称为小儿针。皮肤针针尖不宜太锐或太钝，应呈松针形。全束针尖应平齐，不可歪斜、钩曲、锈蚀和缺损。检查针具时，可用干棉球轻触针尖，若针尖有钩曲或缺损，则棉絮易被带动。针具使用前应进行灭菌或消毒处理，以高温灭菌或用 75% 乙醇浸泡 30 分钟消毒为主。

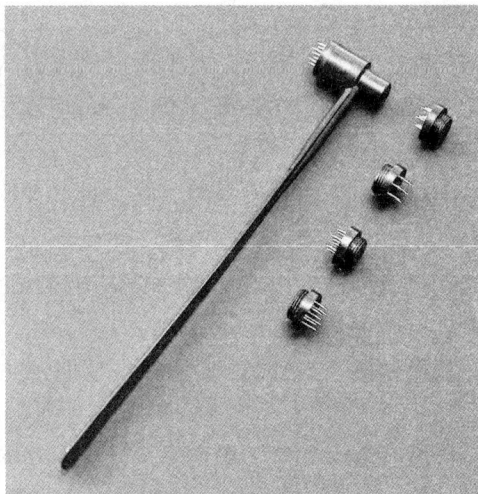

图 3-5　单头皮肤针

二、操作方法

（一）持针姿势

1. 软柄皮肤针 将针柄末端置于掌心，拇指居上，食指在下，余指呈握拳状固定针柄末端（图3-6）。

2. 硬柄皮肤针 用拇指和中指夹持针柄两侧，食指置于针柄中段的上面，无名指和小指将针柄末端固定于大小鱼际之间（图3-7）。

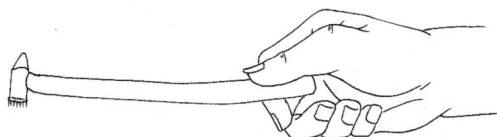

图 3-6 软柄皮肤针持针姿势

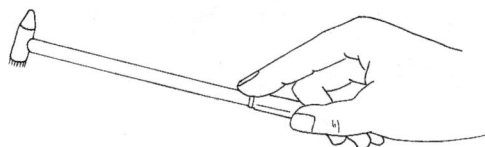

图 3-7 硬柄皮肤针持针姿势

（二）叩刺方法

皮肤常规消毒后，针尖对准叩刺部位，运用灵活的腕力垂直叩刺，即将针尖垂直叩击在皮肤上，并立刻弹起，如此反复进行。叩刺时要运用灵活的腕力直刺、弹刺、速刺。不可斜刺、压刺、慢刺、拖刺，避免使用臂力。

（三）刺激强度

根据患者病情、体质、年龄和叩刺部位的不同，可分别采用弱刺激、中等刺激和强刺激。

1. 弱刺激 用较轻的腕力叩刺，患者无疼痛感觉。此法冲力小，针尖接触皮肤时间较短，局部皮肤略见潮红；适用于小儿及初诊患者、年老体弱者，以及头面五官肌肉浅薄处的针刺治疗。

2. 中等刺激 叩刺的腕力介于强、弱刺激之间，冲力中等，局部皮肤潮红，但无出血，患者稍觉疼痛；适用于多数患者，除头面五官等肌肉浅薄处的针刺治疗，其他部位均可选用。

3. 强刺激 用较重的腕力叩刺，冲力大，针尖接触皮肤时间稍长，局部皮肤可见出血，患者有明显疼痛感；适用于年壮体强，以及肩、背、腰、臀、四肢等肌肉丰厚处的针刺治疗。

（四）叩刺部位

1. 循经叩刺　指沿着与疾病有关的经脉循行路线叩刺，主要用于项、背、腰部的督脉和膀胱经，其次是四肢肘、膝以下的三阴、三阳经；可用于治疗相应脏腑经络病变。

2. 穴位叩刺　指选取与疾病相关的穴位叩刺，主要用于背俞穴、夹脊穴、某些特定穴和阳性反应点。

3. 局部叩刺　指在病变局部叩刺，如治疗头面五官疾病、关节疾病、局部扭伤、顽癣等疾病。

三、临床应用

（一）适用范围

本法主要用于治疗头痛、失眠、痴呆、脑瘫、中风偏瘫、面瘫、高血压病、颈椎病、肩周炎、斜视、胸胁痛、腰腿痛、胃痛、腹痛、痹证、荨麻疹、斑秃、肌肤麻木、阳痿、痛经、远视、近视等病证。

（二）处方示例

皮肤针刺法在临床的运用较为广泛，举例如下：

1. 中风偏瘫　用皮肤针采用中等刺激量叩刺痉挛劣势侧，以局部肌肉产生收缩为度。此法可对抗痉挛，从而缓解中风偏瘫痉挛状态。

2. 斑秃　以脱发区为重点刺激部位，先从脱发区边缘向中心呈环形叩刺，然后从不脱发皮区向脱发区中心做向心性环形叩刺，要求均匀密刺，手法适中，反复进行10～20次，直至局部皮肤潮红为度。同时，用轻、中度手法，叩刺后项、腰椎两侧及内关、太渊等处，每次约10分钟。每日或隔日1次，10～20次为一疗程。

3. 高血压病　在症状明显、血压较高时，选取后项、气管两侧、腰部、臀部及内关、风池、三阴交、足三里等处；在血压稳定、症状缓解时，选取脊柱两侧（重点为腰椎两侧）及气管两侧、乳突部、小腿内侧等处，用轻中度刺激手法，每日或隔日一次。

4. 斜视　以眼区、头部和脊柱两侧穴为主，取正光（攒竹与鱼腰之间中点，眶上缘下方）、正光2（丝竹空与鱼腰之间中点，眶上缘下方）、风池、大椎、百会、内关、肝俞、脾俞、肾俞及第8～12胸椎两侧，用轻、中度刺激手法进行叩刺，重点叩刺正光、正光2、风池、大椎、内关，以改善视力、纠正斜视。远视、近视取穴相同，视力疲劳、头痛者，酌加太阳、攒竹、四白及头部穴位。

（三）注意事项

1. 施术前应检查针具，对于针尖有钩曲、缺损、参差不齐，针柄有松动的针具，须及时修理或更换。

2.操作时运用灵活的腕力垂直叩刺，并立即弹起，避免斜刺、拖刺、压刺。

3.针具及针刺局部皮肤必须消毒。叩刺后皮肤如有出血，须用消毒干棉球擦拭干净，保持清洁，以防感染。

4.局部皮肤有创伤、溃疡者不宜使用本法；急性传染性疾病和凝血功能障碍者，不宜使用本法。

第三节　皮内针刺法

皮内针刺法又称埋针法，是以特制的小型针具刺入并固定于腧穴部位皮内或皮下，进行较长时间埋藏的一种方法，与古代的"静以久留"意义相似。其作用是给皮部以微弱而较长时间的刺激，以达到防治疾病的目的，适用于需要持久留针的慢性疾病和经常发作的疼痛性疾病。

一、针具

皮内针是以不锈钢制成的小针，有颗粒型和揿钉型两种。颗粒型（麦粒型）针身长约 1cm，针柄形似麦粒或呈环形，针身与针柄成一直线。揿钉型（图钉型）针身长 0.2～0.3cm，针柄呈环形，针身与针柄呈垂直状（图 3-8）。

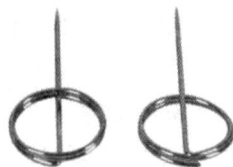

图 3-8　揿钉型皮内针

二、操作方法

1.颗粒型皮内针法　行常规皮肤消毒，以左手拇、食指按压穴位上下皮肤，稍用力将针刺部位皮肤撑开固定，右手用小镊子夹住针柄，将针刺入真皮内，针身可沿皮下平行埋入 0.5～0.8cm。针的方向一般与经脉循行的方向呈"十"字形交叉，针刺入后，露在外面的针身和针柄下的皮肤表面之间粘贴一小块胶布，然后再用一条较前稍大的胶布覆盖在针上，以保障针身固定在皮内，不致因运动等使针具移动或丢失，此法适用于多数穴位。

2.揿钉型皮内针法　行常规皮肤消毒，以小镊子或持针钳夹住针柄，将针尖对准选定穴位，轻轻刺入，然后以小方块胶布粘贴固定。也可将针柄放在预先剪好的小方块胶布上粘住，使用时将其胶布连针直接刺入穴位。此法常用于面部、耳部穴位的针刺操作。

皮肤针埋针的时间一般持续 1～2 天，多者 6～7 天，暑热天气埋针时间不宜超过 2 天。平时应注意检查，以防感染。埋针期间每日宜按压胶布 3～4 次，每次约 1 分钟，以患者耐受为度，以增强刺激量。

三、临床应用

（一）适用范围

本法常用于治疗某些慢性顽固性疾病，以及一些经常发作的疼痛性疾病，如高血压、神经衰弱、三叉神经痛、偏头痛、面肌痉挛、支气管哮喘、胃脘痛、胆绞痛、关节痛、软组织损伤、月经不调、痛经、遗尿等病证。

（二）处方示例

1. 高血压病

（1）取耳穴心、肾、皮质下，采用揿钉型皮内针法。

（2）取三阴交、足三里、曲池，采用颗粒型皮内针法。

2. 偏头痛

（1）取耳穴神门、颞，采用揿钉型皮内针法。

（2）取太阳，若前额痛加印堂，若后头痛加大椎，若侧头痛加外关，若巅顶痛加行间。太阳、印堂采用揿钉型皮内针法；他穴采用颗粒型皮内针法。

3. 胆绞痛

（1）取阳陵泉、悬钟，采用颗粒型皮内针法。

（2）取耳穴胰胆、神门，采用揿钉型皮内针法。

4. 糖尿病

（1）取耳穴内分泌、皮质下、胰胆、三焦、神门，每次选3～4穴，采用揿钉型皮内针法。

（2）取肺俞、脾俞、肾俞、足三里，采用颗粒型皮内针法。

5. 痛经

（1）取耳穴内生殖器、内分泌、肾，采用揿钉型皮内针法。

（2）取中极、地机、次髎，中极、地机采用颗粒型皮内针法，次髎采用揿钉型皮内针法。

6. 单纯性肥胖症

（1）取丰隆、阴陵泉、公孙，丰隆、阴陵泉采用颗粒型皮内针法，公孙采用揿钉型皮内针法。

（2）取耳穴胃、口、内分泌，采用揿钉型皮内针法。

（三）注意事项

1. 埋针要选择较宜固定和不妨碍肢体活动的穴位。

2. 埋针后，若患者感觉疼痛，宜将针取出重埋或改用其他穴位。

3. 埋针期间，针处不宜着水，以免感染。

4. 热天出汗较多，埋针时间不宜过长。

5. 若发现针处感染，应将针取出，并对症处理。

6. 溃疡、炎症、不明原因的肿块，禁忌埋针。

第四节　火针刺法

火针是运用特殊材料制成的金属针烧红至一定程度，迅速刺入指定部位，并快速退针以治疗疾病的方法。《灵枢·官针》曰："焠刺者，刺燔针则取痹也。"火针可以说是针与灸的高度结合，具有温经散寒、温阳补气、升阳举陷、回阳固脱、疗死肌去腐肉等作用，临床上主要用于风寒湿痹证的治疗。

一、针具规格

火针结构分为针体和针柄两部分。针体多为钨合金材料制成，具有耐高温、不退火、高温下变形小的特点。针柄多为盘龙针柄，以隔热、散热性能良好的材料制成。常用的火针有单头火针、三头火针。单头火针又有粗细之异，根据针体直径分为细火针（直径约0.5mm）和粗火针（直径约1.2mm）。

针灸大家对火针的运用各有特点。山西省针灸研究所师怀堂教授创制了火针系列，包括单头细、中、粗火针，平头火针，三头火针，火鍉针，火鑱针，火铍针，火钩针等。其中，平头火针具有去疣祛斑的功效，用于美容等；火鍉针用于滑烙烫刺浅表溃疡、浅表痣等；火铍针用于切割灼烙皮肤赘生物、外痔等（图3-9）。

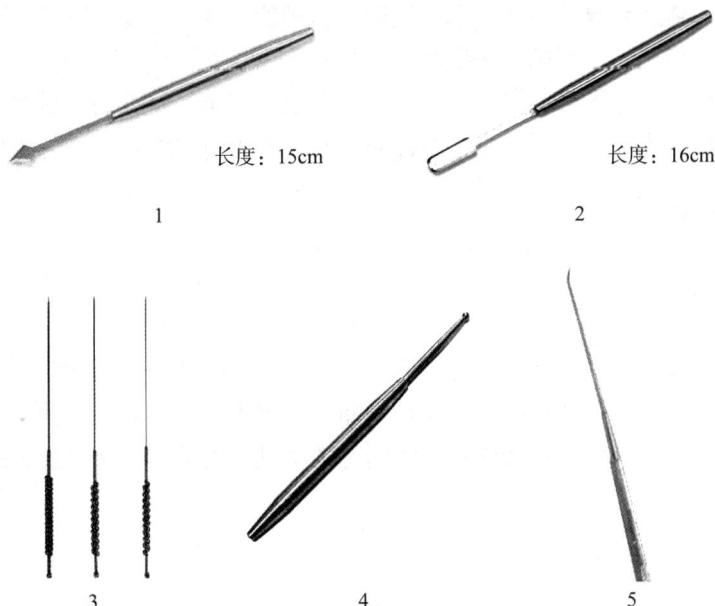

长度：15cm

长度：16cm

1

2

3

4

5

图3-9　火针系列

1. 火鑱针；2. 火铍针；3. 粗、中、细火针；4. 火鍉针；5. 火钩针。

二、操作方法

(一) 检查与保养

1. 检查　针尖无毛钩，针身光滑挺直，针柄无松动。

2. 保养　烧针时应避免烧灼针柄使针身松动；使用后将针头针身上附着的杂质清理干净，保持针身光滑洁净，利于下次使用；如针身弯曲，应于烧针后趁热将其拐直，不可强行修复，防止针身折断。

(二) 选穴、消毒和体位

1. 选穴　选穴宜少，应以病变局部的穴位为主。

2. 消毒　针刺前穴位局部皮肤用 1% 碘酒严格消毒。

3. 体位　根据所选施治穴位选择平卧位、俯卧位、侧卧位、仰靠坐位、俯伏坐位。无特殊治法，严禁站立位施针。

(三) 操作要领

1. 烧针　拇、食、中指如握笔状持针。右手持针，左手拿酒精灯，将针身倾斜 45°在酒精灯火焰（外焰）中烧红。根据针刺需要将针烧至微红、通红、白亮三种不同温度：微红适用于慢烙刺；通红用于浅点刺；白亮用于深刺。

2. 进针　进针时要求术者准而快，刺入穴位要准确、深浅适中，还应根据针刺部位、病情性质、体质差异等因素，选择直刺、斜刺的角度及深度，其进针刺法包括点疾刺、点留刺、浅疾刺、浅留刺、深疾刺、深留刺等。

3. 退针　火针治疗大多以快针为主，疾入疾出，不留针。若病情需要留针，多根据患者是否仍有烧灼疼痛为依据，决定出针的时间，不可时间太长，以免加重疼痛。

三、临床应用

(一) 适用范围

火针疗法应用广泛，对各种急性疼痛性疾病有独特效果，如治疗痹证、带状疱疹、头痛、颈肩腰腿痛，以及跟痛症、三叉神经痛、鼻窦炎、网球肘、腱鞘炎、风湿和类风湿关节炎等。火针尤其对一些消化系统疾病有立竿见影的治疗效果，如腹泻、功能性消化不良等。

(二) 处方示例

1. 痹证

（1）膝部　取膝阳关、曲泉、阳陵泉、阴陵泉、内膝眼、犊鼻、膝中（髌骨下缘正中），用细火针深疾刺，深度 3~8 分，不留针，每周 1~2 次；伴有关节腔积液者可予局部火罐抽吸。

（2）肩部 疼痛严重或发凉怕冷者，用细火针点刺肩髃、肩髎、肩贞、肩前、臑会、臂臑、曲池、阿是穴，速刺不留针，深度 3~8 分，每周 1 次。

2. 过敏性鼻炎

取双迎香、印堂、攒竹、上星、双通天、当阳、合谷、列缺点刺，用细火针浅疾刺，每周 1~2 次，6 次为一个疗程。

3. 带状疱疹

用细火针浅疾刺疱疹部位，每疱 1 针，用消毒干棉球擦净流出的疱液，每周 2~3 次，5 次为一个疗程，期间配合毫针、放血拔罐，效果更好。

（三）注意事项

1. 对于初次接受火针治疗的患者，应提前做好解释工作，预防晕针；穴位消毒须严格，以防感染。

2. 应注意避开内脏、五官等部位，所刺深度宜浅。

3. 有血液病、糖尿病、出血倾向者，不宜用火针。

4. 火针治疗后，3 天内针孔忌触水；局部红晕、红肿、发痒不宜搔抓，防止感染。

第五节 芒针刺法

芒针是由九针之一的长针发展而来，因其针身细长如麦芒而得名，临床常用的芒针长度为 5~8 寸。

长针为九针之中第八针，"长针者，锋利身薄，可以取远痹"（《灵枢·九针十二原》）。此外，在《灵枢·九针论》中提到"八者风也，风者人之股肱八节也……八正之虚风伤人，内舍于骨解、腰脊节、腠之间，为深痹也。故为之治针，必长其身，锋其末"，说明了其应用范围和形状。在《针灸甲乙经》中也提到长针的特点："长针者，取法于綦针，长七寸，其身薄而锋其末，令可以取深邪远痹。"长针具有疏通经络、理气活血、通关过节、透刺达邪的功效，临床用于治疗神经系统疾病、疼痛性疾病及泌尿生殖系统疾病等。

一、针具规格

芒针的结构与毫针基本相同，包括针尖、针身、针根、针柄四部分。其针身较长，由弹韧性较好的不锈钢细丝制成。芒针具有针身挺直滑利，针尖圆而微钝，呈松针形等优点。一般直径多为 0.28~0.38mm（28~32 号），长短有 160mm、200mm、230mm、260mm 甚至更长，常用的芒针规格为直径 0.3~0.34mm（29~31 号），长短为 160~200mm。

中国中医科学院针灸研究所经筋病研究室薛立功教授编著的《中国经筋学》，在古九针的基础上，将长针之锋利和圆针的圆钝相结合，创制出长圆针，并将"关刺""恢刺""短刺"的操作方法应用于经筋病的治疗，具有解结松筋、行气活血的作用，临床用于治疗深邪骨痹和筋痹等病效果甚佳（图 3-10）。

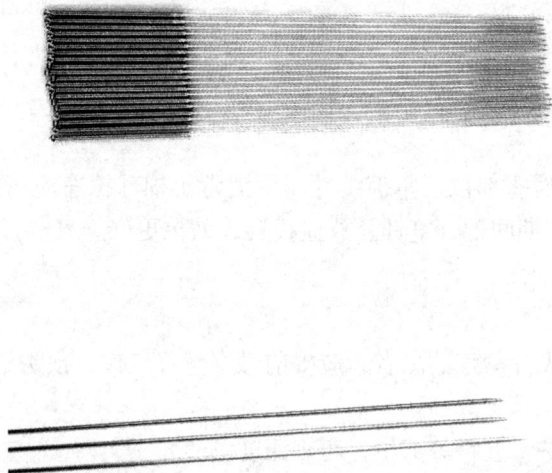

图 3-10　芒针

二、操作方法

（一）检查与保养

1. 检查　针身是否弯曲，针尖是否有钩刺，针柄是否松动。

2. 保养　避免粗暴进针导致针身弯折、断针；针尖有钩刺应处理打磨。

（二）定位、消毒和体位

1. 定位　用指甲掐"十"字或者棉签尾部点按穴位，针刺其中心点。

2. 消毒　针具高温、高压消毒，密封备用；针刺部位常规酒精棉消毒。

3. 体位　为避免患者紧张晕针，一般选取俯卧位针背部，仰卧位针腹部，侧卧位针侧部等。

（三）操作要领

1. 施针方法　由于针身较长，故进针时采用夹持进针法。穴位局部常规消毒，押手拇、食指用消毒干棉球捏住针身下端，露出针尖，对准穴位，刺手持针柄下端；双手配合，压捻结合，迅速刺透表皮，捻转的幅度不宜过大，多为 180°～360°，徐徐捻入预定深度；出针时的动作应轻柔缓慢，提捻结合，将针尖提至皮下，再轻轻抽出，边退针，边按压针孔以防出血，减轻疼痛。

2.刺法 针刺穴位选择上宜少而精，采用"点刺深透""斜刺平透""横刺沿皮透"等手法。

针刺角度：腹部、臀部及侧腹深部多用直刺；腰背部及臀部肌肉丰满的部位多斜刺；头面部及胸背部有重要脏器多选横刺。

针刺深度：应根据患者的体型、病情需要、腧穴部位及感应等因素决定针刺深浅度。值得注意的是 600mm 以上的针只限于刺带脉穴，治疗腹水。

3.手法 进针后施以捻转手法，切忌单向捻转，防止肌纤维缠绕针身，为患者带来痛苦；同时，还可采用变向刺法，即以押手食指轻轻向下循按针身，如雀啄状，刺手略呈放射状变换针刺方向。

三、临床应用

（一）适用范围

芒针刺法适用范围较广，临床常用于治疗神经系统疾病如瘫痪、癫痫、中风等，疼痛性疾病如风湿性关节炎、腰肌劳损、三叉神经痛、坐骨神经痛等，泌尿系统及生殖系统疾病如痛经、前列腺增生、尿路感染等。

（二）处方示例

1.肩周炎 取主穴肩髃、肩髎、肩贞、肩前、阿是穴。肩髃透臂臑，此处可行恢刺增强针感；肩贞与肩前互透增强憋胀、麻感，达到疏通经络的目的。

2.腰椎间盘突出症 取双肾俞、双大肠俞、双关元俞、双志室、秩边、委中、承山。直刺大肠俞、委中，获取向下肢放射的感应；直刺秩边，获取向下肢足跟部放射的感应。

关于秩边穴，据进针角度分直刺和斜刺。斜刺时，针尖指向会阴部，针感传至会阴部，即为"秩边透水道"疗法，可治疗泌尿系疾病，如前列腺炎，临床疗效十分显著。

3.膝骨性关节炎 取大肠俞、膝阳关、曲泉、阳陵泉、阴陵泉、内膝眼、犊鼻、膝中。针刺大肠俞，获取向下足放射的针麻感，此为"上下通"；膝阳关透曲泉，阳陵泉透阴陵泉，此为"内外通"；长针于髌韧带中间之膝中穴刺入，向关节腔方向，以膝关节憋胀感为佳，此为"前后通"，即"祁氏三通法"，临床效果显著。

（三）注意事项

1.对于初次接受芒针治疗的患者，应提前做好解释工作，消除患者恐惧心理；施术者必须专心致志，避免针刺事故的发生。

2.大饥、大饱、过劳、醉酒、年老体弱者，孕妇，儿童，以及精神疾病患者忌针刺。

3.针刺选穴宜少，手法宜轻，双手配合协同进针，动作需慢，避免快速提插捻转，损伤血管、神经及内脏等；进针后，告知患者尽量避免体位移动，防止滞针、弯针和断针。

第六节　锋钩针刺法

师氏锋钩针是师怀堂教授据临床经验将古锋针和民间钩针相结合创制的一种针具。有单头锋钩针和双头锋钩针两种类型。锋钩针疗法是以中医理论及经络学说为指导，通过使用钩针点刺、钩割、松解人体穴位及阿是穴等部位，来达到防病治病目的的一种疗法。

《灵枢·九针十二原》说："锋针者，刃三隅，以发痼疾。"《灵枢·官针》说："病在经络痼痹者，取以锋针。"临床上根据病情和不同部位加以运用，会起到刺脉络、放瘀血的锋针作用，又可以转动针身，钩割皮下脂肪及肌纤维，疏通局部瘀滞，起到宣通脉络、疏导气血、泄热散滞的功效。临床上，此法用于治疗急慢性软组织损伤性疾病及久而不愈的顽固性疼痛性疾病等。

一、针具规格

（一）单头锋钩针

单头锋钩针分为针体和针柄两部分。针柄由非金属材料制作，圆柱形，针体嵌入于内；针体为不锈钢制作。针体延伸为圆锥体，末端为钩尖，与针身呈 45°（图 3-11）。

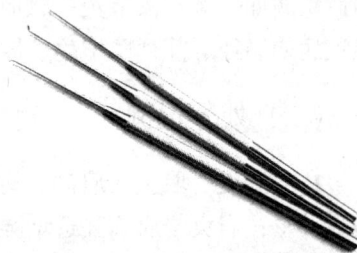

图 3-11　单头锋钩针

（二）双头锋钩针

双头锋钩针分为针柄、针身、针头三部分。针柄为不锈钢材料制作，针柄中部呈六角柱体，两端延伸为圆锥体，针身末端钩尖部分与针身呈 45°，三面有刃的钩尖部长 0.3cm，两端针头，大小各异，或刃向各异（图 3-12）。

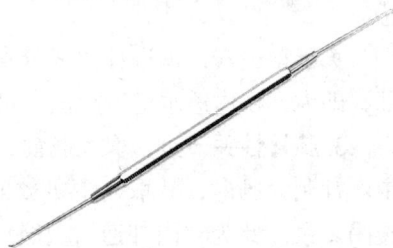

二、操作方法

图 3-12　双头锋钩针

（一）检查与保养

1. 检查　针头钩尖锋利无毛钩，光洁度高，刃向适度；针身挺直光滑；针头、针身角度正确。

2. 保养　因锋钩针在临床上可以反复使用，所以要求我们必须注意针具的保养。

（1）应用消毒后的纱布或棉球包裹消毒后的针具，而后针具应平放，以避免针身和针尖受到损伤。

（2）暂不使用的锋钩针，洗净后应以软布擦拭干净，以软管套住针尖及针身部，放入新九针针包内。

（二）定位、消毒和体位

1. 定位 鍉针按压或甲紫标记。

2. 消毒 施术者双手消毒，戴一次性手套；针具高压消毒塑封备用；针刺部位以碘伏或安尔碘擦拭消毒。

3. 体位 以安全、利于操作为原则，选择合适的体位。

（三）操作要领

1. 持针法 刺手拇、食、中三指持捏针柄，中指置于针身下部，微露针头，呈持笔式。

2. 进针法 锋钩针的进针法主要有指切进针法、舒张进针法和提捏进针法三种，操作方法同毫针。

3. 施针法 术者押手食指、中指绷紧所赐部位的皮肤，刺手持针迅速将针头刺入皮下，刺入时针尖与皮肤呈75°，针头进入后停留片刻，将针体扭正与皮肤垂直，将皮下纤维挑起，上下提动针柄，运用提插法、弹拨法、勾拉法进行钩割，可以听到割断纤维的"吱吱"声。完毕出针时，将针体恢复到进针时的角度，使针尖部分顺针孔而出，出针后以棉球按压针孔，据病情可以在施术部位拔罐，拔出瘀血。

三、临床应用

（一）适用范围

锋钩针疗法适用于急慢性软组织损伤性疾病，久而不愈的顽固性疼痛，如肩关节周围炎、颈椎病、膝关节骨性关节炎、网球肘、腱鞘炎等；头面五官疾病，如急慢性鼻窦炎、过敏性鼻炎、神经性头痛等。

在临床观察与实践中发现，最敏感的压痛点大多在筋膜、肌肉的起止点，两肌交界或相互交错的部位，这些部位由于急慢性劳损，导致力线扭曲，局部组织易发生粘连、挛缩等，是临床治疗的关键。相关内容可参考薛立功主编《中国经筋学》。

（二）处方示例

1. 偏头痛 锋钩针钩刺患侧风池、率谷、太阳穴，每周1次，轻者1次即愈，重者3次为一个疗程。

2. 鼻窦炎 锋钩针取通天、印堂、迎香穴钩刺出血，每穴钩割3~5下。急性鼻窦炎每周2次，2次为一个疗程；慢性鼻窦炎每周1次，3次为一个疗程。

3. 肩周炎 锋钩针取肩前、肩后局部阿是穴、肩贞、曲垣、肩外俞或循肩部阳明、太阳经取痛点，每穴钩割 3 ~ 5 针，出血为度，加拔火罐 7 ~ 8 分钟。

（三）注意事项

1. 施术前做好患者的解释工作；术者应熟练操作，以减少患者的疼痛。

2. 严重的感染、溃疡和创伤部位不宜应用锋钩针治疗；对重要脏器、较大的血管部位、妊娠期妇女，忌针刺；对于大惊、大恐、大饥、大饱、醉酒及过度疲劳者禁针。

3. 施术中如遇晕针、滞针、折针、血肿、创伤性气胸等异常情况，应及时处理。

第七节　磁圆梅针刺法

磁圆梅针是师怀堂教授综合圆针、梅花针与磁疗作用于一体的锤形针具，具有疏通经络、活血化瘀、调整气机、平衡阴阳等功效，是师氏九针中最特殊的一种针具，主要用于胃下垂、急慢性胃肠炎、颈椎病、肩周炎、静脉曲张、子宫脱垂等疾病的治疗。

一、针具规格

磁圆梅针分为针柄与针体两部分，二者之间由螺旋丝口连接。

针柄分为两节，中间亦由螺旋丝口连接，前节较细长，长 12cm；后节粗，长 10cm。

针体也分为两部分，即针身与针头。针身中部为圆柱体，两端形成一定锥度。针头连接在两端，一端为绿豆大的球形针头，为磁圆针；另一端形似梅花针针头，为磁梅花针（图 3-13）。

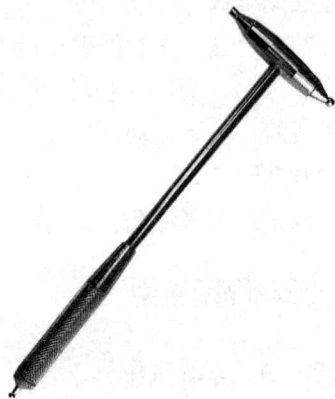

图 3-13　磁圆梅针

二、操作方法

（一）检查与保养

1. 检查　检查磁梅花针针头是否有毛钩，针柄螺旋丝口是否松动。

2. 保养　严防摔、撞、碰，勿受高温、高压，以保护磁块；针头部分勿触水，防生锈，保持干燥。

（二）消毒、体位

1. 消毒　针具与针刺部位酒精擦拭，常规消毒。

2. 体位　取患者舒适、术者方便的体位。

（三）操作要领

1. 叩刺方法 术者以右（左）手拇食指握持针柄中部，中指、无名指轻握针柄后部，小指轻托针柄末端，针头垂直。前臂悬空，右（左）肘屈曲90°，运用腕部的力量进行叩击，同时运用中指、无名指和小指的撬力，腕力与指力协调配合，形成弹刺。可单纯沿经脉循行进行叩刺，或只叩刺腧穴，或二者结合起来，亦可局部叩刺，以磁圆针头按压穴位，感应磁场，按病情轻重控制刺激强度。

2. 刺激强度 刺激强度分为轻度刺激、中度刺激、重度刺激。轻度刺激以皮肤无明显改变，弹刺时仅有震动感为准；中度刺激以皮肤潮红为准；重度刺激以皮下痛感明显，皮下出现黄青色斑点为准。

三、临床应用

（一）适用范围

磁圆梅针因其操作简单、功效显著而应用广泛，主治疾病包括胃下垂、急慢性胃肠炎、泄泻等内科疾病，软组织损伤、肩周炎、颈椎病、静脉曲张、脱肛、神经性皮炎等外科疾病，以及小儿腹泻、小儿遗尿等儿科疾病。

（二）处方示例

1. 颈椎病 运用磁圆梅针中重度手法叩刺颈夹脊、手三阳经、足三阳经3～5遍，再配合毫针、锋钩针疗法。

2. 下肢静脉曲张 让患者扶物高处站立，医者用左手将静脉曲张处绷紧，右手持磁圆梅针圆头端叩击曲张的静脉，使之破裂，局部皮下鼓起。注意深部静脉检查有阻塞者，不宜叩刺。

（三）注意事项

1. 每个穴位一般叩刺5～15次。

2. 频率的快慢、手法的轻重，视病情及叩刺部位肌肉丰厚程度决定。由轻到重，以患者耐受为度，以免引起不良反应。

3. 如果叩击后皮肤出现青紫瘀斑，勿惊慌，无须处理，数天后可自行消失。

第四章　特定部位刺法 ▷▷▷▷

第一节　耳针法

耳针法是在耳郭穴位上用针刺或其他方法进行刺激，以防治疾病的一种方法。其治疗范围广，操作方便。临床上，可根据耳穴形、色变化和病理反应，对疾病进行诊治，具有一定的应用价值。《灵枢·五邪》记载："邪在肝，则两胁中痛…取耳间青脉以去其掣。"唐代《备急千金要方》有取耳中穴治疗黄疸、寒暑疫毒等病的记载。目前临床上多用针刺和压豆的方法刺激耳穴。为了方便国际交流和研究，我国制定了《耳穴名称与部位的国家标准方案》。

一、刺激部位

耳针以耳穴为刺激部位，耳与经络、脏腑有着密切关系，耳郭表面具有与人体脏腑经络、组织器官、四肢躯干相互沟通的部位。当人体内脏或躯干发病时，一般都会在耳郭相应部位出现压痛敏感、皮肤电特异性改变或变形、变色等反应。这些反应点可以用作为防治疾病的刺激部位。

（一）耳郭表面解剖

1. 耳郭正面

详见图 4-1 所示：

耳垂　耳郭下部无软骨的部分。

耳垂前沟　耳垂与面部之间的浅沟。

耳轮　耳郭卷曲的游离部分。

耳轮脚　耳轮深入耳甲的部分。

耳轮脚棘　耳轮脚与耳轮之间的软骨隆起。

耳轮脚切迹　耳轮脚棘前方的凹陷处。

耳轮结节　耳轮后上部膨大部分。

耳轮尾　耳轮前下移行于耳垂的部分。

轮垂切迹　耳轮与耳垂后缘之间的凹陷处。

耳轮前沟　耳轮与面部之间的浅沟。

对耳轮　与耳轮相对呈"丫"字型的隆起部，由对耳轮体、对耳轮上脚和对耳轮下脚三部分组成。

对耳轮体　对耳轮下脚呈上下走向的主体部分。

对耳轮上脚　对耳轮向上分支的部分。

对耳轮下脚　对耳轮向前分支的部分。

轮屏切迹　对耳轮与对耳屏之间的凹陷处。

耳舟　耳轮与对耳轮之间的凹沟。

三角窝　对耳轮上、下脚与相应耳轮之间的三角形凹窝。

耳甲　部分耳轮和对耳轮、对耳屏、耳屏及外耳门之间的凹窝。由耳甲艇、耳甲腔两部分组成。

耳甲艇　耳轮脚以上的耳甲部。

耳甲腔　耳轮脚以下的耳甲部。

耳屏　耳郭前方呈瓣状的隆起。

屏上切迹　耳屏与耳轮之间的凹陷处。

上屏尖　耳屏游离缘上隆起部。

下屏尖　耳屏游离缘下隆起部。

耳屏前沟　耳屏与面部之间的浅沟。

对耳屏　耳垂上方，与耳屏相对的瓣状隆起。

屏间切迹　耳屏与对耳屏之间的凹陷处。

外耳门　耳甲腔前方的孔窍。

2. 耳郭背面

详见图 4-2 所示：

耳轮背面　耳轮背部的平坦部分。

耳轮尾　耳轮尾背部的平坦部分。

耳垂背面　耳垂背部的平坦部分。

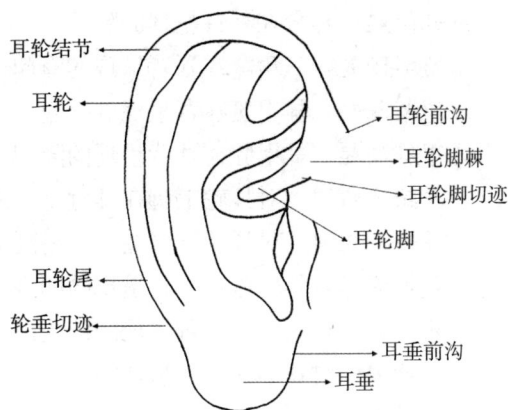

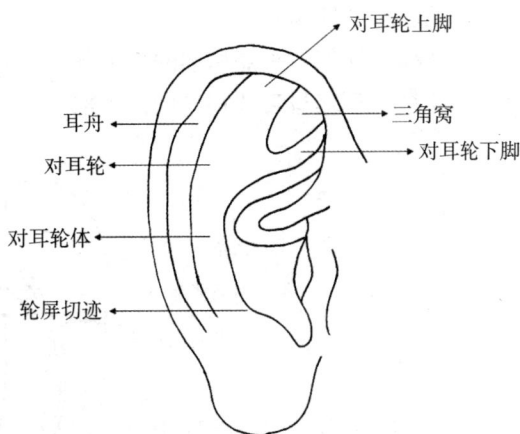

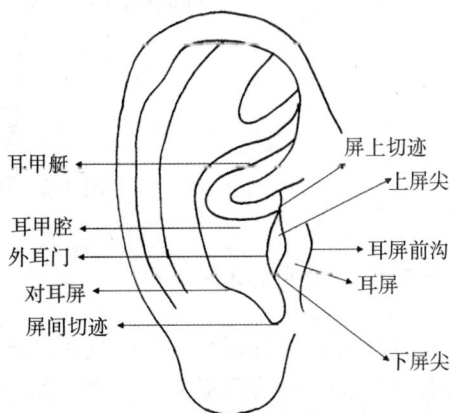

图 4-1　耳穴分区、定位示意图

耳舟隆起　耳舟在耳背呈现的隆起。

三角窝隆起　三角窝在耳背呈现的隆起。

耳甲艇隆起　耳甲艇在背呈现的隆起。

耳甲腔隆起　耳甲腔在耳背呈现的隆起。

对耳轮上脚沟　对耳轮上脚在耳背呈现的沟。

对耳轮下脚沟　对耳轮下脚在耳背呈现的沟。

对耳轮沟　对耳轮体在耳背呈现的凹沟。

耳轮脚沟　耳轮脚在耳背呈现的凹沟。

对耳屏沟　对耳屏在耳背呈现的沟。

3. 耳根

详见图 4-2 所示：

上耳根　耳郭与头部相连的最上部。

下耳根　耳郭与头部相连的最下部。

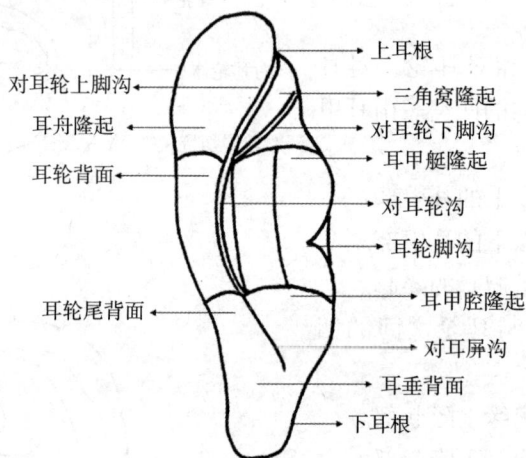

图 4-2　耳郭背面及耳根

（二）耳穴的分布

耳穴在耳郭的分布有一定的规律，其分布像一个倒置在子宫内的胎儿。分布规律：与面颊相应的穴位在耳垂；与上肢相应的穴位在耳舟；与躯干相应的穴位在对耳轮体部；与下肢相应的穴位在对耳轮上、下脚；与腹腔对应的穴位在耳甲艇；与胸腔相应的穴位在耳甲腔；与消化道相应的穴位在耳轮脚周围等。

（三）耳郭的分区

1. 耳郭基本标志线的设定

详见图 4-3 所示：

耳轮内缘　即耳轮与耳郭其他部分的分界线，是指耳轮与耳舟，对耳轮上、下脚，三角窝及耳甲等部的折线。

耳甲折线　是指耳甲内平坦部与隆起部的折线。

对耳轮脊线　是指对耳轮体及其上、下脚最凸起处之连线。

耳舟凹沟线　是指沿耳舟最凹陷处所作的连线。

对耳轮耳舟缘　即对耳轮与耳舟的分界线，是指对耳轮脊与耳舟凹沟之间的中线。

三角窝凹陷处后缘　是指三角窝内较低平的三角形区域的后缘。

对耳轮三角窝缘　即对耳轮上、下脚与三角窝的分界线，是指对耳轮上、下脚脊与三角窝凹陷处后缘之间的中线。

对耳轮耳甲缘　即对耳轮与耳甲的分界线，是指对耳轮脊与耳甲折线之间的中线。

对耳轮上脚下缘　即对耳轮上脚与对耳轮体的分界线，是指从对耳轮上、下脚分叉处向对耳轮舟缘所作的垂线。

对耳轮下脚后缘　即对耳轮下脚与对耳轮体的分界线，是指从对耳轮上、下脚分叉处向对耳轮耳甲缘所作的垂线。

耳垂上线　即耳垂与耳郭其他部分的分界线，是指过屏间切迹与轮垂切迹所作的直线。

对耳屏耳甲缘　即对耳屏与耳甲的分界线，是指对耳屏内侧面与耳甲的折线。

耳屏前缘　即耳屏外侧面与面部的分界线，是指沿耳屏前沟所作的直线。

耳轮前缘　即耳轮与面部的分界线，是指沿耳轮前沟所作的直线。

耳垂前缘　即耳垂与面颊的分界线，是指沿耳垂前沟所作的直线。

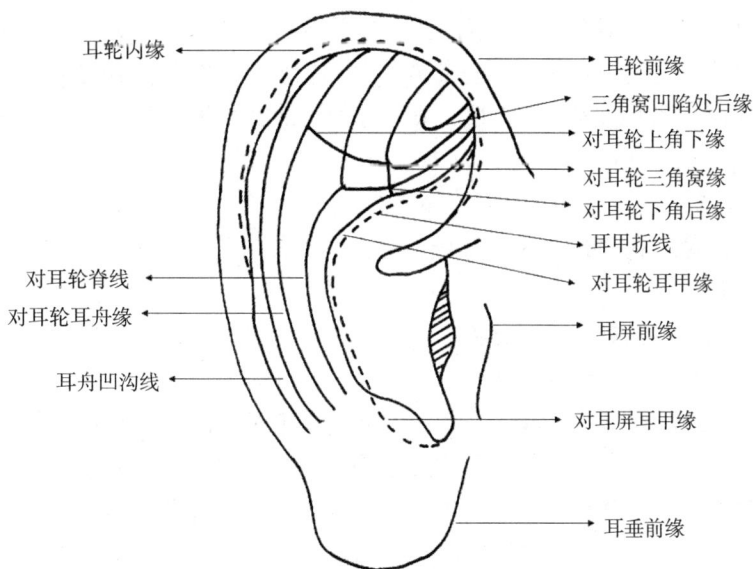

图 4-3　耳郭基本标志线设定示意图

2. 耳郭标志点线的设定　在耳轮的内缘上，设耳轮脚切迹至对耳轮下脚间中、上

1/3 交界处为 A 点。在耳甲内，由耳轮脚消失处向后作一水平线与对耳轮耳甲缘相交，设交点为 D 点。设耳轮脚消失处至 D 点连线中、后 1/3 交接点为 B 点。设外耳道口后缘上 1/4 与下 3/4 交界处为 C 点。从 A 点向 B 点作一条与对耳轮耳甲艇弧缘度大体相仿的曲线。从 B 点向 C 点作一条与耳轮脚下缘弧度大体相仿的曲线（图 4-4）。

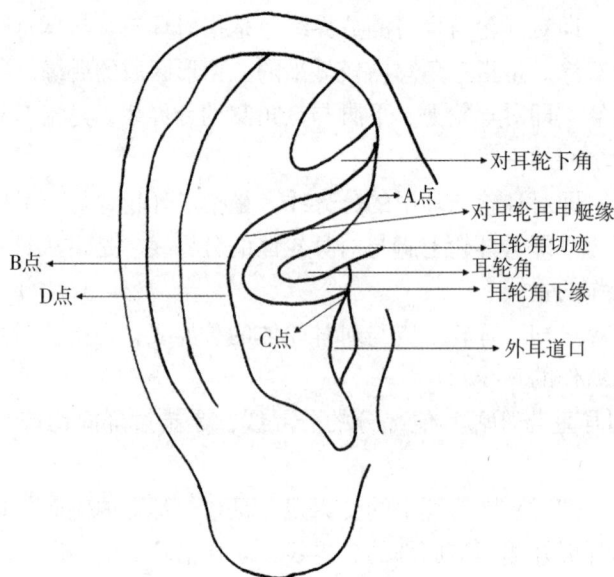

图 4-4　耳郭标志点设定示意图

3. 耳轮部分区　将耳轮分为 12 区。耳轮脚为耳轮 1 区。耳轮脚切迹到对耳轮下脚上缘之间的耳轮分为 3 等分，自下而上依次为耳轮 2 区、3 区、4 区；对耳轮下脚上缘到对耳轮上脚前缘之间的耳轮为耳轮 5 区；对耳轮上脚前缘到耳轮之间的部分为耳轮 6 区；耳尖到耳轮结节上缘为耳轮 7 区；耳轮结节上缘到耳轮结节下缘为耳轮 8 区。耳轮结节下缘至轮垂切迹之间的耳轮分为 4 等分，自上而下依次为耳轮 9 区、10 区、11 区和 12 区（图 4-5）。

4. 耳舟部分区　将耳舟分为 6 等分，自上而下依次为耳舟 1 区、2 区、3 区、4 区、5 区、6 区（图 4-5）。

5. 对耳轮部分　将对耳轮区分为 13 区。对耳轮上脚分为上、中、下 3 等分，下 1/3 为对耳轮 5 区，中 1/3 为对耳轮 4 区；再将上 1/3 分为上、下 2 等分，下 1/2 为对耳轮 3 区，再将上 1/2 分为前后 2 等分，后 1/2 为对耳轮 2 区，前 1/2 为对耳轮 1 区。对耳轮下脚分为前、中、后 3 等分，中、前 2/3 为对耳轮 6 区，后 1/3 为对耳轮 7 区。将对耳轮体从对耳轮上、下脚分叉处至轮屏切迹分为 5 等分，再沿对耳轮耳甲艇将对耳轮体分为前 1/4 和后 3/4 两部分，前上 2/5 为对耳轮 8 区，后上 2/5 为对耳轮 9 区，前中 2/5 为对耳轮 10 区，后中 2/5 为对耳轮 11 区，前下 1/5 为对耳轮 12 区，后下 1/5 为对耳轮 13 区（图 4-5）。

6. 三角窝部分区　将三角窝由耳轮内缘至对耳轮上、下脚分叉处分为前、中、后 3

等分，中 1/3 为三角窝 3 区；再将前 1/3 分为上、中、下 3 等分，上 1/3 为三角窝 1 区，中、下 2/3 为三角窝 2 区；再将后 1/3 分为上、下 2 等分，上 1/2 为三角窝 4 区，下 1/2 为三角窝 5 区（图 4–5）。

7. 耳屏部分区　将耳屏分为 4 区。耳屏外侧面分为上、下 2 等分，上部为耳屏 1 区，下部为耳屏 2 区。将耳屏内侧面分为上、下 2 等分，上部为耳屏 3 区，下部为耳屏 4 区（图 4–5）。

8. 对耳屏部分区　将对耳屏分为 4 区。由对屏尖及对屏尖至轮屏切迹连线之中点，分别向耳垂上线作两条垂线，将对耳屏外侧面及其后部分成前、中、后 3 区，前为对耳屏 1 区、中为对耳屏 2 区、后为对耳屏 3 区。对耳屏内侧面为对耳屏 4 区（图 4–5）。

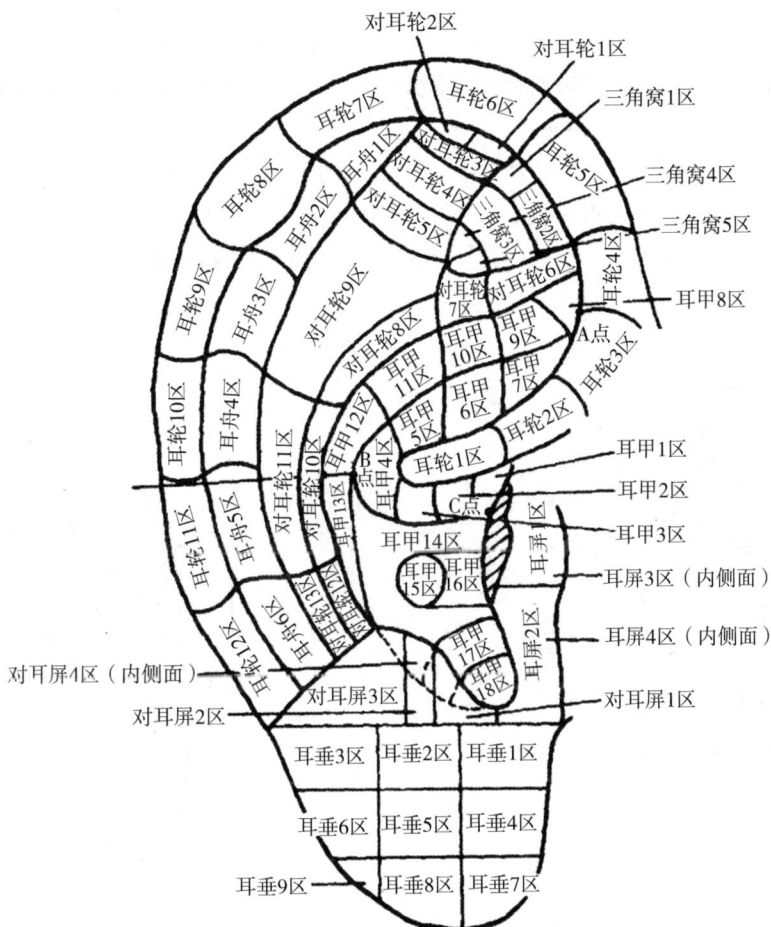

图 4–5　耳穴分区示意图

9. 耳甲部分区　将耳甲用标点、线分为 18 个区。将 BC 线前段与耳轮脚下缘间分为 3 等分，前 1/3 为耳甲 1 区，中 1/3 为耳甲 2 区，后 1/3 为耳甲 3 区。ABC 线前方，耳轮脚消失处为耳甲 4 区。将 AB 线前段与耳轮脚上缘及部分耳轮内缘间分为 3 等分，后 1/3 为耳甲 5 区，中 1/3 为耳甲 6 区，前 1/3 为耳甲 7 区。将对耳轮下脚下缘前、中

1/3 交界处与 A 点连线，该线前方的耳甲艇部为耳甲 8 区。将 AB 线前段与对耳轮下脚下缘间耳甲 8 区以后的部分，分为前后 2 等分，前 1/2 为耳甲 9 区，后 1/2 为耳甲 10 区。在 AB 线后段上方的耳甲艇部，将耳甲 10 区后缘与 BD 线之间分为上、下 2 等分，上 1/2 为耳甲 11 区，下 1/2 为耳甲 12 区。由轮屏切迹至 B 点作连线，该线后方、BD 线下方的耳甲腔部为耳甲 13 区。以耳甲腔中央为圆心，圆心与 BC 线间距离的 1/2 为半径作圆，该圆形区域为耳甲 15 区。过 15 区最高点及最低点分别向外耳门后壁作两条切线，切线间为耳甲 16 区。15、16 区周围为耳甲 14 区。将外耳门的最低点与对耳屏耳甲缘中点相连，再将该线下的耳甲腔部分为上、下 2 等分，上 1/2 为耳甲 17 区，下 1/2 为耳甲 18 区（图 4-5）。

10. 耳垂部分区　将耳垂分为 9 区。在耳垂上线至耳垂下缘最低点之间划两条等距离平行线，于该平行线上引两条垂直等分线，将耳垂分为 9 个区，上部由前到后依次为耳垂 1 区、2 区、3 区；中部由前到后依次为耳垂 4 区、5 区、6 区；下部由前到后依次为耳垂 7 区、8 区、9 区（图 4-5）。

11. 耳背部分区　将耳背分为 5 区。分别过对耳轮上、下脚分叉处耳背对应点和轮屏切迹耳背对应点作两条水平线，将耳背分为上、中、下 3 部，上部为耳背 1 区，下部为耳背 5 区，再将中部分为内、中、外 3 等分，内 1/3 为耳背 2 区，中 1/3 耳背 3 区，外 1/3 为耳背 4 区（图 4-6）。

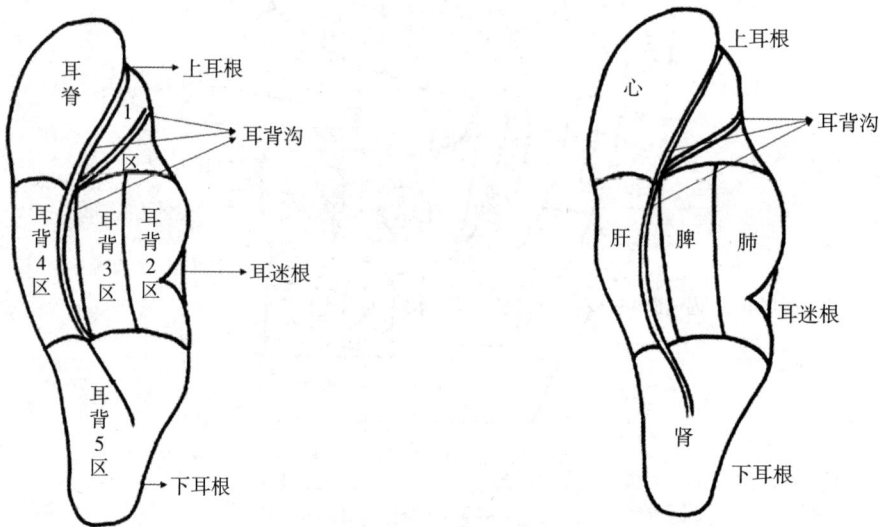

图 4-6　耳背，耳根分区及穴位

（三）耳穴的部位和主治

1. 耳轮的穴位

详见图 4-7 所示：

（1）耳中　在耳轮脚处，即耳轮 1 区，主治呃逆、荨麻疹、皮肤瘙痒、咯血。

（2）直肠 在耳轮脚棘前上方的耳轮处，即耳轮2区，主治便秘、腹泻、脱肛、痔疮。

（3）尿道 在直肠上方的耳轮处，即耳轮3区，主治尿频、尿急、尿痛、尿潴留。

（4）外生殖器 在对耳轮下脚前方的耳轮处，即耳轮4区，主治睾丸炎、附睾炎、阴道炎、外阴瘙痒。

（5）肛门 三角窝前方的耳轮处，即耳轮5区，主治痔疮、肛裂。

（6）耳尖 在耳郭向前对折的上部尖端处，即耳轮6、7区交界处，主治发热、高血压、风疹、急性结膜炎。

（7）结节 在耳轮结节处，即耳轮8区，主治头晕、头痛、高血压。

（8）轮1 在耳轮结节下方的耳轮处，即耳轮9区，主治扁桃体炎、上呼吸道感染、发热。

（9）轮2 在轮1区下方的耳轮处，即耳轮10区，主治扁桃体炎、上呼吸道感染、发热。

（10）轮3 在轮2区下方的耳轮处，即耳轮11区，主治扁桃体炎、上呼吸道感染、发热。

（11）轮4 在轮3区下方的耳轮处，即耳轮12区，主治扁桃体炎、上呼吸道感染、发热。

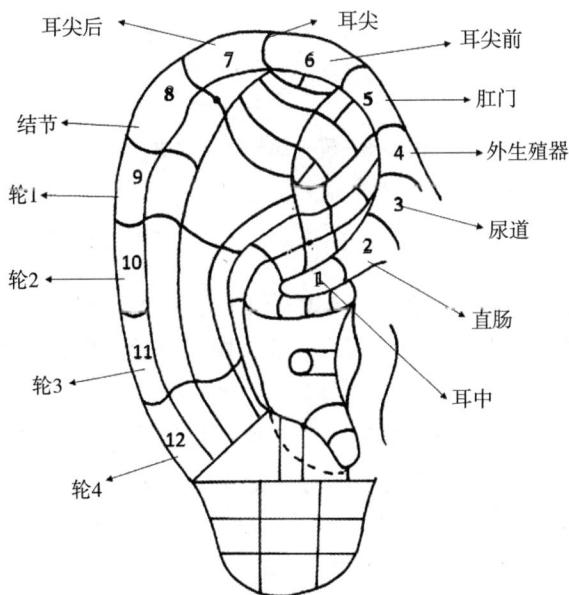

图4-7 耳穴定位示意图

2.耳舟穴位

详见图4-8所示：

（1）指 在耳舟上方处，即耳舟1区，主治甲沟炎、手指疼痛、麻木。

（2）腕　在指区的下方处，即耳舟2区，主治腕部疼痛。

（3）风溪　在耳轮结节前方，指区与腕区之间，即耳舟1、2区交界处，主治荨麻疹、皮肤瘙痒、过敏性鼻炎、哮喘。

（4）肘　在腕区的下方处，即耳舟3区，主治肱骨外上髁炎、肘部疼痛。

（5）肩　在肘区的下方处，即耳舟4、5区，主治肩周炎、肩部疼痛。

（6）锁骨　在肩区的下方处，即耳舟6区，主治肩周炎。

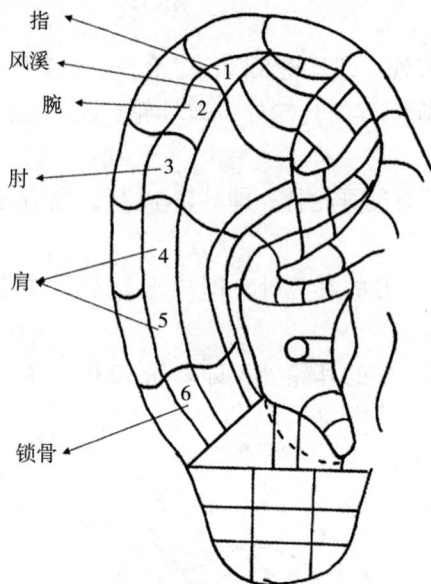

图4-8　耳舟部分区与穴位

3. 对耳轮穴位

详见图4-9所示：

（1）跟　在对耳轮上脚前上部，即对耳轮1区，主治足跟疼。

（2）趾　在耳尖下方的对耳轮上脚后上部，即对耳轮2区，主治甲沟炎、足趾部疼痛麻木。

（3）踝　在趾、跟区下方处，即对耳轮3区，主治踝关节扭伤、踝关节炎。

（4）膝　在对耳轮上脚中1/3处，即对耳轮4区，主治膝关节疼痛。

（5）髋　在对耳轮上脚下1/3处，即对耳轮5区，主治髋关节疼痛、坐骨神经痛、腰骶疼痛。

（6）坐骨神经　在对耳轮下脚的前2/3处，即对耳轮6区，主治坐骨神经痛、下肢瘫痪。

（7）交感　在对耳轮下脚末端与耳轮内缘相交处，即对耳轮6区前端，主治胃肠痉挛、心绞痛、胆绞痛、肾绞痛、自主神经紊乱。

（8）臀　在对耳轮下脚的后1/3处，即对耳轮7区，主治坐骨神经痛、臀部疼痛。

（9）腹　在对耳轮体前部上 2/5 处，即对耳轮 8 区，主治腹痛、腹胀、腹泻、痛经。

（10）腰骶椎　在腹区后方，即对耳轮 9 区，主治腰骶部疼痛。

（11）胸　在对耳轮体前部中 2/5 处，即对耳轮 10 区，主治胸胁疼痛、胸闷、乳少。

（12）胸椎　在胸区后方，即对耳轮 11 区，主治胸胁疼痛、经前乳房胀痛、产后乳少。

（13）颈　在对耳轮体前部下 1/5 处，即对耳轮 12 区，主治落枕、颈项强痛。

（14）颈椎　在颈区后方，即对耳轮 13 区，主治落枕、颈椎病。

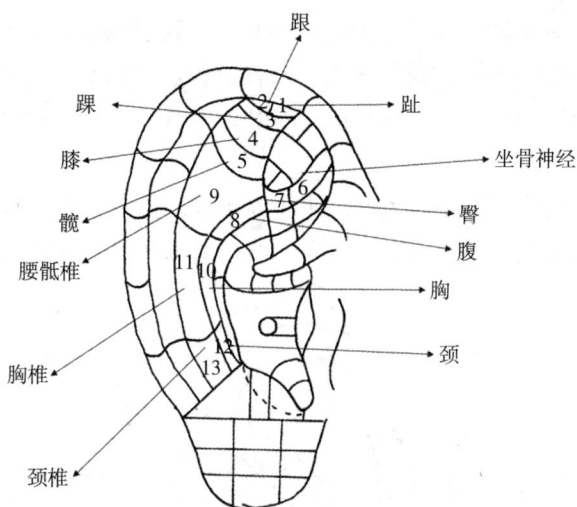

图 4-9　对耳轮部分区与腧穴

4. 三角窝穴位

详见图 4-10 所示：

（1）角窝上　在三角窝前 1/3 的上部，即三角窝 1 区，主治高血压。

（2）内生殖器　在三角窝前 1/3 的下部，即三角窝 2 区，主治痛经、月经不调、白带过多、遗精、阳痿。

（3）角窝中　在三角窝中 1/3 处，即三角窝 3 区，主治哮喘、咳嗽。

（4）神门　在三角窝后 1/3 的上部，即三角窝 4 区，主治失眠、多梦、眩晕、高血压、戒断综合征、咳嗽、哮喘。

（5）盆腔　在三角窝后 1/3 的下部，

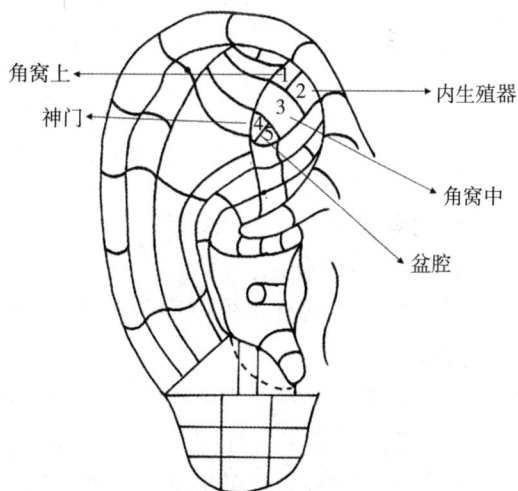

图 4-10　三角窝部分区与腧穴

即三角窝 5 区，主治盆腔炎、附件炎。

5. 耳屏穴位

详见图 4-11 所示：

（1）上屏　在耳屏外侧面上 1/2 处，即耳屏 1 区，主治咽炎、单纯性肥胖症。

（2）下屏　在耳屏外侧面下 1/2 处，即耳屏 2 区，主治鼻炎、单纯性肥胖症。

（3）外耳　在屏上切迹前方近耳轮部，即耳屏 1 区上缘处，主治外耳道炎、中耳炎、耳鸣。

（4）屏尖　在耳屏游离缘上部尖端，即耳屏 1 区后缘处，主治发热、牙痛、腮腺炎、咽炎、扁桃体炎。

（5）外鼻　在耳屏外侧面中部，即耳屏 1、2 区之间，主治鼻部痤疮、鼻炎。

（6）肾上腺　在耳屏游离缘下部尖端，即耳屏 2 区后缘处，主治低血压、风湿性关节炎、腮腺炎、链霉素中毒性眩晕、哮喘、急性结膜炎、咽炎、过敏性皮肤病等。

（7）咽喉　在耳屏内侧面上 1/2 处，即耳屏 3 区，主治声音嘶哑、咽炎、扁桃体炎。

（8）内鼻　在耳屏内侧面下 1/2 处，即耳屏 4 区，主治鼻炎、鼻窦炎、鼻衄。

（9）屏间前　在屏间切迹前方，耳屏最下部，即耳屏 2 区下缘处，主治眼病。

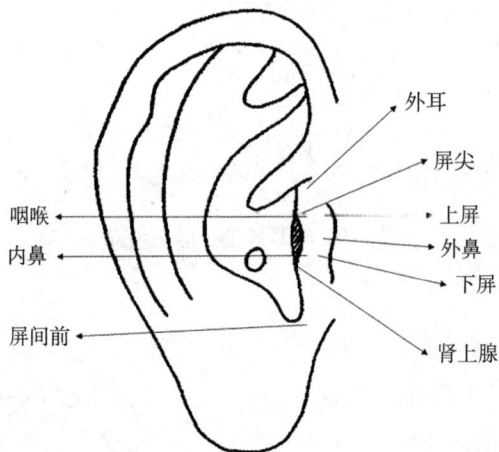

图 4-11　耳屏部分区与耳穴

6. 对耳屏穴位

详见图 4-12 所示：

（1）额　在对耳屏外侧面的前部，即对耳屏 1 区，主治额窦炎、头痛、头晕、失眠、多梦。

（2）屏间后　在屏间切迹后方，对耳屏前下部，即对耳屏 1 区下缘处，主治眼病。

（3）颞　在对耳屏外侧面的中部，即对耳屏 2 区，主治偏头疼。

（4）枕　在对耳屏外侧面的后部，即对耳屏 3 区，主治头痛、眩晕、哮喘、癫痫、神经衰弱。

（5）皮质下 在对耳屏内侧面，即对耳屏4区，主治疼痛性疾病、间日疟、神经衰弱、胃溃疡、神经衰弱、高血压病、冠心病。

（6）对屏尖 在对耳屏游离缘的尖端，即对耳屏1、2、4区交点处，主治哮喘、腮腺炎、皮肤瘙痒、睾丸炎、附睾炎。

（7）缘中 在对耳屏游离缘上对屏尖与轮屏切迹之中点处，即对耳屏2、3、4区交点处，主治遗尿、内耳眩晕症、功能性子宫出血。

（8）脑干 在轮屏切迹处，即对耳屏3、4区之间，主治头痛、眩晕、假性近视。

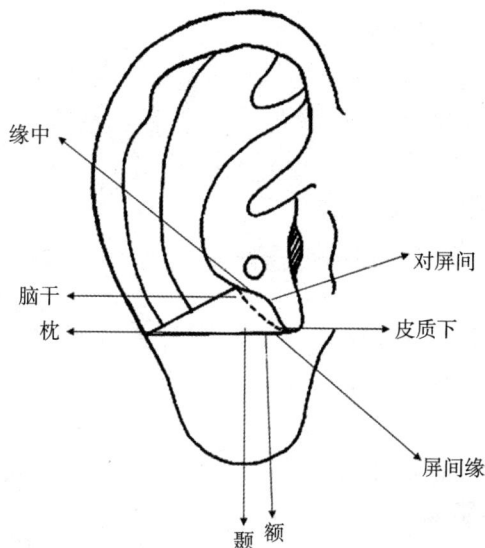

图4-12 对耳屏部分区与耳穴

7. 耳甲穴位

详见图4-13所示：

（1）口 在耳轮脚下方前1/3处，即耳甲1区，主治面瘫、口腔炎、牙周炎、胆囊炎、胆石症。

（2）食道 在耳轮脚下方中1/3处，即耳甲2区，主治食道炎、食道痉挛。

（3）贲门 在耳轮脚下方后1/3处，即耳甲3区，主治贲门痉挛、神经性呕吐。

（4）胃 耳轮脚消失处，即耳甲4区，主治胃炎、胃溃疡、失眠、牙痛、消化不良。

（5）十二指肠 在耳轮脚及部分耳轮与AB线之间的后1/3处，即耳甲5区，主治十二指肠球部溃疡、胆囊炎、胆石症、幽门痉挛、腹胀、腹泻。

（6）小肠 在耳轮脚及部分耳轮与AB线之间的中1/3处，即耳甲6区，主治消化不良、腹痛、心动过速。

（7）大肠 在耳轮脚及部分耳轮与AB线之间的前1/3处，即耳甲7区，主治腹泻、痢疾、便秘、咳嗽、痤疮。

（8）阑尾 在小肠区与大肠区之间，即耳甲6、7区交界处，主治单纯性阑尾炎、腹泻腹痛。

（9）艇角 在对耳轮下脚下方前部，即耳甲8区，主治前列腺炎、尿道炎。

（10）膀胱 在对耳轮下脚下方中部，即耳甲9区，主治膀胱炎、遗尿、尿潴留、腰痛、坐骨神经痛、后头痛。

（11）肾 在对耳轮下脚下方后部，即耳甲10区，主治腰痛、耳鸣、神经衰弱、水肿、哮喘、遗尿、月经不调、遗精、阳痿、眼病、五更泻。

（12）输尿管 在肾区与膀胱区之间，即耳甲9、10区交界处，主治输尿管结石绞痛。

（13）胰胆 在耳甲艇的后上部，即耳甲11区，主治胆囊炎、胆石症、胆管蛔虫症、偏头痛、带状疱疹、中耳炎、耳鸣、听力减退、胰腺炎、口苦、胁痛。

（14）肝 在耳甲艇的后下部，即耳甲12区，主治胁痛、眩晕、经前期紧张、月经不调、更年期综合征、高血压病、假性近视、单纯性青光眼、目赤肿痛。

（15）艇中 在小肠区与肾区之间，即耳甲6、10区交界处，主治腹胀、腮腺炎。

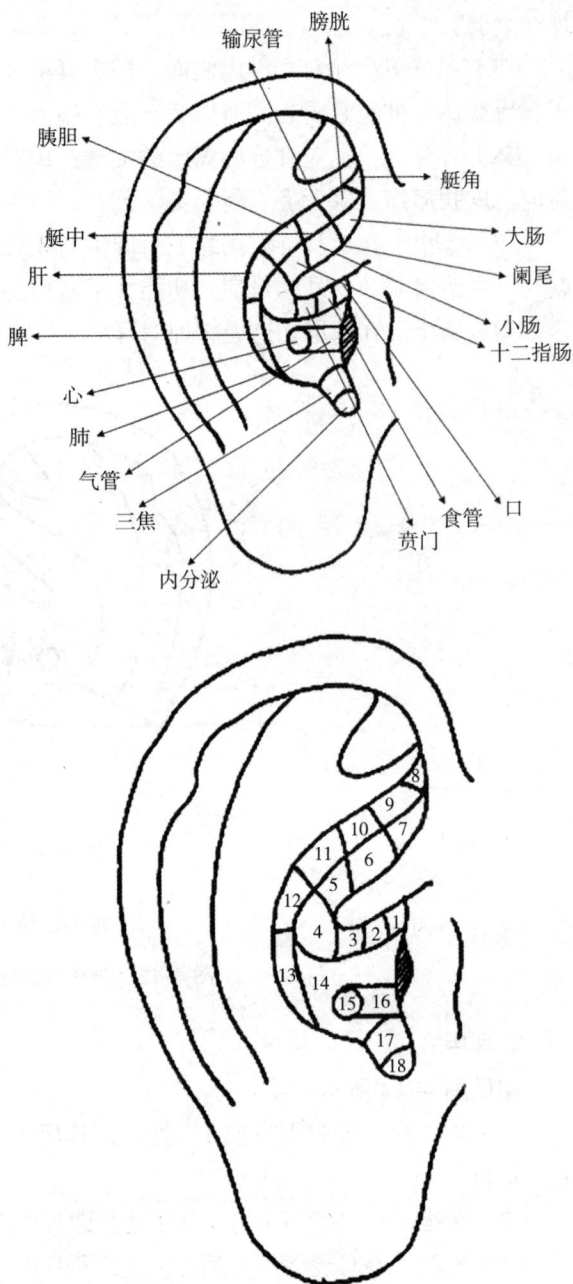

图4-13 耳甲部分区与耳穴

（16）脾 在BD线下方，耳甲腔的后上部，即耳甲13区，主治腹胀、腹泻、便秘、食欲不振、功能性子宫出血、白带过多、内耳眩晕症、水肿、痿证、内脏下垂、失眠。

（17）心 在耳甲艇正中凹陷处，即耳甲15区，主治心动过速、心律不齐、心绞痛、无脉症、自汗盗汗、癔症、口舌生疮、心悸、失眠、健忘。

（18）气管　在心与外耳门之间，即耳甲 16 区，主治咳嗽、气喘、急性咽炎。

（19）肺　在心、气管区周围处，即耳甲 14 区，主治咳喘、胸闷、声音嘶哑、痤疮、皮肤瘙痒、荨麻疹、扁平疣、便秘、戒断综合征、自汗盗汗、鼻炎。

（20）三焦　在外耳门后下方，肺与内分泌之间，即耳甲 17 区，主治便秘、腹胀、水肿、耳鸣、耳聋、糖尿病。

（21）内分泌　在耳屏切迹内，耳甲腔的前下部，即耳甲 18 区，主治痛经、月经不调、更年期综合征、痤疮、间日疟、糖尿病。

8. 耳垂穴位

详见图 4-14 所示：

（1）牙　在耳垂正面前上部，即耳垂 1 区，主治牙痛、牙周炎、低血压。

（2）舌　在耳垂正面中上部，即耳垂 2 区，主治舌炎、口腔炎。

（3）颌　在耳垂正面后上部，即耳垂 3 区，主治牙痛、颞颌关节紊乱。

（4）垂前　在耳垂正面前中部，即耳垂 4 区，主治神经衰弱、牙痛。

（5）眼　在耳垂正面中央部，即耳垂 5 区，主治假性近视、目赤肿痛、迎风流泪。

（6）内耳　在耳垂正面后中部，即耳垂 6 区，主治内耳眩晕症、耳鸣、听力减退。

（7）面颊　在耳垂正面，眼区与内耳区之间，即耳垂 5、6 区交界处，主治周围性面瘫、三叉神经痛、痤疮、扁平疣。

（8）扁桃体　在耳垂正面下部，即耳垂 7、8、9 区，主治扁桃体炎、咽炎。

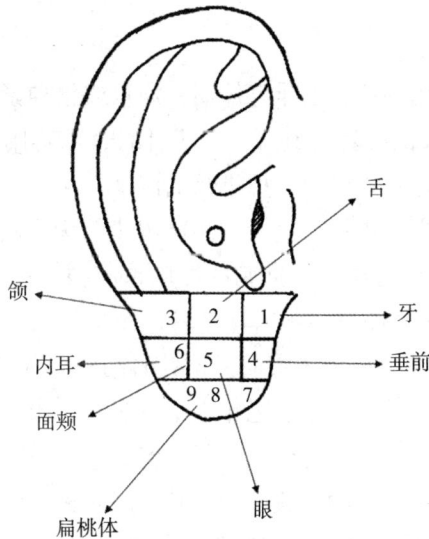

图 4-14　耳垂部分区与耳穴

9. 耳背穴位

（1）耳背心　在耳背上部，即耳背 1 区，主治心悸、失眠、多梦。

（2）耳背肺　在耳背中内部，即耳背 2 区，主治咳嗽、皮肤瘙痒。

（3）耳背脾　在耳背中央部，即耳背 3 区，主治胃痛、消化不良、食欲不振，腹胀，腹泻。

（4）耳背肝　在耳背中外部，即耳背4区，主治胆囊炎、胆石症、胁痛。

（5）耳背肾　在耳背下部，即耳背5区，主治头痛、眩晕、神经衰弱。

（6）耳背沟　在对耳轮沟和对耳轮上、下脚沟处，主治高血压病、皮肤瘙痒。

10. 耳根穴位

（1）上耳根　在耳根最上处，主治鼻衄、哮喘。

（2）耳迷根　在耳轮脚后沟的耳根处，主治胆囊炎、胆结石、胆管蛔虫症、鼻炎、心动过速、腹痛、腹泻。

（3）下耳根　在耳根最下处，主治低血压、下肢瘫痪。

二、操作方法

（一）操作前准备

1. 选穴　诊断明确后，根据耳穴的选穴原则，或在耳郭上所寻得的阳性反应点，选穴处方。

2. 消毒　在针刺耳穴时，必须消毒，一是针具的消毒；二是医者手指消毒；三是耳穴皮肤的消毒。耳穴皮肤消毒先用2%碘酊消毒，再用75%乙醇消毒并脱碘，或用络合碘消毒。

（二）刺激方法

1. 毫针刺法　一般采用坐位，如年老体弱，病重或精神紧张者宜采用卧位。针具选用28~30号、0.5~1寸长的毫针针刺耳穴。进针时，术者用左手拇食指固定耳郭，中指托住着针部位的耳背，这样既可以掌握进针的深度，又可减轻针刺的疼痛。然后用右手拇食指持针，在所选耳穴处进针。进针方法可用速刺法。刺激的强度和手法应视病员的病情、体质和耐痛度等综合决定。针刺的深度也应根据患者耳郭局部的厚薄而灵活掌握，一般刺入皮肤2~3分即可。刺入耳穴后，如局部感应强烈，患者症状可有所减轻；若局部无针感，应调整毫针针尖方向。留针时间一般为20~30分钟，慢性病、疼痛性疾病留针时间可适当延长，儿童、老年人不宜多留。出针时左手托住耳背，右手出针，并用消毒干棉球压迫针孔，以免出血，再用碘酒涂擦一次。

2. 电针法　是将毫针法与脉冲电流刺激相结合的一种方法。利用不同波形的脉冲电刺激以强化针刺耳穴的调节功能，达到增强疗效的目的。凡适宜耳针治疗的疾病均可应用，临床上常适用于治疗某些神经系统疾病、内脏痉挛、哮喘等，还应用于耳针麻醉（具体操作方法参见第二章）。

3. 埋针法　是将皮针埋于耳穴内治疗疾病的一种方法。此法适用于一些疼痛性疾病和慢性病。埋针法可起到持续刺激、巩固疗效、防止复发的作用。

应用时，先消毒局部皮肤，左手固定耳郭，绷紧埋针处皮肤，右手用镊子夹住消毒的皮内针柄，轻轻刺入所选穴位皮内，一般刺入针体2/3，再用胶布固定。一般仅埋患侧单耳，必要时可埋双耳。每日自行按压3次，留针3～5天。

如埋针处痛甚而影响睡眠，应适当调整针尖方向和深浅度。埋针处不宜淋湿浸泡，夏季埋针时间不宜过长，以免感染。局部如有胀痛不适需及时检查，如针眼处皮肤红肿有炎症应立即出针，并采取相应措施。耳郭有炎症、冻疮则不宜埋针。

4. 压丸法 又称压籽法，是在耳穴表面贴敷小颗粒药物的一种简易刺激方法。本法可治疗常见疾病，不仅能收到毫针和埋针法同样的疗效，而且安全无痛，副作用少，不易引起耳软骨膜炎，适用于老年、儿童及惧痛的患者。本法能起到持续刺激的作用，患者可以不定时地在敷贴处按压以加强刺激。对于老年性慢性支气管炎、高血压病、胆石症、小儿遗尿等慢性疾病更为适用。

压丸法所选材料可就地取材，如油菜籽、小米、莱菔子、王不留行籽等，以王不留行籽为常用。使用前用沸水烫洗后晒干，贮瓶中备用。应用时，将其贴于0.5×0.5cm小方块胶布中央，然后敷贴于耳穴上，并给予适当按压，使耳郭有发热、胀痛感。一般每天患者可自行按压数次，3～5天更换1次，复诊时可按病情酌情增减或更换穴位。

使用中应防止胶布潮湿或污染，以免引起皮肤炎症。个别患者可能对胶布过敏，局部出现红色粟粒样丘疹并伴有痒感，可加用肾上腺穴或改用毫针法治疗。一般孕妇用本法时按压宜轻，但习惯性流产者须慎用。耳郭皮肤有炎性病变、冻疮等不宜采用。

5. 灸法 指用温热作用刺激耳穴以治疗疾病的方法，有温经散寒、疏通经络的功效，多用于虚证、寒症、痹证等，灸的材料可用艾条、灯心草、线香等。

艾条灸可灸整个耳郭或较集中的部分耳穴。灯心草灸，即将灯心草的一端浸蘸香油后，用火柴点燃，对准耳穴迅速点灸，每次1～2穴，两耳交替，适用于痄腮、目赤肿痛、缠腰火丹等的治疗。对单个穴位施灸时，可将卫生线香点燃后，对准选好的耳穴施灸，香火距皮肤约1cm，以局部有温热感为度，每穴灸3～5分钟，适用于腰腿痛、落枕、肩凝症等的治疗。

施灸时注意防止烫伤，以免继发感染而造成耳软骨膜炎；如呈现小水泡时可任其自然吸收；复灸时，应更换耳穴；精神紧张、严重心脏病患者和孕妇应慎用。

6. 刺血法 指用三棱针在耳尖处刺血的治疗方法。凡属瘀血不散所致的疼痛，邪热炽盛所致的高热抽搐，肝阳上亢所致的头晕目眩、目赤肿痛等，均可采用刺血法。本法具有去瘀生新、清热泻火的作用，临床应用较多。

刺血前必须按摩耳郭使其充血，施术时必须严格消毒。隔日1次，急性病可每日2次。

四肢或躯干急性扭伤、急性结膜炎可在耳尖和病变相应处刺血。体质虚弱者不宜应用刺血法；孕妇、患出血性疾病或凝血功能障碍者忌用本法。

7. 水针法 即药物穴位注射疗法，是用微量药物注入耳穴，通过注射针对耳穴的刺激及注入药物的药理作用达到治疗疾病目的的方法。根据病情选用相应的注射药液，所用针具为1mL注射器和26号注射针头。将抽取的药液缓慢地注入耳穴的皮下，每次

1~3 穴，每穴注入 0.1~0.3mL，隔日 1 次，7~10 次为一疗程。

8. 磁疗法　是用磁场作用于耳穴治疗疾病的方法，具有镇痛、消炎、止痒、催眠、止喘和调整自主神经功能等作用，适用于各类痛证、哮喘、皮肤病、神经衰弱、高血压病等的治疗。如用直接贴敷法，即将磁珠放置在胶布中央直接贴于耳穴上（类似压丸法），或用磁珠或磁片异名极在耳郭前后相对贴，可使磁力线集中穿透穴位，更好地发挥作用。间接贴敷法则是用纱布或薄层脱脂棉把磁珠（片）包起来，固定在耳穴上，这样可减少磁珠（片）直接接触皮肤而产生的某些副作用。

9. 按摩法　是以手在耳郭不同部位进行按摩、提捏、点压、切掐以防治疾病的方法。常用的方法为自身耳郭按摩法和耳郭穴位按摩法。前者包括全耳按摩、手摩耳轮和提捏耳垂。全耳按摩是用两手掌心依次按摩耳郭前、后、两侧至耳郭充血发热为止；手摩耳轮是两手握空拳，以拇、食两指沿着外耳轮上下来回按摩至耳轮充血发热为止；提捏耳垂是用两手由轻到重提捏耳垂 3~5 分钟。以上方法可用于多种疾病的辅助治疗和养生保健。耳郭穴位按摩时，术者可用压力棒点压、按揉耳穴，也可用拇、食指同时在耳郭前后相对切掐耳穴，适用于临床治疗。

三、临床应用

（一）在诊断方面的应用

当人体内脏或躯体某些部位发生病变时，往往会在耳郭相应区域出现各种反应，这种病理性反应可表现为变形、变色、脱屑、丘疹、压痛敏感、皮肤低电阻等。这些现象出现在耳穴，可作为辅助诊断的依据。医生利用这些现象，结合患者的症状和体征可进行临床诊断。如头痛、头晕的患者常在耳郭的对耳屏 2 区、3 区出现压痛敏感；胃痛在耳郭的耳甲 4 区出现白色或暗灰色点片状反应，并与周围皮肤表面有别。

1. 望诊法　在自然光线下，用肉眼或放大镜直接观察耳郭皮肤有无变色、变形等征象，如脱屑、丘疹、硬结等。

2. 压痛法　在与疾病相应的部位，用弹簧探棒或毫针针柄等由周围向中心以均匀的压力仔细探查。当患者出现皱眉、眨眼、呼痛、躲闪等反应，且与周围有明显差异时，可作为诊治参考。

3. 皮肤电阻测定法　用耳针探测仪测定皮肤电阻、电位、电容等变化。如电阻值降低，导电量增加，形成良导点者，可供参考。

4. 注意事项

（1）各区反应与全身的联系　"心主神明"，神经病证在耳甲 15 区有反应；"肺主皮毛"，皮肤病可在肺区出现糠皮样脱屑。

（2）与正常反应点的区别　健康人的耳郭上也会有不同的反应。其鉴别方法是"一看二压"。即先观察有无反应点，再在反应点上压一压，如假阳性则压之不痛。此外，耳郭上的色素沉着、疣痣、白色结节、小脓包、冻疮瘢痕等均宜注意鉴别。

（二）在治疗方面的应用

1. 选穴原则

（1）辨证取穴 根据中医的脏腑、经络学说辨证选用相关耳穴。如皮肤病，按"肺主皮毛"的理论，选取肺所对应的穴位；目赤肿痛患者，除选用目相应的穴位外，还可根据"肝开窍于目"的理论，选取肝所对应的穴位。

（2）对症取穴 根据西医学的生理病理知识，对症选用有关耳穴，如月经不调者选内分泌，神经衰弱者选皮质下等。也可据中医理论对症取穴，如耳中穴与膈相应，用于治疗膈肌痉挛；又可凉血清热，用于治疗血液病和皮肤病；胃穴用于治疗消化系统疾病，以及脾胃不和所致失眠等。

（3）相应部位取穴 根据临床诊断，属于某病，选用相应部位的耳穴。如眼病选眼穴及屏间前、屏间后穴；胃病取胃穴；妇女经带病取内生殖器穴等。

（4）经验取穴 临床实践发现有些耳穴具有治疗本部位以外疾病的作用，如外生殖器穴可以治疗腰腿痛等。

2. 适用范围 耳穴治疗疾病多达200余种，涉及内、外、妇、儿、神经、眼、耳鼻咽喉、皮肤各科疾病。其中以疼痛性疾病的治疗效果为佳。同时对于变态反应疾病、各种炎症性疾病、功能性疾病等也有较好的疗效。

（1）各种疼痛性疾病 如对头痛、偏头痛、三叉神经痛、肋间神经痛、带状疱疹、坐骨神经痛等神经性疼痛，扭伤、挫伤、落枕等外伤性疼痛，眼、耳鼻咽喉、颅脑、胸腹、四肢各种外科手术后所产生的伤口痛，胆绞痛、肾绞痛、胃痛等内脏痛，麻醉后头痛、腰痛等手术后遗痛，均有较好的止痛作用。

（2）各种炎症性疾病 如对急性结膜炎、中耳炎、牙周炎、咽喉炎、扁桃体炎、腮腺炎、支气管炎、肠炎、风湿性关节炎、面神经炎、末梢神经炎等有一定的消炎止痛作用。

（3）功能紊乱性疾病 如对心律不齐、高血压病、多汗症、胃肠功能紊乱、月经不调、神经衰弱、癔症等具有良好的调节作用，可促进疾病的缓解和痊愈。

（4）过敏与变态反应性疾病 如对过敏性鼻炎、支气管哮喘、过敏性肠炎、荨麻疹等可起到消炎、脱敏、改善免疫功能的作用。

（5）内分泌代谢性疾病 如对单纯性肥胖症、甲状腺功能亢进、绝经期综合征，耳针有减肥、改善症状等辅助治疗作用。

（6）传染病 如对菌痢、疟疾等，耳针能恢复和提高机体的免疫力，从而加速疾病的痊愈。

（7）用于手术麻醉 耳针麻醉是一种比较安全的麻醉方法，于1965年运用于临床。在颅脑外科手术时，若全麻操作不当可致颅内压增高；当气管内插管或搬动体位时，或麻醉浅发生呛咳时，患者亦常有颅内压升高的现象。耳针麻醉对颅内压无明显影响，术后颅内水肿的反应亦较轻，从而可提高患者手术的安全性，并可保证手术的顺利进行，同时可减少手术并发症。另外，甲状腺手术由于靠近喉返神经而易误伤致声音嘶哑。若应用耳针麻醉，患者除痛觉迟钝外，大脑仍保持清醒状态，术者可与患者对话以鉴别其喉返神经是否受损。

除上述外，耳针还可用于预防感冒、晕车、晕船，治疗输液反应，还可用于戒烟、戒毒等。

3. 处方示例

（1）胃痛主穴　胃、脾、交感、神门。配穴：胰胆、肝。

（2）恶心呕吐主穴　胃、神门、交感、皮质下、耳中。

（3）心律失常主穴　心、交感、神门。配穴：皮质下、内分泌。

（4）哮喘主穴　肺、肾上腺、交感。配穴：神门、内分泌、气管、肾、大肠。

（5）失眠主穴　神门、内分泌、心、皮质下。配穴：胃、脾、肝、肾、胰胆。

（6）头痛主穴　神门、枕、颞、额、皮质下、颈椎。配穴：肝、肾、心、交感。

（7）坐骨神经痛主穴　坐骨神经、神门。配穴：臀、胰胆、膀胱。

（8）荨麻疹主穴　肺、肾上腺、风溪、耳中。配穴：神门、脾、肝。

（9）痤疮主穴　耳尖、内分泌、肺、脾、肾上腺、面颊。配穴：心、大肠、神门。

（10）痛经主穴　内生殖器、内分泌、神门。配穴：肝、肾、皮质下、交感。

（11）近视眼主穴　眼、肝、脾、肾。配穴：屏间前、屏间后。

（12）内耳眩晕症主穴　内耳、外耳、肾、肝、胰胆、脑干。配穴：枕、皮质下、神门、三焦。

（13）急性结膜炎主穴　耳尖、眼、肝。配穴：屏间前、屏间后。

（14）晕车主穴　胃、内耳、贲门、肾上腺。配穴：枕、脾、神门。

（15）戒烟主穴　神门、肺、心、胃、口。配穴：皮质下、内分泌。

4. 注意事项

（1）严格消毒，防止感染。因耳郭暴露在外，表面凸凹不平，结构特殊针刺前必须严格消毒。湿疹、溃疡、冻疮和炎症部位禁针。针刺后如针孔发红、肿胀应及时涂2%碘酒，并服用抗生素以防止化脓性耳软骨膜炎的发生。

（2）对扭伤和运动障碍者，进针后宜适当活动患部，有助于提高疗效。

（3）有习惯性流产史的孕妇应禁针。

（4）患有严重器质性病变和重度贫血者不宜针刺，对年老体弱的高血压患者不宜行强刺激。

（5）耳针治疗时亦可发生晕针，应注意预防并及时处理。

四、作用原理

（一）耳与经脉的关系

耳与经脉是有着密切关系的。早在马王堆帛书《阴阳十一脉灸经》就提到了耳与上肢、眼、颊、咽喉相联系的"耳脉"。《黄帝内经》不仅将"耳脉"发展为手少阳三焦经，而且对耳与经脉、经别、经筋的关系都做了比较详细的记载。在十二经脉循行中，有的经脉直接入耳中，有的分布在耳郭周围，如手太阳小肠经、手少阳三焦经、足少阳胆经等经脉、经筋分别入耳中，或循耳之前、后；足阳明胃经、足太阳膀胱经则分别上耳前，至耳上角；手阳明大肠经之别络入耳合于宗脉。六条阴经虽不直接入耳或分部于耳郭周围，但均通过经别与阳经相合。因此，十二经脉均直接或间接上达于耳。所以《灵枢·口问》云："耳者，宗脉之所聚也。"《灵枢·邪气脏腑病形》亦云："十二经脉，三百六十五络，其血气皆上于面而走空窍。其精阳气上走于目而为睛，其别气走于耳而为听。"

临床实践中发现，接受耳针或耳穴贴压治疗的患者，可有轻微的触电、气体流动或热流感由耳郭沿着一定路线向身体的某一部位放射，其经过路线大部分与经脉循行的路线相似。有研究对一些针刺经穴循经感传显著的受试者进行耳穴刺激，在 104 次的测试中，90 次所诱发的感传循行路线与耳穴对应部位经络有特异的对应关系，约占 86.5%，其余感传循行路线沿着同名经、表里经或其他无关经脉的路线循行。由此可见，耳与十二经脉的关系十分密切。通过刺激耳穴，可起到疏通经络、运行气血的效果，从而达到防治疾病的目的。

（二）耳与脏腑的关系

耳与五脏六腑的关系十分密切，是机体体表与内脏联系的重要部位。在经典著作中，有关耳与脏腑的关系论述较多。如《素问·金匮真言论》云："南方赤色，入通于心，开窍于耳，藏精于心。"《灵枢·脉度》亦云："肾气通于耳，肾和则耳能闻五音矣。"《难经·四十难》也说："肺主声，故令耳闻声。"后世医著在论述耳与脏腑的关系时更为详细，如《千要金方》中云："神者，心之脏……心气通于舌，非窍也，其通于窍者，寄见于耳，荣华于耳。"《证治准绳》云："肾为耳窍之主，心为耳窍之客。"《厘正按摩要术》中进一步将耳背分为心、肝、脾、肺、肾五部，其云："耳珠属肾，耳轮属脾，耳上轮属心，耳皮肉属肺，耳背玉楼属肝。"以上这些论述，体现了耳与脏腑在生理方面是息息相关的。正如临床用电针耳穴胃区，观察对人体胃电的影响，结果发现针刺可促进病理状态下胃、十二指肠功能的改善，说明针刺耳穴胃区对胃肠功能调节有相对的特异性，有力地证实了耳穴和内脏之间存在着密切联系。因此，针刺或贴压耳穴可调节脏腑和器官功能活动，从而治疗疾病。

（三）耳与神经的关系

耳郭的神经很丰富，有来自脊神经颈丛的耳大神经和枕小神经；有来自脑神经的耳颞神经、面神经、舌咽神经、迷走神经的分支，以及随着颈外动脉而来的交感神经。神经进入耳郭后，从表皮至软骨膜中含有各种神经感受器：游离丛状感觉神经末梢、毛囊神经感觉末梢及环层小体；耳肌腱上和耳肌中存在着单纯型和复杂型丛状感觉神经末梢、高尔基线腱器官、鲁菲尼样末梢及肌梭。由于耳郭含有浅层和深层感受器，在耳穴治疗中运用手法行针、耳穴按压、电脉冲、激光、磁力线等不同刺激方法所出现的"得气"可能是兴奋了多种感觉器，使其接受和传递各种感觉冲动，并汇集到三叉神经脊束核。然后，由该核传递冲动至脑干的网状结构，从而对各种内脏活动和各种感觉机能的调节起到重要的影响。由此可见，耳郭和神经系统有着密切的联系。

第二节　头针法

头针法是指针刺刺激头皮特定部位以防治疾病的一种方法，又称头皮针。头针治疗疾病由来已久，而头针法区别于传统腧穴针刺方法则是在20世纪50年代至70年代。这一时期头针学术流派纷呈，对针灸临床颇有影响。目前，头针治疗的疾病涉及内、外、妇、儿等临床各科，对脑源性疾病治疗效果尤为显著。

为促进头针应用的研究与发展，1984年世界卫生组织西太区会议通过了中国针灸学会依照"分区定经，经上选穴，结合传统穴位透刺方法"的头针定穴原则，拟定了《头皮针穴名标准化国际方案》；2008年国家质量监督检验检疫总局和国家标准化管理委员会颁布和实施了头针技术操作规范及头针穴名国际标准化方案。

一、刺激部位

标准化头针线共14条，分别位于额区（表4-1）、顶区（表4-2）、颞区（表4-3）、枕区（表4-4）4个区域的头皮部位（图4-15）。

表4-1　额区头针线列表

穴名	定位	与经脉的关系	主治病证
额中线	在额部正中，前发际上下各0.5寸，即自神庭穴向下1寸	属督脉	头痛、强笑、自哭、失眠、健忘、多梦、癫狂病、鼻病等
额旁1线	在额部，额中线外侧直对目内眦角，发际上下各0.5寸，即自眉冲穴沿经向下1寸	属足太阳膀胱经	冠心病、心绞痛、支气管哮喘、支气管炎、失眠等上焦病证
额旁2线	在额部，额旁1线的外侧，直对瞳孔，发际上下各0.5寸，即自头临泣穴向下1寸	属足少阳胆经	急慢性胃炎、胃十二指肠溃疡、肝胆疾病等中焦病证
额旁3线	在额部，额旁2线的外侧，头维穴内侧0.75寸处，发际上下各0.5寸，共1寸	于足少阳胆经和足阳明胃经之间	功能性子宫出血、阳痿、遗精、子宫脱垂、尿频、尿急等下焦病证

表 4-2 顶区头针线列表

穴名	定位	与经脉的关系	主治病证
顶中线	在头顶正中线上，自百会穴向前 1.5 寸至前顶穴	属督脉	腰腿足病证，如瘫痪、麻木、疼痛、皮质性多尿、小儿夜尿、脱肛、胃下垂、子宫脱垂、高血压、头顶痛等
顶颞前斜线	在头部侧面，从前神聪穴至悬厘穴的连线	斜穿足太阳膀胱经、足少阳胆经	对侧肢体中枢性运动功能障碍。将全线分 5 等分，上 1/5 治疗对侧下肢中枢性瘫痪，中 2/5 治疗对侧上肢中枢性瘫痪，下 2/5 治疗对侧中枢性面瘫、运动性失语、流涎、脑动脉硬化等
顶颞后斜线	在头部侧面，从百会穴至曲鬓穴的连线	斜穿督脉、足太阳膀胱经、足少阳胆经	对侧肢体中枢性感觉障碍。将全线分为 5 等分，上 1/5 治疗对侧下肢感觉异常，中 2/5 治疗对侧上肢感觉异常，下 2/5 治疗对侧头面部感觉异常
顶旁 1 线	在头顶部，顶中线左、右各旁开 1.5 寸的两条平行线，自通天穴起向后 1.5 寸	属足太阳膀胱经	腰腿足病证，如瘫痪、麻木、疼痛等
顶旁 2 线	在头顶部，顶旁 1 线的外侧，两线相距 0.75 寸，距正中线 2.25 寸，自正营穴起沿经线向后 1.5 寸	属足少阳胆经	肩臂手病证，如瘫痪、麻木、疼痛等

表 4-3 颞区头针线列表

穴名	定位	与经脉的关系	主治病证
颞前线	在头部侧面，颞部两鬓内，从额角卜部向前发际处额厌穴到悬厘穴	属足少阳胆经	偏头痛、运动性失语、周围性面神经麻痹及口腔疾病等
颞后线	在头部侧面，颞部耳上方，耳尖直上自率谷穴到曲鬓穴	属足少阳胆经	偏头痛、眩晕、耳聋、耳鸣等

表 4-4 枕区头针线列表

穴名	定位	与经脉的关系	主治病证
枕上正中线	在枕部，枕外粗隆上方正中的垂直线，自强间穴至脑户穴	属督脉	眼病
枕上旁线	在枕部，枕上正中线平行向外 0.5 寸	属足太阳膀胱经	皮层视力障碍、白内障、近视眼、目赤肿痛等眼病
枕下旁线	在枕部，从膀胱经玉枕穴，向下引一直线，长 2 寸	属足太阳膀胱经	小脑疾病引起的平衡障碍、后头痛、腰背两侧疼痛

头临泣　神庭　额中线
额旁1线
额旁2线
额旁3线
头维
眉冲

前面图

额旁1线　通天
正营
额旁2线　额厌
颞前线
率谷　悬厘

颞后线

曲鬓

侧面图

顶中线　百会
前顶

头顶图

强间　枕上正中线
脑户
枕上旁线
玉枕　枕下旁线

后面图

前神聪
百会
顶颞前斜线
顶颞后斜线　悬厘
曲鬓

侧面图

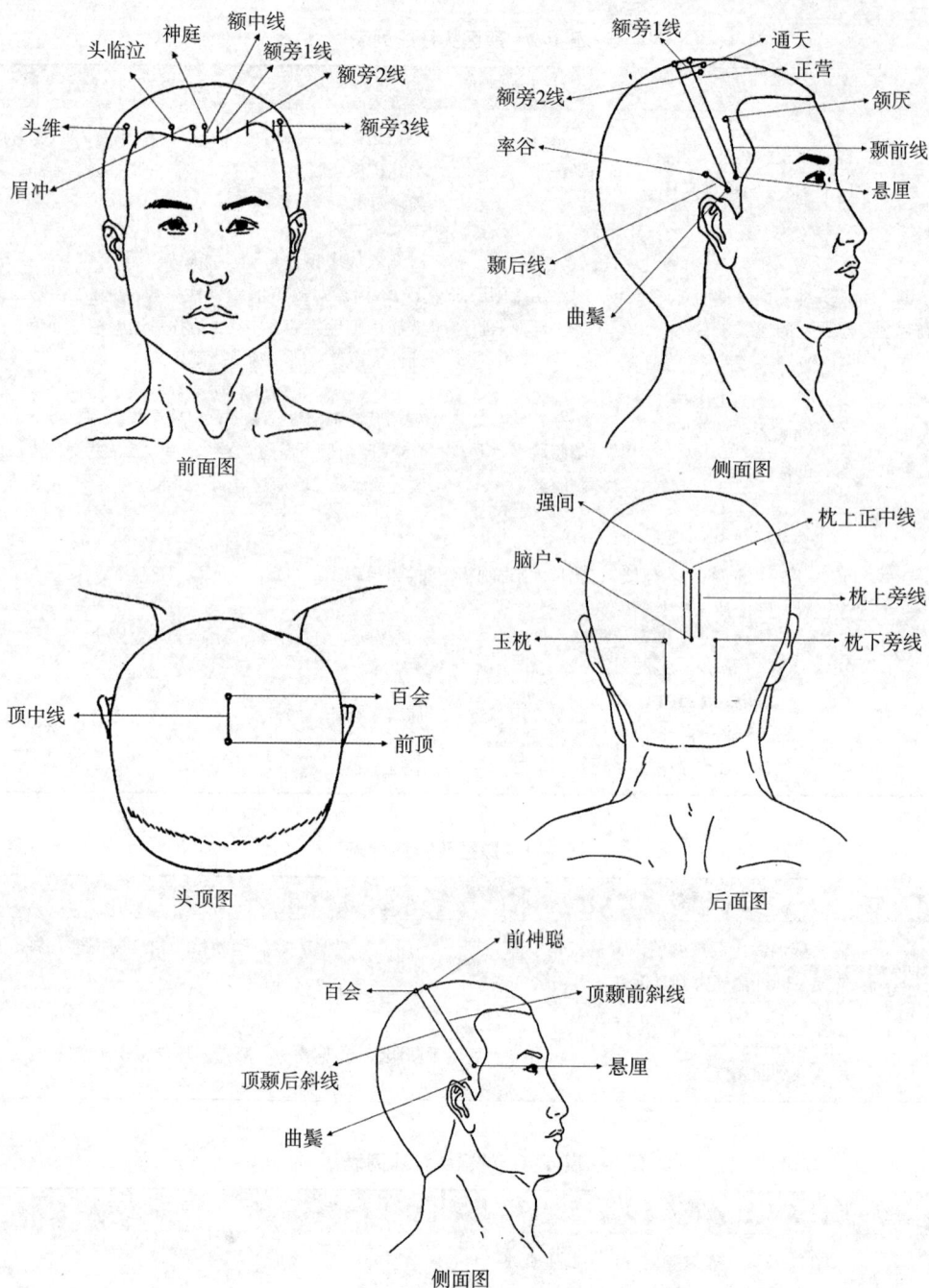

图4-15　头皮针治疗线

二、操作方法

（一）针前准备

根据病情和操作部位选择不同型号的毫针。选择患者舒适、医者便于操作的治疗体位为宜。用 75% 乙醇棉球或棉签在施术部位由中心向外环行擦拭。医者双手常规消毒。

（二）进针方法

一般以 30° 左右斜向快速进针，当针尖达到帽状腱膜下层、指下感到阻力减小时，医者根据不同穴线及患者具体情况和处方，将针与头皮平行刺入不同深度。一般情况下，针刺入帽状腱膜下层后，使针体平卧，进针 3cm 左右为宜（图 4-16）。

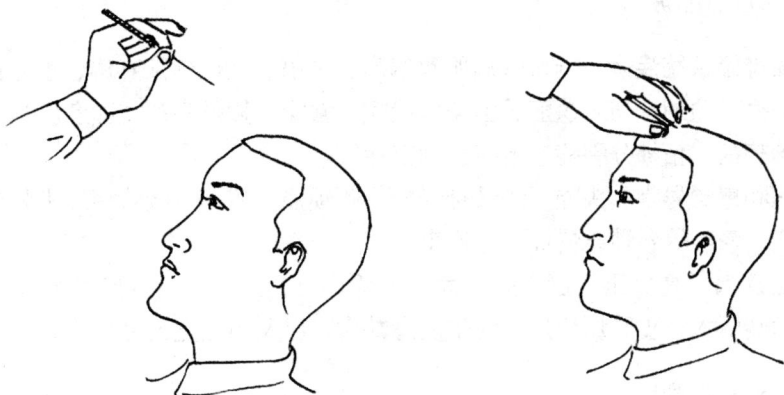

图 4-16 头皮针进针法

（三）行针方法

1. 捻转 在毫针针体刺入帽状腱膜下层并达到一定深度后，医者持针一侧的肩、肘、腕关节和拇指固定不动，以保持毫针相对稳定。食指第 1、2 节呈半屈曲状，用食指第 1 节的桡侧面与拇指第 1 节的掌侧面持针柄，然后食指掌指关节做伸屈运动，使针体快速旋转，要求捻转频率在 200 次 / 分左右，持续 2～3 分钟。

2. 提插 毫针刺入帽状腱膜下层，并达到一定深度后，保持针体平卧。医者握固针柄，施行提插手法，指力应均匀一致，幅度不宜过大，如此反复操作，持续 2～3 分钟。提插的幅度与频率视患者的病情而定。

3. 弹拨针柄 在头针留针期间，医者用手指弹拨针柄，用力宜适度，速度不宜过快，应用于不宜过强刺激者。

（四）留针方法

1. 静留针 在留针期间不再施行任何针刺手法，让针体安静而自然地留置在头皮内。一般情况下，头针留针时间宜在 15～30 分钟。如症状严重、病情复杂、病程较长者，可留针 2 小时以上。

2. 动留针 在留针期间，间歇重复施行相应手法，以加强刺激，有助于在较短时间内获得疗效。一般情况下，15～30 分钟宜间歇行针 2～3 次，每次 2 分钟左右。

（五）出针方法

先缓慢出针至皮下，然后迅速拔出，拔针后必须用消毒干棉球按压针孔，以防出血。

三、临床应用

（一）适用范围

1. 中枢神经系统疾病　脑血管病所致偏瘫、失语、假性延髓麻痹、小儿神经发育不全和脑性瘫痪、颅脑外伤后遗症、脑炎后遗症、癫痫、舞蹈病和震颤麻痹等。

2. 精神疾病　精神分裂症、癔症、抑郁症等。

3. 疼痛和感觉异常　头痛、三叉神经痛、颈项痛、肩痛、腰背痛、坐骨神经痛、胆绞痛、胃痛、痛经等各种急慢性疼痛疾患。

4. 其他疾病　高血压、冠心病、性功能障碍、月经不调、神经性呕吐、功能性腹泻、肢体远端麻木、皮肤瘙痒症、阿尔茨海默病，以及小儿先天愚型等。

（二）选穴原则

1. 交叉选穴法　单侧肢体病，一般选择病证对侧刺激区；双侧肢体病，同时选择双侧刺激区；内脏病证，选双侧刺激区。

2. 对应选穴法　针对不同疾病在大脑皮质的定位，选择定位对应的刺激区为主，并根据兼症选择其他有关刺激区配合治疗。

（三）禁忌证

1. 囟门和骨缝尚未骨化的婴儿禁忌施用头针。

2. 头部颅骨缺损处或开放性脑损伤部位，头部严重感染、溃疡、瘢痕者禁忌施用头针。

3. 患有严重心脏病、重度糖尿病、重度贫血、急性炎症和心力衰竭者禁忌施用头针。

4. 中风患者急性期，如因脑血管意外引起昏迷、血压过高时，暂不宜用头针治疗，须待血压和病情稳定后评估是否可行头针治疗。

（四）注意事项

1. 留针应注意安全，避免碰触毫针，以免折针、弯针。

2. 对精神紧张、过饱、过饥者应慎用，不宜采取强烈刺激手法。

3. 防止遗忘起针，起针后需反复检查。

4. 头针留针不影响肢体活动，故在留针期间可嘱患者配合运动，有提高临床疗效的作用。

5.对于严重心脑血管疾病需长期留针者,应加强监护,以免发生意外。

四、作用原理

(一)头针法经络理论基础

《素问·脉要精微论》指出:"头者,精明之府。"手足六阳经皆上循于头面;六阴经中手少阴心经与足厥阴肝经可上行至头面部;阴经经别相合于其相表里的阳经经脉而上达头面;督脉上至风府,入脑上巅;阳维脉至项后与督脉会和;阳跷脉至项后合于足少阳胆经。因此,人体经气通过经脉、经别、皮部等联系均汇聚于头面部,故气街学说中"头之气街"列为首位,可见头在经络理论中占有十分重要的地位。

头针是以经络理论为基础的,头针线隶属于经络,内连脏腑,外络肢节。头面部是经气汇集的重要部位,明代张介宾曰"五脏六腑之精气皆上注于面而走空窍",说明头与经络脏腑在生理、病理上有着不可分割的联系。

(二)头针法与大脑皮质功能定位区关系

大脑皮质功能在头皮部的相应部位存在一定的折射关系,主要表现为采用针刺等方法刺激相应的头皮,可影响相应的大脑皮质功能。

研究表明,顶颞前斜线相当于大脑中央前回运动中枢在头皮的投影,主治疾病以运动功能障碍为主;顶颞后斜线相当于大脑中央后回感觉中枢在头皮的投影,主治疾病以感觉功能障碍为主;枕上旁线相当于头皮投射区的视区,是枕叶视觉最高级中枢的投影,主治眼病;而枕下旁线相当于头皮投射区的平衡区,主治小脑疾病引起的平衡障碍。这几条头穴线的主治与大脑皮质运动中枢、感觉中枢、视区、平衡区所主功能大致相同,间接地表明头针穴位的主治和投影与其对应的大脑皮质功能关联密切。

第二节　眼针法

眼针法是指采用毫针或其他针具刺激眼区特定部位以诊断和治疗全身疾病的一种方法。

一、刺激部位

眼针法的刺激部位共分为8区,共13个穴位。具体划分方法是,眼平视,经瞳孔中心画"十"字交叉线并延伸过内、外眦及上、下眼眶,将眼廓分为4个象限;再将每一个象限两等分,成8个象限,其八等分线即为代表八个方位的方位线;配以八卦定位,每个方位线各代表一个卦位。以左眼为标准,按上北下南左西右东划分,首起乾卦于西北方,依次正北方为坎,东北为艮,正东为震,东南为巽,正南为离,西南为坤,正西为兑;还可将乾、坎、艮、震、巽、离、坤、兑改用阿拉伯数字1~8代表。右眼的眼区划分,是将左眼的穴区以鼻为中心水平对折而确定的。即左眼经穴区顺时针排列，右眼经穴区逆时针排列，体现"阳气左行，阴气右行"的原则。

最后将上述 8 个象限等分为 16 个象限，以方位线为中心，其相邻的两个象限即为一个眼穴区，共计 8 个眼穴区。每区对应一脏一腑，中心线前象限为脏区，后象限为腑区。按照八卦、脏腑的五行配属，以及五行相生关系排列；乾属金，对应肺与大肠；坎为水，对应肾、膀胱；震属木，对应肝、胆；离属火，对应心、小肠；坤属土，对应脾、胃。艮为山，对应上焦；巽为风，对应中焦；兑为泽，对应下焦。总计 8 区 13 穴。眼针穴位定位于距眼眶内缘外侧 2mm 的眶缘上，长度为 1/16 弧长，或对应位置的眼眶内缘中心点上（图 4-17、表 4-5）。

眼针穴位口诀

乾一（金）肺大肠，坎二（水）肾膀胱，

艮三（山）属上焦，震四（木）肝胆藏，

巽五（风）中焦属，离六（火）心小肠，

坤七（土）脾和胃，兑八（泽）下焦乡。

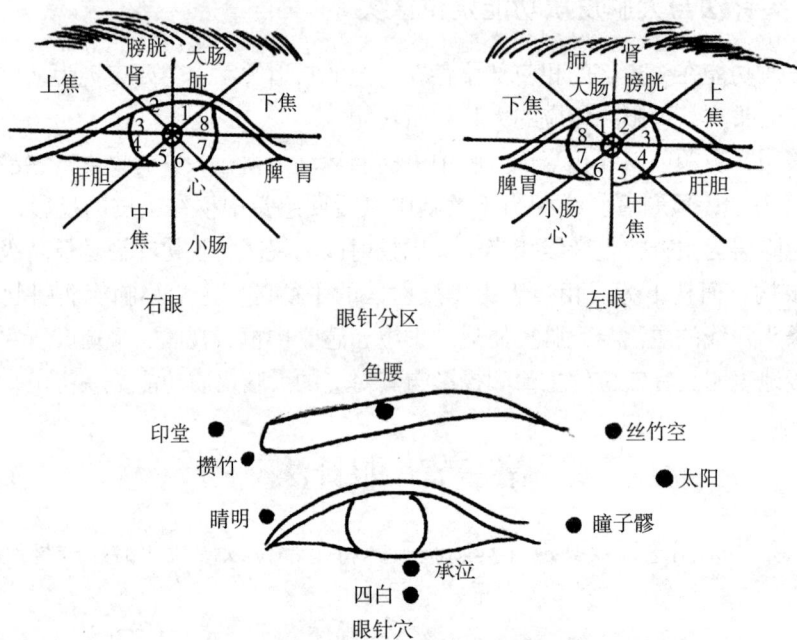

图 4-17 眼穴分区

表 4-5 眼针分区表

分区	方向	五行属性	所属脏腑	所属卦象
1 区	西北	金	肺与大肠	乾
2 区	正北	水	肾与膀胱	坎
3 区	东北	（山）	上焦	艮
4 区	正东	水	肝与胆	震

分区	方向	五行属性	所属脏腑	所属卦象
5 区	东南	（风）	中焦	巽
6 区	正南	火	心与小肠	离
7 区	西南	土	脾与胃	坤
8 区	正西	（泽）	下焦	兑

二、操作方法

1. 针前准备 患者多取坐位，以规格为 0.34mm×15mm 的毫针为宜，穴位应进行常规严格消毒。

2. 进针方法 主要分为眶内直刺法和眶外横刺法两种。押手固定眼睑并压于指下，刺手单手持针速刺进针。

3. 行针方法及得气表现 刺入以后，不得提插捻转；如未得气，可将针退出 1/3 稍改换方向再刺入，或用手刮针柄，或用双刺法。得气以局部酸、麻、胀、重及温热、清凉等感觉为宜，或针感直达病所。

4. 留针方法 一般采用静留针法，留针 5～15 分钟。

5. 出针方法 起针时用右手两指捏住针柄活动数次，缓缓拔出 1/2，稍停几秒再慢慢提出，提出后迅速用干棉球压迫针孔片刻，以防出血。

6. 注意事项

（1）穴位及针具应严格消毒。

（2）多采用眶外横刺法。

（3）不宜施行提插捻转等手法，出针时宜缓慢并防止出血。

（4）眼睑过于肥厚者不宜应用眼针。

三、临床应用

（一）辅助诊断作用

常人的白睛上可见隐约纵横交错的脉络，尤其是儿童的白睛，如无大病重病，白睛青白洁净，无异常脉络。若有疾病发生，可从眼白睛上显露，且一经出现，其残痕难消除，其主要原因是白睛中与相关脏腑对应区域中的脉络发生形、色改变，如脉络怒张、延伸、离断，颜色鲜红、紫红或红中带黑等。

检查主要借助望诊法观察。医师双手常规消毒后，嘱患者放松，用拇、食二指分开，露出白睛，令患者眼球转向鼻侧，可由 2 区看到 6 区，患者眼球转向外侧，可由 6 区看到 2 区。先观察左眼，后观察右眼。

（二）治疗作用

1. 适用范围

（1）各种脑血管疾病，如中风、偏瘫等。

（2）各种疼痛性疾病，如偏头痛、腰腿痛、三叉神经痛、坐骨神经痛、急性扭伤、胆囊炎、痛经等。

（3）各种炎症性疾病，如面神经炎等。

（4）功能紊乱性疾病，如高血压、心律不齐、胃肠功能紊乱、月经不调、神经衰弱等。

（5）其他疾病，如面肌痉挛、阳痿及遗精等。

2. 处方选穴原则

（1）循经取穴　即于确诊疾病的经属取穴，或同时对症选取相应经区。

（2）看眼取穴　观眼，即于形状、颜色最明显的经区络脉取穴。

（3）病位取穴　按上、中、下三焦划分的界限，于疾病所属上、中、下三焦取穴。

3. 处方示例

（1）中风偏瘫：上焦区、下焦区。

（2）高血压：肝区（双）。

（3）心律不齐：心区（双）。

（4）胸痛：上焦区、心区。

（5）膈肌痉挛：中焦区。

（6）头痛：上焦区。

（7）三叉神经痛：上焦区。

（8）胃痉挛：中焦区。

（9）面肌痉挛：上焦区、脾区。

（10）面神经麻痹：上焦区。

4. 注意事项

（1）眼针法留针不宜过久。

（2）病势垂危及精神错乱、气血虚脱已见绝脉者禁用。

（3）震颤不止、躁动不安、眼睑肥厚（俗名内眼胞）者禁用。

四、作用原理

眼针法的理论基础涉及脏腑经络学说、五轮八廓学说、后汉华佗"看眼识病"，以及西医学生物全息理论。《灵枢·邪气脏腑病形》曰："十二经脉，三百六十五络，其血气皆上于面而走空窍，其精阳气上走于目而为之睛。"可见，眼与经络存在密切的联系，经络只有不断输送气血至眼，才能维持眼的视物功能。十二经脉中的足厥阴肝经、手少阴心经及足三阳经以本经或支脉或别出之正经直接连于目系，手三阳经皆有1~2条支脉终止于眼或眼附近，足三阳经本经均起于眼或眼附近。奇经八脉之任、督二脉系于两目之下中央，阴跷脉、阳跷脉相交于目内眦之睛明穴；阳维脉经过眉上。此外在十二经筋中，足太阳之筋为目上网，足阳明之筋为目下网，足少阳之筋为目之外维，手太阳之筋、手少阳之筋均联属目外眦。

《素问·金匮真言论》之"肝，开窍于目"，《素问·五脏生成论》之"肝气通于目，肝和则目能辨五色矣"，均论述了肝与眼的密切联系。五轮学说源自《内经》。《灵枢·大惑论》之"五脏六腑之精气，皆上注于目而为之精。精之窠为眼，骨之精为瞳子，筋之精为黑眼，血之精为络，其窠气之精为白眼，肌肉之精为约束，裹撷筋骨血气之精而与脉并为系，上属于脑，后出于项中"，大体指出了眼的各个部分与脏腑的关系。后世医家在此论述的基础上丰富并发展出了五轮学说，即如《证治准绳》所云："五轮，金之精腾，结而为气轮；木之精腾，结而为风轮；火之精腾，结而为血轮；土之精腾，结而为肉轮；水之精腾，结而为水轮。"五轮学说实质上是脏腑关系在眼部的分属，对于指导观眼识病及治疗具有指导意义。

第四节 腕踝针法

腕踝针法是在手腕或足踝部的相应进针点，用毫针进行皮下针刺以治疗疾病的方法。

一、刺激部位

（一）人体体表分区

将人体体表划分为 6 个纵行区和上下两段（图 4-18、图 4-19、图 4-20）。

1. 纵行六区 纵行六区包括头、颈和躯干六区，以及四肢六区两部分。

（1）头、颈和躯干六区 以前后正中线为标线，将身体两侧面由前向后划分为 6 个纵行区。

1 区：从前正中线开始，向左、向右各旁开 1.5 同身寸所划分的体表区域，分别称为左 1 区、右 1 区。临床常把左 1 区与右 1 区合称为 1 区，以下各区亦同。

2 区：从 1 区边线到腋前线之间所划分的体表区域，左右对称。

3 区：从腋前线至腋中线之间所划分的体表区域，左右对称。

4 区：从腋中线至腋后线之间所划分的体表区域，左右对称。

5 区：从腋后线至 6 区边线之间划分的体表区域，左右对称。

6 区：后正中线向左、向右各旁开 1.5 寸所划分的体表区域，分别称为左 6 区、右 6 区。

（2）四肢六区 四肢的分区以臂干线和股干线为四肢和躯干的分界。臂干线（环绕肩部三角肌附着缘至腋窝）作为上肢与躯干的分界，股干线（腹股沟至髂嵴）为下肢与躯干的分界。当两侧的上下肢处于内侧面向前的外旋位置，即四肢的阴阳面和躯干的阴阳面处在同一方向并互相靠拢时，以靠拢时出现的缘为分界，在前面的相当于前中线，在后面的相当于后中线，则四肢的分区就可以按躯干的分区类推。

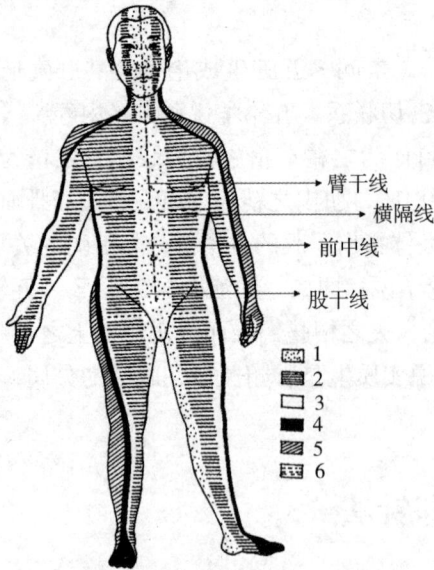

图 4-18　躯干定位分区（正面）

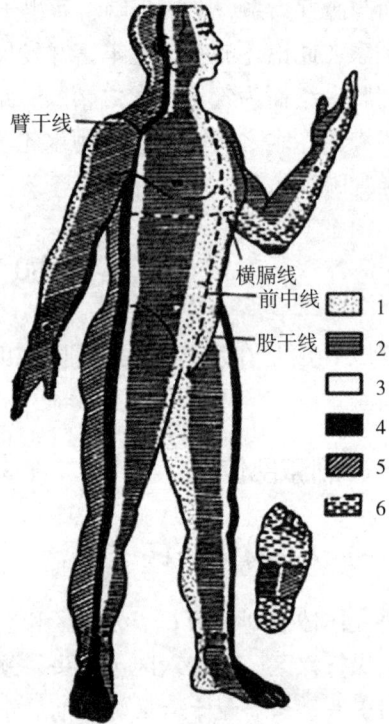

图 4-19　躯干定位分区（侧面）

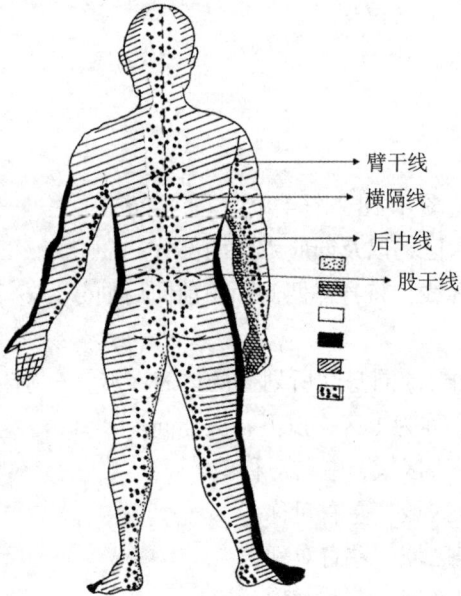

图 4-20　躯干定位分区（背面）

上肢六区：上肢六区，将上肢的体表区域纵向六等分，从上肢内侧尺骨缘开始，右侧顺时针，左侧逆时针，依次为 1 区、2 区、3 区、4 区、5 区、6 区，左右对称。

下肢六区：下肢六区，将下肢的体表区域纵向六等分，从下肢内侧跟腱缘开始，右侧顺时针，左侧逆时针，依次为 1 区、2 区、3 区、4 区、5 区、6 区，左右对称。

2. 上下两段 以胸骨末端和两侧肋弓的交接处为中心，划一条环绕身体的水平线称横膈线。横膈线将身体两侧的六个区分成上下两段。横膈线以上各区为上1区、上2区、上3区、上4区、上5区、上6区；横膈线以下各区为下1区、下2区、下3区、下4区、下5区、下6区。如需标明症状在左侧或右侧，在上或在下，可记作右上2区或左下2区等。

（二）腕踝针进针点

进针点就是针尖刺入皮肤的位置。腕与踝部各有6对进针点，分别代表身体上下6个区，并且也用数字标明，以和四肢各区的编号相一致。

1. 腕部进针点 左右两侧共6对，约在腕横纹上2寸（相当于内关穴与外关穴水平位置）。环前臂做一水平线，从前臂内侧尺骨缘开始，沿前臂内侧中央、前臂内侧桡骨缘、前臂外侧桡骨缘、前臂外侧中央、前臂外侧尺骨缘顺序六等分，每一等分的中点为进针点，分别称为上1、上2、上3、上4、上5、上6（图4-21）。

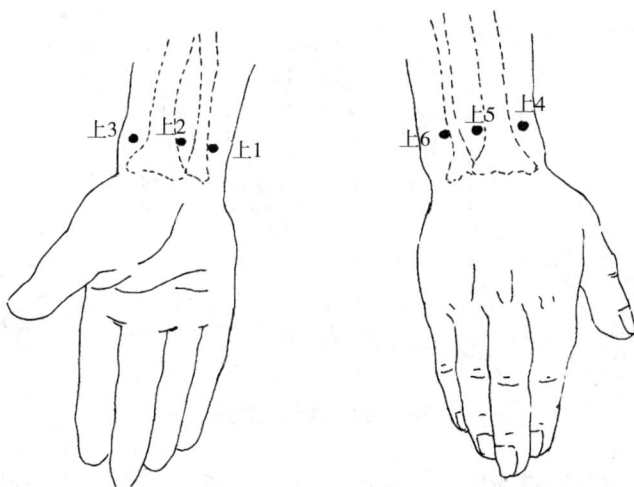

图4-21 腕部进针点

（1）上1 位置在小指侧的尺骨缘与尺侧腕屈肌腱之间。主治前额、眼、鼻、口、门齿、舌、咽喉、胸骨、气管、食管、左上肢、右上肢1区的疾病，如前额痛、目赤肿痛、牙痛、口疮、咽喉肿痛、失音、胸痛、呃逆、咳嗽、失眠，以及近视、鼻炎、腕关节痛、小指疼痛麻木、荨麻疹、高血压病、更年期综合征、糖尿病等。

（2）上2 位置在腕掌侧面中央，掌长肌腱与桡侧腕屈肌腱之间，相当于内关穴处。主治额角、眼、后齿、肺、乳房、心（左上2区）、左上肢、右上肢2区的疾病，如眼睑下垂、目赤肿痛、近视、眶下疼痛、副鼻窦炎、牙痛、颈痛、胸痛、胁痛、乳腺增生、乳房胀痛、缺乳、心悸、心律不齐、冠心病、心绞痛、腕关节屈伸不利、腕关节扭挫伤、中指和无名指扭挫伤等。

（3）上3 位置在桡动脉与桡骨缘之间。主治面颊、侧胸、左上肢、右上肢3区的疾病，如偏头痛、急性腮腺炎、牙痛、耳鸣、中耳炎、侧胸痛、腋臭、腋窝多汗症、肩关节疼痛、腕关节疼痛、桡骨茎突炎、拇指和食指扭挫伤等。

（4）上4　位置在拇指侧的桡骨内外缘之间。主治颞、耳、侧胸、左上肢、右上肢4区的疾病，如耳后痛、胸锁乳突肌炎、耳鸣、中耳炎、侧胸痛、腋臭、腋窝多汗症、肩关节疼痛、腕关节疼痛、桡骨茎突炎、拇指和食指扭挫伤等。

（5）上5　位置在腕背中央，即外关穴处。主治后头部、后背部、心、肺、左上肢、右上肢5区的疾病，如后头痛、颈椎病、落枕、眩晕、肩背痛、冠心病、腕关节屈伸不利、腕关节肿痛、手背疼痛、中指和无名指疼痛等。

（6）上6　位置在距小指尺骨缘1cm处。主治后头部、脊柱颈胸段及左上肢、右上肢6区的疾病，如后头痛、颈项强痛、落枕、胸背痛、腕关节肿痛、小指麻木不仁等。

2. 踝部进针点　左右两侧共6对，约在内踝高点与外踝高点上3寸（相当于悬钟穴与三阴交穴水平位置）。环小腿做一水平线，并从小腿内侧跟腱缘开始，沿小腿内侧中央、小腿内侧胫骨缘、小腿外侧腓骨缘、小腿外侧中央、小腿外侧跟腱缘的顺序六等分，每一等分的中点为进针点，分别称为下1、下2、下3、下4、下5、下6（图4-22）。

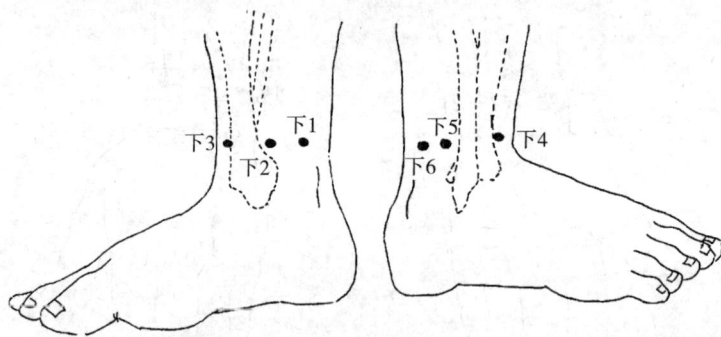

图4-22　踝部进针点

（1）下1　位置靠跟腱内缘。主治胃、膀胱、子宫、前阴、左下肢、右下肢1区的疾病，如胃痛、恶心呕吐、食欲不振、脐周痛、淋证、尿路感染、月经不调、痛经、盆腔炎、阴道炎、阳痿、遗尿、遗精、早泄、睾丸肿胀、外阴胀痛瘙痒、腹股沟疼痛、膝关节肿痛、跟腱疼痛、足跟疼痛。

（2）下2　位置在内侧面中央，靠胫骨后缘。主治胃、脾、肝、大小肠、左下肢、右下肢2区的疾病，如胸胁胀满、腹痛、腹泻、便秘、腹股沟疼痛、膝关节炎、内踝扭挫伤。

（3）下3　位置在胫骨前嵴向内1cm处。主治肝、胆、脾、胁部、左下肢、右下肢3区的疾病。主治胁痛、髋关节屈伸不利、膝关节炎、踝关节扭挫伤。

（4）下4　位置在胫骨前嵴与腓骨前缘的中点。主治胁部、肝、脾、左下肢、右下肢4区的疾病，如侧腰痛、股外侧皮神经炎、膝关节炎、踝关节扭挫伤、坐骨神经痛。

（5）下5　位置在外侧面中央，靠腓骨后缘。主治腰部、肾、输尿管、臀、左下肢、右下肢 5 区的疾病，如肾绞痛、腰痛、臀上皮神经炎、股外侧皮神经炎、坐骨神经痛、膝关节屈伸不利或疼痛、外踝扭挫伤。

（6）下 6　位置靠跟腱外缘。主治脊柱腰骶部、肛门、左下肢、右下肢 6 区的疾病，如腰痛、急性腰扭伤、痔疮、肛门周围湿疹、尾骨疼痛、坐骨神经痛。

二、操作方法

（一）进针

通常选已消毒的 30～32 号 1.5 寸不锈钢毫针。一般情况下针腕取坐位，针踝取卧位。针刺时肢体位置非常重要，肌肉尽量放松，以免针刺时针体方向发生偏斜。选定进针点后，皮肤常规消毒，医者以押手固定在进针点的下部，并且拉紧皮肤，刺手拇指在下，食指、中指在上夹持针柄，针与皮肤呈 15°～30°角，快速刺入皮下，然后将针平放，使针身呈水平位沿真皮下进入 1.2～1.4 寸，以针下有松软感为宜，不捻针。患者针下一般无任何不适感觉，而主要症状可得到改善或消失（图 4-23）。

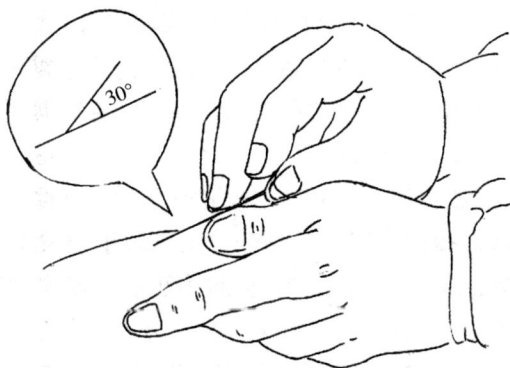

图 4-23　腕踝针进针法

（二）调针

如患者有酸、麻、胀、重等感觉时，说明针刺入到筋膜下层，进针过深，须将针退至皮下，重新沿真皮下刺入。

（三）留针

一般情况下留针 20～30 分钟；若病情较重或病程较长者，可适当延长留针时间 1 至数小时，最长不超过 24 小时。留针期间不行针。

（四）疗程

一般情况下隔日 1 次，急性病可每日针 1～2 次，10 次为一疗程。

三、临床应用

（一）适用范围

腕踝针疗法每区所治疗的疾病大致分为两类：其一是同名区域内所属脏腑、组织、器官等所引起的各种疾病；其二，主要症状能反映在同名区域内的各种疾病。总的来说，本法适用范围广、见效快。

（二）选点原则

1. 上病取上、下病取下　是针对上、下两段而言的。如前额部疼痛，因前额的体表区域属上段，所以选区以上 1 为主；再如急性腰扭伤，其主要症状表现在腰部，而腰部的体表区域属下段，所以选区以下 5 和下 6 为主。

2. 左病取左、右病取右　是针对左、右对称的 6 个体表区域而言的。如左侧乳痈，其主要症状表现在左侧乳房，而左乳房的体表区域为左上 2 区，所以选取左上 2 为进针点；反之，右侧乳痈选取右上 2 为进针点。

3. 区域不明，选双上 1　临床上有些疾病是无法确定其体表区域的，如失眠、高血压病、全身瘙痒症、多汗或无汗、寒颤、高热、癫痫、精神分裂症、更年期综合征、小儿舞蹈症、小儿多动症、乏力等。对于这些疾病，以及一些病因复杂难以明确判断其体表区域的疾病，均可取双上 1 进行治疗。

4. 上下同取　病位靠近横膈线上下时，不仅要取上部的进针点，还要取与之相对应的下部进针点。如胃脘部，按体表区域的划分，大致属于双下 1 区和右下 2 区。而胃脘痛在临床治疗时不仅要取双下 1、右下 2，而且由于靠近横膈线还需加取双上 1 和右上 2。

5. 左右共针　患者的主要症状，表现在躯干部的 1 区，临床治疗时应取双上 1 或双下 1。同样，患者的主要症状表现在何区，临床治疗则应取相应双上或双下区。如脐周痛，其主要症状在肚脐周围，属下 1 区，所以临床治疗取左下 1 与右下 1。有时临床治疗时还会遇到右上腹疼痛针右下 2 效果不好的情况，此时须针左下 2 以加强疗效。

（三）处方示例

感冒：上 1，配上 2、上 5、上 4。

胁痛：下 2，配下 1、下 3 或上 2。

眩晕：上 1，配上 3。

腹痛：下 1、下 2，配下 3。

呃逆：下 1，配上 1。

痛经：下 1，配下 2。

带下病：下 1，配下 2。

肩周炎：上 4、上 5，配上 6。

荨麻疹：上 1。

肾绞痛：下 5、下 2，配下 6。

（四）注意事项

1. 腕踝针进针一般无明显不适感，如出现痛、胀、麻等症状，说明进针过深，须调至不痛、不胀等为宜。

2. 准确把握针刺方向，即症状表现在进针点上部者，针尖须向心而刺；反之，症状表现在进针点下部者，针尖须离心而刺。

3. 进针点位置有时要根据针刺局部情况及针刺方向进行调整。如针要刺过的皮下有较粗静脉、瘢痕、伤口，或针柄下有骨粗隆不便针刺、针刺方向要朝向离心端等情况时，进针点位置要朝向心端适当移位，但点的定位方法不变，要处于区的中央。

4. 几种症状同时出现时，要分析症状的主次，如症状中有痛的感觉，应首先于痛区选点。

5. 如出现晕针、滞针、血肿等现象，按毫针刺法中异常情况的处理方法进行处理。

6. 对疼痛、麻木、瘙痒等症状，尤其是运动性疼痛，针刺治疗往往可立即获得疗效，使疼痛等症状完全消失。若针刺入后疼痛等症状未能改善，除疾病本身的原因外，往往与针刺时体位不正、针刺点位置在区内不够居中、针刺进皮下不够浅表、方向不够正直、刺入长度不当等因素有关，有时仅差些微都会影响疗效。因此，要注意针刺的各个步骤。如属针刺方法问题，要将针尖退至皮下，酌情纠正后再进针。

四、作用原理

标本、根节理论是腕踝针法的理论基础。标本根节理论是经络学说的重要内容，对针灸临床有指导意义。该理论认为，四肢为十二经脉之本，其部位在下，是经气始生、始发之处。在临床上，针刺这些部位的腧穴易于激发经气、调节脏腑经络的功能，所以四肢肘、膝关节以下腧穴的治疗范围较广，不仅能治局部病证而且能治远离腧穴部位的脏腑病证、头面五官病证。腕踝针法针刺的十二个刺激点均位于四肢肘、膝以下的腕踝关节附近，相当于十二经脉的本部、根部，体现了腕踝针的标本、根节理论。腕踝针法针尖所达部位为皮下，次数正是络脉之气散布之所在，结合腕踝针与十二皮部的关系，刺之可调节相应经脉之气及与之相联的所属脏腑的功能，起到祛邪扶正的治疗作用。

腕踝针法把人体的胸腹侧和腰背侧分为阴阳两个面，属阴的胸腹侧划为 1、2、3 区，属阳的背腰侧划为 4、5、6 区，并以横膈为界，将人体分为上、下两部分。此种划分符合十二经脉及皮部的分布规律。如手少阴经分布于上肢内侧后缘，足少阴经分布于下肢内侧后缘及胸腹部第 1 侧线，与腕踝针的 1 区相合。由此绕躯体从前向后，依次为三阴经、三阳经，大体相当于从 1~6 区的划分。上 1、2、3 区在上肢内侧，相当于手三阴经的皮部；上 4、5、6 区在上肢外侧，相当于手三阳经皮部。下 1~6 区也相当于足三阴和足三阳经的皮部。

第五节 平衡针灸

平衡针灸是研究人体生命科学发展的自然规律，通过针灸调节大脑中枢系统的平衡，以达到修复各脏器生理功能目的的针法。以中医的心神调控学说及西医的神经调控学说为理论基础，形成了独到的针灸与心理、生理、社会自然相适应的整体医学调控模式。其核心思想是利用人体内固有的自我平衡系统——大脑高级指挥系统，通过针灸来激发人体自身的物质能量，从而促进机体状态的良性转归。具有选穴少、痛苦小、见效快、疗效好、操作简单、无毒副作用等诸多优点。

一、概述

1. 理论来源

（1）阴阳整体学说 《内经》中有"脏腑相关""形神合一"等论述。当内因、外因、不内外因破坏了阴阳动态平衡而形成病理变化时，就会出现"有诸内必形诸外"的整体反应。人体局部的病变实际上是整体病变在局部的表现，因为人体的体表与体内，脏与腑都有着密切的联系，在功能上相互协调，病理上相互影响。根据体表的各种变化，探索和了解体内的病理变化，然后进行相应的平衡治疗，平衡针灸就是将病理过程的形成和消失归结为从平衡失调到重新恢复平衡的动态的功能变化。

（2）神经交叉学说 神经系统包括中枢神经和周围神经，是调节机体适应内外环境的最高组织结构，在功能和形态上是完全不可分割的整体。对人体的各个器官起着重要的支配作用。两者在机能上互相协调、相互依赖共同完成人体接受对侧肢体的感觉冲动和管理对侧肢体的运动。平衡针灸主要取决于神经交叉支配原理和神经反馈信息原理，以达到机体的自身调整、完善、修复、自我治愈疾病的目的。

（3）生物全息学说 生物全息学揭示了穴位分布的全息律。生物体每一个相对独立的部分在化学组成的模式上与整体相同，是整体成比例的缩小，身体任何部分都是整体的全息单位。人体分布的全息律与经络有着同等重要的地位，它们交错着支配穴位的分布，在结构上互相联系、功能上互相协调，病理上相互影响、治疗上相互效应。平衡针灸就运用全息针刺疗法达到整体平衡以消除疾病的目的。

2. 作用机理
人体是一个整体，具有调节功能和控制系统，而神经是人体生命的指挥系统，中枢神经通过外周神经完成对机体的程序化管理。而平衡针灸疗法就是利用人体信息系统的针刺效应反馈原理，通过针刺中枢神经分布在周围神经上的特定靶穴来调节、修复大脑基因程序，机体受到这种刺激后，体内发生一系列变化，引起电流通过神经感受器形成反射弧，使失调、紊乱、破坏的中枢管理系统恢复到原来的平衡状态，从而定向性地治愈内在脏腑的不同病证。综上所述，平衡针灸就是通过对外周神经针刺产生生物电信息传入中枢神经，在中枢靶轴的整合作应下，再通过传出神经达到对病变部位的应激性调整。

3. 治疗穴位
在外周神经发现了大脑中枢调控下的 38 个平衡穴位，可治疗临床多种疾病。中枢镇痛平衡穴位有位于上肢的臀痛穴、膝痛穴、踝痛穴，位于下肢的肩痛穴、肘痛穴、腕痛穴，位于前额的腰痛穴，位于手部的颈痛穴，位于脚趾的头痛穴、明目穴，位于下颌的胃痛穴，位于前臂的胸痛穴，位于下肢的腹痛穴。中枢调控五脏平衡穴位：心病穴、肝病穴、脾病穴、肺病穴、肾病穴。五官平衡穴位：明目穴、耳聋穴、鼻炎穴、牙痛穴、咽痛穴。

另外还有急救平衡穴位：急救穴、醒脑穴、过敏穴、偏瘫穴、面瘫穴；三高平衡穴位：降压穴、降脂穴、降糖穴；妇科平衡穴位：乳腺穴、痛经穴、宫病穴；增强免疫平衡穴位：升提穴；促进代谢平衡穴位：痤疮穴、痔疮穴；调节心理平衡穴位：调神穴；解除不良信息平衡穴位：癫痫穴、指麻穴；调节睡眠平衡穴位：失眠穴。

二、操作方法

1. 采用 3 寸一次性无菌针灸针，采用酒精棉球固定针体法，将酒精棉球固定在针尖 5～10mm 处，快速针刺。

2. 平衡针灸的针刺手法多样，因人因病而宜，如提插针刺法，适用于肩痛穴、降压穴、降脂穴；一步到位针刺法，适用于进针 1 寸之内的平衡穴位，如牙痛穴；两步到位针刺法，适用于进针 2 寸之内的平衡穴位，如头痛穴；三步到位针刺方法适用于进针 3 寸之内的平衡穴位，如升提穴。另外，对小儿患者用飞针法，即快速点刺法；对成年患者用速刺法，即快速针刺法，整个针刺过程控制在 3 秒之内。针刺穴位后，患者的感觉有如下几类：针刺肩痛穴、降脂穴的触电式针感；针刺降压穴、踝痛穴的放射性针感；针刺胃痛穴的强化性针感，亦称混合性针感等。

三、常用穴位及主治

详见图 4-24、图 4-25、图 4-26 所示：

1. 腰痛穴

定位：此穴位于前额正中。

取穴原则：定位取穴，交叉取穴原则。

针刺特点：针刺以滑车上神经或左右刺以眶上神经产生针感为宜。

针刺方法：应用 3 寸毫针。若双侧腰痛、中腰痛向下平刺 1～2 寸，左侧腰痛向右平刺，右侧腰向左平刺，腰上部向上平刺 1～2 寸。

手法：针刺手法采用上下提插法，达到要求针感时，即可出针。单侧腰痛为平刺手法，不提插，对重症腰痛患者疼痛未完全控制，但在不发生晕针的情况下，可以留针。

针感：以出现局限性、强化性的酸、麻、胀为主。

功能：活血化瘀；调节神经，止痛消炎。

主治：腰部软组织损伤、椎间盘突出、强直性脊柱炎、急性腰扭伤、腰肌劳损、坐骨神经痛、不明原因的各种腰痛。

按语：腰痛穴是以部位功能定名的特定穴位，临床主要用于治疗腰部急性炎症及慢性炎症引起的病变，尤其适用于腰部软组织损伤、椎间盘突出等的治疗。炎症引起的坐骨神经痛需配针刺相关穴位，如臀痛穴、膝痛穴、踝痛穴等。

歌诀：腰痛穴位额正中，针刺滑车上神经；定位取穴三方向，主治各种腰痛证；椎间盘出腰扭伤，腰肌劳损用之灵。

2. 胃痛穴

定位：此穴位于口角下 1 寸或下颌正中点旁开 3cm（1.5 寸）。

取穴原则：男左女右取穴。

针刺特点：针刺以三叉神经第三支产生针感为宜。

针刺方法：斜刺进针，向对侧胃痛穴平刺 1 ~ 2 寸。

手法：滞针手法。

针感：以出现局限性的酸、麻、胀为主。

功能：健脾养胃，调节胃肠，健胃消食，活血化瘀，疏肝理气；平衡心理，消炎止痛，促进溃疡愈合。

主治：急性胃炎、慢性胃炎、消化道溃疡、急性胃痉挛、膈肌痉挛，以及晕车、晕船、晕机、小儿消化不良、原发性痛经、糖尿病等。

按语：具有选穴少、针刺面积大、见效快、操作简便、易于普及等特点。临床不但用于治疗上腹部病变，还可作为慢性疾病的辅助穴位。

歌诀：胃痛穴位下颌旁，男左女右取之良；消炎止痛三叉经，胃炎痉挛与溃疡；晕车晕船与痛经，消化不良服为尚。

3. 偏瘫穴

定位：耳尖上 3cm。

取穴原则：交叉取穴。

针刺特点：针刺以耳颞神经分支或枕大神经吻合支产生针感为宜。

手法：①滞针手法：待针体刺入要求深度时，按顺时针方向捻转发生滞针，然后再按逆时针方向捻转退回针体，所产生的针感一般 30 分钟左右自行解除。②到位针刺手法：对惧针，不愿留针的患者采用的针刺手法。

针感：以出现强化性的酸、麻、胀为主。

功能：益气壮骨，化痰祛风；醒脑开窍，调节神经，调节平衡，扩张血管，解除痉挛，消炎止痛，降压降脂。

主治：脑血管意外引起的中风昏迷、偏瘫等中风后遗症、偏头痛、面神经麻痹、面瘫后遗症、面肌痉挛、三叉神经痛等。

按语：是治疗偏瘫等中风后遗症的特定穴位之一。原则上不留针。偏瘫局部组织出现粘连的患者可配患侧肩痛穴、膝痛穴，以及健侧相应穴位。

歌诀：偏瘫耳尖上一寸，交叉取穴透太阳，耳颞神经枕吻支。

4. 臀痛穴

定位：此穴位于肩关节腋外线的中点，即肩峰至腋皱襞连线的 1/2 处。

针刺特点：针刺以桡神经或上臂外侧皮神经产生针感为宜。

针刺方法：应用 3 寸毫针，针尖向腋窝中心方向斜刺 4 ~ 5cm。

手法：应用上下提插手法，针感达不到要求可采用滞针手法。

针感：以出现局限性的酸、麻、胀为主，或向肘关节、腕关节放射。

功能：活血化瘀，理气散结；消炎止痛，调节神经。

主治：臀部软组织损伤、腰椎疾患引起的坐骨神经痛、梨状肌损伤综合征、原发性坐骨神经痛、腰椎间盘脱出、急性腰扭伤、腰肌劳损。针刺该穴还可用于治疗同侧网球肘，对侧颈肩综合征、偏瘫等。

按语：臀痛穴是以部位功能命名的一个特定穴位。临床主要用于治疗臀部软组织损伤等臀部病变。此穴还是治疗坐骨神经痛的经验穴，配合膝痛穴、踝痛穴效果更加。

歌诀：臀痛穴位桡神经，坐骨神经交叉灵；梨肌损伤网球肘，臀肌损伤综合征。

5. 胸痛穴

定位：此穴位于前臂背侧，尺桡骨之间，腕关节与肘关节连线的下 1/3 处。

取穴原则：交叉取穴。

针刺特点：针刺以前臂背侧皮神经或骨间背侧神经产生针感为宜。

手法：采用上下提插法，重者可采用滞针手法。

功能：扩张冠状动脉，消炎止痛，控制血糖、血脂、血压，调节内分泌。

主治：胸部软组织损伤、肋间神经痛、非化脓性肋间软组织炎、胸膜炎、心绞痛状动脉供血不足、心律不齐、急性腰扭伤、肾病综合征、经前期紧张综合征、带状疱疹、急性胃炎、急性疱疹后遗症（即疱疹性神经痛）、慢性胃炎、膈肌痉挛等。

按语：胸痛穴是以部位功能命名的特定穴位。临床主要用于治疗胸部疾患，特别于胸部急症、痛证效果更佳，可作为临床急救穴之一。

歌诀：胸痛穴位前臂下，骨间神经需交叉；心律不齐心绞痛，带状疱疹肋间拿。

6. 踝痛穴

定位：位于前臂掌侧，腕横纹正中，即桡侧腕屈肌腱与掌长肌腱之间。

取穴原则：交叉取穴。失眠男左女右，顽固性失眠左右交替取穴或双侧同时取穴。

针刺特点：针刺以正中神经产生针感为宜。

针刺方法：1 寸毫针，直刺 0.3～0.5 寸。

手法：上下提插。

针感：以中指或食指出现放射性麻木感为主。

功能：镇静安神，消炎止痛，调节心律。

主治：踝关节软组织损伤、踝关节扭伤、跟骨骨刺、足跟痛、腕管综合征，以及心律不齐、心动过速、心动过缓、顽固性失眠等。

按语：踝痛穴是以部位功能定名的特定穴位。临床主要用于治疗踝关节病变，具有取穴少、方法简便、疗效迅速等特点，也称失眠穴、心律不齐穴。

7. 颈痛穴

定位：此穴位于手背部，握拳第 4 掌骨与第 5 掌骨之间，及指掌关节前凹陷中。

取穴原则：交叉取穴。

针刺特点：针刺以指背神经或掌侧固有神经产生针感为宜。

手法：上下提插法。

针感：以出现局部酸、麻、胀感为宜。

功能：舒筋活血，清咽利喉；消炎止痛，退热，调节神经。

主治：颈部软组织损伤、落枕、颈肩综合征、颈肩肌腱炎、颈性头痛、颈性眩晕、肋间神经痛、眶上神经痛、三叉神经痛、坐骨神经痛、肩周炎、足底痛等。

按语：颈痛穴是以穴位功能命名的特定穴位，以治疗颈椎病为主。

歌诀：颈痛腋门透中渚，指背神经交叉取；颈部病变与落枕，肋间坐骨痛可取。

8. 痛经穴

定位：在胸骨柄正中线 1/2 处，相当于第 4 肋间隙。

取穴原则：定位取穴。

针刺特点：以针刺第 4 肋间静脉的前皮支的内侧支产生针感为宜。

针刺方法：3 寸毫针向下平刺 2 寸，一步到位针刺法，待针体进入一定深度后即可出针，不提插不捻转。

针感：以局部出现酸、麻、胀为主，并向腹部和下腹部放射。

功能：温中散寒，活血化瘀；止痛退热，抑菌消炎。

主治：原发痛经、继发痛经、经前期紧张综合征、盆腔炎、阴道炎、附件炎、非特异性结肠炎、尿路感染等。

按语：痛经穴是以部位功能命名的特定穴位，临床可用于治疗妇科病证。特别对经前期综合征、原发性痛经疗效显著。但是，由于此穴取穴不便，临床中应用较少，多以胃痛穴替代。

歌诀：痛经穴位与膻中，定位取穴四肋经；向下平刺三厘米，经前紧张痛经灵。

9. 面瘫穴

定位：位于肩部，锁骨外 1/3 处斜向上 2 寸。

取穴原则：面瘫、乳突炎以交叉取穴为主，胆囊炎以同侧取穴。

针刺特点：针刺以针刺锁骨上间动静脉产生针感为宜。

针刺方法：采用 1 寸毫针，针尖向颈部方向斜刺 0.5 ~ 1 寸。

手法：上下提插手法，可滞针。

针感：针感向颈部面部放射，或局部出现酸、麻、胀。

功能：祛风通络，活血化瘀，调节神经；促进神经修复，消炎止痛。

主治：面神经麻痹、面瘫后遗症、面肌痉挛、乳突炎、流行性腮腺炎、胆囊炎等。

按语：治疗早期周围性面瘫的特定穴。由于此穴位于肺尖部，为防针刺造成气胸，临床多以鼻炎穴、牙痛穴、明目穴替代。

歌诀：面瘫肩中交叉点，乳突痉挛和面瘫；交叉取穴锁神经，对侧压痛腮腺炎。

10. 痤疮穴

定位：位于第 7 颈椎棘突下。

针刺特点：以针刺局部肌肉血管末梢神经产生针感为宜。

针刺方法：采用点刺放血疗法。局部常规消毒，采用三棱针快速点刺，挤出 3 ~ 5

滴血后以消毒棉球压迫即可。

手法：①中心点刺法：在第 7 颈椎棘突下进行快速针刺或用拇指食指将局部肌肉捏起，再点刺放血。②一线三点点刺法：在第 7 颈椎棘突下两侧 1cm 处各点刺 1 针。

针感：以针刺局部产生针感为主。

功能：调和阴阳，解毒消热；消炎抑菌，增加机体免疫力和代谢机能。

主治：痤疮、脂溢性皮炎、面部疔肿、面部色素沉着、毛囊炎、湿疹、荨麻疹、急性结膜炎、口腔炎、副鼻窦炎、扁桃体炎、急性淋巴结炎、上呼吸道感染等。

按语：痤疮穴是以局部功能命名的特定穴位，治疗面部疾病为主。痤疮穴除点刺放血疗法外，亦可采用针罐结合治疗，留罐 3 ~ 5 分钟，以拔出数滴血为宜。

歌诀：痤疮七八椎体间，定位面疗效为先；面部疔肿色沉着，五官炎症脂皮炎。

11. 肩痛穴

定位：位于腓骨小头与外踝连线的上 1/3 处，即足三里穴下 2 寸，偏外 1 寸。

取穴原则：交叉取穴。

针刺特点：针刺以腓浅神经或腓深神经产生针感为宜。

针感：似触电感，向足背、足趾和踝关节传导，出现麻胀感为宜。

手法：滞针法，上下提插针刺手法。

功能：消炎止痛，降压，醒脑，扩张血管，调节内分泌。

主治：肩关节软组织损伤、肩周炎、神经根型颈椎病、颈间肌筋膜炎、落枕、偏头痛、高血压、胆囊炎、胆石症、胆管蛔虫症、带状疱疹、肋间神经痛、急性腰扭伤、癔症性昏厥、上肢瘫痪、中暑、休克、昏迷、癫痫、精神分裂症等。

按语：肩痛穴是以部位功能命名的特定穴位，临床主要用治疗于肩关节及内脏病变为主，特别对于冠心病、心绞痛、急腹症疗效显著。该穴是平衡穴位的代表穴位，用途广泛、疗效较好。

歌诀：肩痛穴称中平穴，外丘一寸片腓侧；交叉取穴腓神经，肩部病变与落枕；胸痛腹痛与偏瘫，降压腰痛与昏厥。

12. 腹痛穴

定位：此穴位于腓骨小头前下方凹陷中（阳陵泉处）。

取穴原则：病变定位时采用交叉取穴。一般情况下，腹痛穴以男左女右取穴；病情危重时，采取双侧同时取穴。

针刺特点：针刺以腓总神经或腓深神经、腓浅神经产生针感为宜。

手法：上下提插可捻转滞针。

功能：通经活络，理气降逆，健脾和胃，扶正培元；增加胃肠蠕动，消炎利胆，消炎止痛，调节血压、血糖、血脂，抗衰老，增加机体免疫力。

主治：急性胃炎、急性肠炎、急性阑尾炎、急性胃痉挛、急性胰腺炎、急性胆囊炎、急性肠梗阻、冠状动脉供血不足、冠心病心绞痛、肋间神经痛、急性肝炎、慢性肝炎、肝硬化、糖尿病、白细胞减少症、高血压、低血压、高脂血症、过敏性哮喘、急性荨麻疹、前列腺炎等；也可用于日常保健。

按语：腹痛穴是以穴位功能定名的特定穴位，临床主要用于治疗急腹症，但对胃穿孔、坏死性肠梗阻、胰腺炎等重症急腹症患者，应在明确诊断的前提下，积极实施其他综合治疗措施；也可用于中老年人日常保健和慢性病的康复。

歌诀：腹痛穴位腓头下，胃炎肠炎阑尾炎；腓总神经取两侧，降糖降脂与降压。

13. 过敏穴

定位：位于屈膝位的髌骨上角上 2 寸处，股四头肌内侧隆起处。

取穴原则：交替取穴。

手法：上下提插，对体虚患者可配合捻针滞针。

针感：以局部针感为主。

功能：定喘，止痛，止麻，抗过敏，增加机体抵抗力。

主治：支气管哮喘、急性荨麻疹、风疹、湿疹、皮肤瘙痒、牛皮癣、神经性皮炎、月经不调、痛经、闭经、功能性子宫出血、尿路感染、慢性肾炎等。

按语：主治过敏性疾病及痛经等妇科疾病。

歌诀：过敏穴为血海选，瘙痒湿疹牛皮癣；痛经闭经妇科病，股部外侧皮神经。

14. 肘痛穴

定位：位于髌骨与髌韧带两侧的凹陷中。

取穴原则：交叉取穴。

针刺特点：针刺以股神经前皮支及肌支产生针感为宜。

针感：以局部针感为主。

针刺方法：一步到位针刺法，不提插，待针体进入一定深度后即可出针。

功能：活血化瘀，通经活络，理气；消炎止痛。

主治：肘关节软组织损伤、肱骨外上髁炎、肱骨内上髁炎、不明原因的肘关节疼痛，以及偏瘫、荨麻疹、踝关节扭伤等。

按语：内上髁炎取外侧肘痛穴，外上髁炎取内侧肘痛穴。

歌诀：肘痛穴为膝双眼，肘部损伤病变选，交叉取穴股前支，膝部病变对应点。

15. 头痛穴

定位：此穴位于足背第 1、第 2 趾骨结合之前凹陷中，太冲与行间之间。

取穴原则：交叉取穴。发病时间短者，男左女右取穴；发病时间长者则采用左右交替取穴。

针刺特点：针刺以趾背神经产生针感为宜。

手法：上下提插，可采用滞针法。

针感：以出现局限性酸、麻、胀为主。

功能：活血化瘀，疏肝理气，健脾和胃，醒脑开窍；消炎止痛，解痉，降压，缓解胆管括约肌痉挛等。

主治：偏头疼、神经性疼痛、血管性头疼、颈性头痛、高血压性头痛、低血压性头痛、副鼻窦炎头痛、外感头痛等；临床还可用于治疗近视、青光眼、手指震颤、血小板减少、急性肝炎、神经衰弱、胆囊炎等。

按语：此穴临床用于治疗头部病变为主。

歌诀：头痛穴为脚趾中，趾背足底内神经；交叉取穴来取穴，头痛病变用之灵。

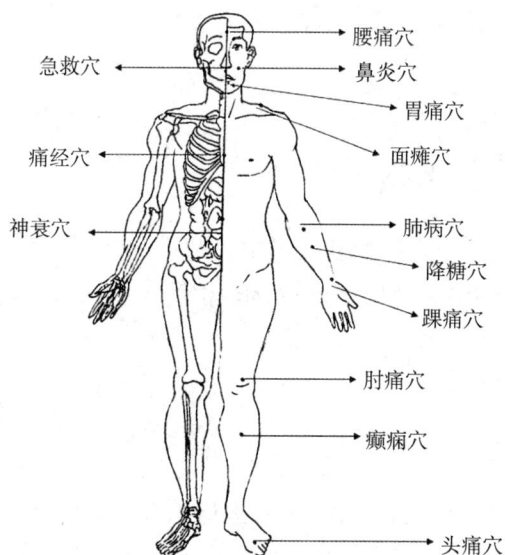

急救穴

痛经穴

神衰穴

腰痛穴
鼻炎穴
胃痛穴
面瘫穴
肺病穴
降糖穴
踝痛穴
肘痛穴
癫痫穴
头痛穴

图 4-24　平衡针灸前面图

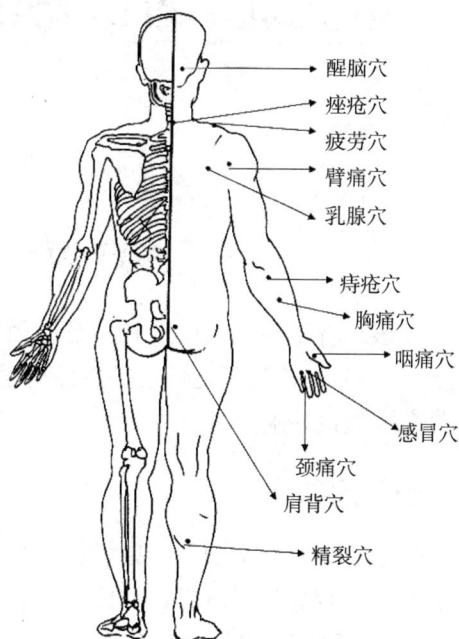

醒脑穴
痤疮穴
疲劳穴
臂痛穴
乳腺穴
痔疮穴
胸痛穴
咽痛穴
感冒穴
颈痛穴
肩背穴
精裂穴

图 4-25　平衡针灸后面图

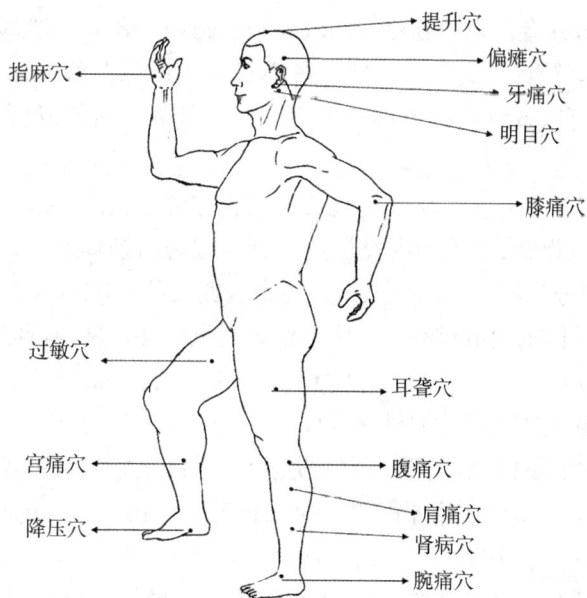

指麻穴

过敏穴

宫痛穴

降压穴

提升穴
偏瘫穴
牙痛穴
明目穴
膝痛穴
耳聋穴
腹痛穴
肩痛穴
肾病穴
腕痛穴

图 4-26　平衡针灸侧面图

第五章　古医籍中的针刺方法 ▷▷▷▷

第一节 《内经》论刺法

　　我国现存最早的医学典籍《黄帝内经》包括《素问》和《灵枢》两部分。《灵枢》又名《针经》，论述了九针及针刺补泻法、针刺得气、守神等针灸相关内容，奠定了早期针灸的理论基础。

一、论九针

　　《灵枢·九针十二原》曰："九针之名，各不同形。一曰镵针，长一寸六分；二曰员针，长一寸六分；三曰鍉针，长三寸半；四曰锋针，长一寸六分；五曰铍针，长四寸，广二分半；六曰圆利针，长一寸六分；七曰毫针，长三寸六分；八曰长针，长七寸；九曰大针，长四寸。镵针者，头大末锐，去泻阳气；员针者，针如卵形，揩摩分间，不得伤肌肉，以泻分气；鍉针者，锋如黍粟之锐，主按脉勿陷，以致其气；锋针者，刃三隅，以发痼疾；铍针者，末如剑锋，以取大脓；圆利针者，大如氂，且员且锐，中身微大，以取暴气；毫针者，尖如蚊虻喙，静以徐往，微以久留之而养，以取痛痹；长针者，锋利身薄，可以取远痹；大针者，尖如梃，其锋微员，以泻机关之水也。九针毕矣。"

　　想要了解古代针具的长短，掌握与现代的换算方法是关键。据《骨度研究》并结合战国时代周尺制考证得知，《黄帝内经》用尺制为战国时期周制尺，1尺约等于现代公制19.91cm。另有部分学者持不同观点，认为秦与西汉的1尺相当于23.1cm，显然，此差异是由于考据的时代不同造成的。所以，结合周尺制和秦尺制可以推出，《黄帝内经》中的1尺等于现行19.91~23.1cm，即1分等于1.99~2.31mm（为2.0~2.3mm）。根据这一度量标准，推算九针长度更加科学合理。

　　《灵枢·官针》云："凡刺之要，官针最妙。九针之宜，各有所为，长、短、大、小，各有所施也。不得其用，病弗能移。疾浅针深，内伤良肉，皮肤为痈；病深针浅，病气不泻，支为大脓。病小针大，气泻太甚，病必为害；病大针小，气不泄泻，亦复为败。失针之宜，大者泻，小者不移……病在皮肤无常处者，取以镵针于病所，肤白勿取。病在分肉间，取以员针于病所。病在经络痼痹者，取以锋针。病在脉，气少当补之者，取以鍉针于井荥分输。病为大脓者，取以铍针。病痹气暴发者，取以圆利针。病痹气痛而不去者，取以毫针。病在中者，取以长针。病水肿不能通关节者，取以大针。病在五脏固居者，取以锋针，泻于井荥分输，取以四时。"

《灵枢·九针论》云："黄帝曰：敢问九针焉生，何因而有名？岐伯曰：九针者，天地之大数也，始于一而终于九。故曰：一以法天，二以法地，三以法人，四以法时，五以法音，六以法律，七以法星，八以法风，九以法野。黄帝曰：以针应九之数，奈何？岐伯曰：夫圣人之起天地之数也，一而九之，故以立九野。几而九之，九九八十一，以起黄钟数焉，以针应数也。一者天也。天者阳也。五脏之应天者肺，肺者五脏六腑之盖也，皮者肺之合也，人之阳也。故为之治针，必以大其头而锐其末，令无得深入而阳气出。二者地也。地者土也，人之所以应土者，肉也。故为之治针，必筒其身而员其末，令无得伤肉分，伤则气得竭。三者人也。人之所以成生者，血脉也。故为之治针，必大其身而员其末，令可以按脉勿陷，以致其气，令邪气独出。四者时也。时者，四时八风之客于经络之中，为瘤病者也。故为之治针，必筒其身而锋其末，令可以泻热出血，而痼疾竭。五者音也。音者，冬夏之分，分于子午，阴与阳别，寒与热争，两气相搏，合为痈脓者也。故为之治针，必令其末如剑锋，可以取大脓。六者律也。律者，调阴阳四时而合十二经脉，虚邪客于经脉而为暴痹者也。故为之治针，必令尖如氂，且员其锐，中身微大，以取暴气。七者星也。星者，人之七窍，邪之所客于经，舍于络，而为痛痹，舍于经络者也。故为之治针，令尖如蚊虻喙，静以徐往，微以久留，正气因之，真邪俱往，出针而养者也。八者风也。风者，人之股肱也。八正之虚风，八风伤人，内舍于骨解腰脊腠理之间为深痹也。故为之治针，必长其身，锋其末，可以取深邪远痹。九者野也。野者，人之节解皮肤之间也。淫邪流溢于身，如风水之状，而溜不能过于机关大节者也。故为之治针，令尖如梃，其锋微员，以取大气之不能过于关节者也。"

本段主要论述了九针（表5-1）的形状及其主治证候：

1. 镵针　《灵枢·九针论》云"镵针者，取法于布针，去末寸半，卒锐之"，说明镵针是效仿布针的样式制成的针头大、针尖突出锐利如箭头状的针具，长 32～36.8mm，基于这一外形特点，镵针适用于浅刺，"主热在头身也"，以泄肌表的邪热。因肺在外，合于皮毛，所以其主治肺经之病变。后来逐渐演变为皮肤针。

2. 圆针　模仿絮针的外形而制，针身圆直如竹状管，针尖卵圆形，长度同镵针，用于按摩，主"病在分肉间"，通过手法按摩以泄泻分肉之间的邪气。五脏中脾主肌肉，故主治脾经疾患。

3. 鍉针　是九针中较长者，仿照黍粟的形状，圆而微尖，针尖像小米粒一样微圆，长 70～80mm。"主按脉取气，令邪出"，用以推压按摩经脉，行气活血，以祛邪外出。另外，《灵枢·官针》云"病在脉，气少，当补之者，取之鍉针于井荥分输"，认为脉气不足引起的虚证亦可用鍉针按摩各经的五俞穴。

4. 锋针　亦是效仿絮针的样式而制，该针具针锋锐利三面有刃，即现在临床中的三棱针的前身。"主痈热出血"，主治痈疡热毒之证；另有"病在经络痼痹者……病在五脏固居者，取以锋针，泻于井荥分输"，表明亦可主治病在经络痹阻已久的顽疾和病在五脏的疑难杂症。

5. 铍针　与其他针具不同的是，铍针具有一定的宽度，长度也仅次于长针。这一特点决定其功用"病为大脓者，取其铍针"，主治寒热两气搏结，形成痈肿化脓的病证，适用于切开排脓，排除痈毒。

6.圆利针 其形状细长如马尾，针尖稍大而针身小，深刺最为适宜，故"主取痈痹者也"，用于痈肿、痹证、急性病等较为急重的疾患。

7.毫针 《灵枢·九针十二原》中比喻其针尖细如虻虫的嘴，其纤细程度可见一斑。由于毫针属于九针中极细者，故在针刺时可静候其气缓慢进针，轻微提插，久留针以治疗人体孔窍的疾病和邪客于络脉的寒痹证。

8.长针 顾名思义以其七寸的长度著称，针锋锐利，针身薄。因其独特的长度特征可针入关节深部，用于治疗邪气深入之久痹，《灵枢·官针》之"病在中者，取以长针"正是此意。

9.大针 针身粗大而头尖，其行如仗，针尖微圆，古代医家利用其粗度来泻关节的积水，主治水气不通、关节积水成肿的病证。

表 5-1 《黄帝内经》九针表

名称	尺寸	形状	用途
镵针	1.6寸	头大末锐，去末寸半，卒锐之，形如箭头	主病在皮肤无常处，热在头身者，浅刺皮肤，去泄阳气
圆针	1.6寸	身如圆柱形，针如卵形	主分肉间的邪气，揩摩体表，不伤肌肉
鍉针	3.5寸	针身较大，针头如黍粟状，圆而微尖	主病在脉，气少，当补者，按脉勿陷，以泻邪气
锋针	1.6寸	针身圆柱形，针头锐利，三面有锋棱	主痈病痼疾，泄热出血
铍针	长4寸，宽2.5寸	形如剑，锋利	主脓肿外症，切开排脓
圆利针	1.6寸	圆而且锐，针头微大，针身反小	主痹证，痹气暴发者，可深内
毫针	3.6寸	纤细如毫毛，针尖如蚊虻喙	主寒热痛痹，静以徐往，微以久留之而养
长针	7寸	针身最长，针锋锐利	主深邪远痹，深刺
大针	4寸	针尖如梃，其锋微圆	主病水肿，大气不能过于关节者，泄水、后人用作治痈肿

附：九针的发展

九针的形状和功用不同，启示临床应按照不同的病证而选用相应的针具，即"病不同针，针不同法"。然而，随着时间的推移和针灸临床技术的不断进步，九针亦有众多演变。如现代应用最为广泛的毫针，临床上为适应不同的体质、部位和病证的需要制备长短、粗细型号各异的针具。毫针加长则演变为长针，进一步发展成现代针身细长、形如麦芒、针体长度 17~25cm 的芒针，用于深刺腧穴治疗疾病。毫针加粗后演变为大针，大多作为火针使用，具有温经散寒、通经活络的作用。锋针发展为现在的三棱针，为临床中瘀血及疼痛性疾病所常用。铍针又被称为剑针，是外科临床必备的针具。后人在古代圆利针的基础上结合西医学解剖知识和针灸"合谷刺法"创立圆利针法，为软组织损伤这一疼痛性疾病开辟了全新的治疗领域。鍉针即近代所言推针，两者目前临床常用于皮肤浅表的推压和按摩。同时，随着针具外形的改变，其材质也逐渐由钢铁或金银发展为普遍使用的不锈钢材料，在韧性和硬度方面达到了良好的契合，并且廉价实用。

二、论补泻

（一）补泻原则、依据

1. 补泻原则　《素问·八正神明论》云："黄帝问曰：用针之服，必有法则焉，今何法何则？岐伯对曰：法天则地，合以天光。帝曰：愿卒闻之。岐伯曰：凡刺之法，必候日月星辰，四时八正之气，气定乃刺之。是故天温日明，则人血淖液而卫气浮，故血易泻，气易行；天寒日阴，则人血凝泣而卫气沉。月始生，则血气始精，卫气始行；月郭满，则血气实，肌肉坚；月郭空，则肌肉减，经络虚，卫气去，形独居。是以因天时而调血气也。是以天寒无刺，天温无疑，月生无泻，月满无补，月郭空无治，是谓得时而调之。因天之序，盛虚之时，移光定位，正立而待之。故曰：月生而泻，是谓藏虚，月满而补，血气扬溢，络有留血，命曰重实；月郭空而治，是谓乱经。阴阳相错，真邪不别，沉以留之，外虚内乱，淫邪乃起。"

本段经文强调了自然界日月变化对人体气血的影响。气候温暖天气晴朗时，人体气血运行通畅，卫气输布于人体体表；气候寒冷天气阴沉的时候，人体气血运行滞涩，卫气内敛于人体内。月初之时，人体气血开始生发；月中之时，人体气血旺盛；月末之时，人体气血虚衰。因此在针刺时，要顺应这一规律，做到"天寒无刺，天温无疑，月生无泻，月满空无治"，以免损正、留邪，加重病情。

《灵枢·九针十二原》云："凡用针者，虚则实之，满则泄之，宛陈则除之，邪胜则虚之。《大要》曰：徐而疾则实，疾而徐则虚。言实与虚，若有若无。察后与先，若存若亡。为虚与实，若得若失。虚实之要，九针最妙，补泻之时，以针为之。泻曰：必持内之，放而出之，排阳得针，邪气得泄。按而引针，是谓内温，血不得散，气不得出也。补曰：随之，随之，意若妄之。若行若按，如蚊虻止，如留如还。去如弦绝，令左属右，其气故止，外门已闭，中气乃实，必无留血，急取诛之。"

本段经文针对虚证、实证、郁阻提出了"虚则实之，满则泄之，宛陈则除之，邪盛则虚之"的治疗原则和徐疾补泻之法，并具体说明了补泻的要求。泻法的操作要领在于快进针、慢出针、摇大针孔，使"邪气得泄"；补法的操作要领在于慢进针、快出针、按闭针孔，令"中气乃实"，这就是针刺补泻的依据。同时，其提出判断虚实的依据为"若有若无"；补泻后的治疗标准是"若得若失"。

2. 补泻依据　《灵枢·终始》云："凡刺之道，气调而止。补阴泻阳，音气益彰，耳目聪明，反此者，血气不行。所谓气至而有效者，泻则益虚。虚者，脉大如其故而不坚也。坚如其故者，适虽言故，病未去也。补则益实。实者，脉大如其故而益坚也。夫如其故而不坚者，适虽言快，病未去也。故补则实，泻则虚。痛虽不随针，病必衰去。必先通十二经脉之所生病，而后可得传于终始矣。故阴阳不相移，虚实不相倾，取之其经。"

本段论述"凡刺之道，气调而止"的原理。针刺治病的机理即调气，补虚泻实以调阴阳是针刺调气的主要方法，产生这种针刺效应的标志是气至，提出判断气至的方法是针刺前后脉象的变化。

《灵枢·四时气》云："黄帝问于岐伯曰：夫四时之气，各不同形，百病之起，皆有所生，灸刺之道，何者为定？岐伯答曰：四时之气，各有所在，灸刺之道，得气穴为定。故春取经、血脉、分肉之间，甚者深刺之，间者浅刺之；夏取盛经、孙络，取分间，绝皮肤；秋取经俞，邪在腑，取之合；冬取井荥，必深以留之。"

本段经文论述四时的灸刺方法，四时气候变化对人体气血有不同的影响，针灸治疗应根据不同季节，选取适当穴位，运用不同刺法。春季宜取络脉，病轻浅刺，病重深刺；夏季多用阳经穴位，刺孙络；秋季多取五输穴中的经穴、输穴，如邪在腑可取合谷；冬季因病邪易于深伏，除取井穴、荥穴外，还应深刺留针。

（二）补泻手法

1. 迎随补泻 《灵枢·九针十二原》云："往者为逆，来者为顺，明知逆顺，正行无问。逆而夺之，恶得无虚？追而济之，恶得无实？迎之随之，以意和之，针道毕矣。"

此段指出针刺的原则是"逆而夺之""追而济之""迎之随之，以意和之"。对于迎随，后世大多宗于《难经》，发展为深浅迎随、针向迎随、流注盛衰时间迎随、补母泻子迎随等。现代虽多以针向迎随为补泻，但在临床上很少单独使用。迎随意指逆顺，这既是补泻法的原则，又可概括各种补泻法为迎随。

《灵枢·小针解》云："针以得气，密意守气，勿失也。其来不可逢者，气盛不可补也；其往不可追者，气虚不可泻也……知其往来者，知气之逆顺盛虚也……往者为逆者，言气之虚而小，少者逆也。来着为顺者，言行气之平，平者顺也。明知逆顺……迎而夺之者泻也，追而济之者补也。"

由此可见，迎随不是具体的补泻针刺法。各种具体的针刺补泻法都要依据人体经气的盛衰、大小、逆顺、阴阳、脏腑的部位而采取邪实"逆而夺之"，逆其气，折其势；正虚"迎而济之"，顺其气，扶正气的方法来达到补虚泻实的目的。

2. 徐疾补泻 《灵枢·九针十二原》之"徐而疾则实……疾而徐则虚""刺之微，在速迟"主要指出，针刺补泻的微妙之处，在于对针刺速度的把握。进针时，缓慢进针而快速出针为补，快速进针而缓慢出针为泻。《灵枢·官能》云："是故工之用针也，知气之所在，而守其门户，明于调气，补泻所在，徐疾之意，所取之处。"由此可见，《黄帝内经》把徐疾作为针刺补泻具体操作的基本原则。

3. 捻转补泻 《灵枢·官能》云："泻必用员，切而转之，其气乃行，疾而徐出，邪气乃出，伸而迎之，摇大其穴，气出乃疾。补必用方，外引其皮，令当其门，左引其枢，右推其肤，微旋而徐推之，必端以正，安以静，坚心无解，欲微以留，气下而疾出之，推其皮，盖其外门，真气乃存。用针之要，无忘其神。"

关于捻转在补泻中的应用，这段讲得比较详细。泻法时"切而转之"，补法时"微旋"；泻法转动针身时，用力大、角度大、速度也快，而补法只是微旋针身，用力轻、角度小、速度也慢，说明捻转也有徐疾不同的用针速度。从上述引文可看出，捻转的泻法一定要与针的疾进徐出同用，只有这样，才能使"其气乃行""气出乃疾"。另外，捻转的补法一定要与针的徐推疾出同用，以使"真气乃存"。这段引文的核心是徐疾的提插法，捻转只是协同提插完成引阳气之入深，或引邪气之外达。操作时，拇指向前捻结合下按（插），拇指向后捻结合上提，左右捻转和上下提插一样，反复操作。以拇指和食指末节的指腹部来回转针，有进有退，从用力轻重和速度的快慢来区分补泻，而不是单方向的连续捻转。《黄帝内经》对于捻转针法的描述很少，这与所处时代的针具结构有关。当时的毫针针柄是扁四棱形，操作时不可能用拇、食指搓动针柄使之做360°甚至更大角度的转动，只能行180°以下的微旋或转动针身。宋代以后，毫针的针柄制成了圆柱形，从而促进了捻转针法的发展。

4. 提插补泻　《灵枢·官能》云："泻必用员，切而转之，其气乃行，疾而徐出，伸而迎之，摇大其穴，气出乃疾。补必用方，外引其皮，令当其门，左引其枢，右推其肤，微旋而徐推之，必端以正，安以静，坚心无解，欲微以留，气下而疾出之，推其皮，盖其外门，真气乃存。用针之要，无忘其神。"

本段经文的"伸"与"推"，"内"与"出"都是提插之意，泻法着重"伸而迎之"的提针手法，但它是在"疾内徐出"的基础上实施的；补法着重"徐推之"慢慢插针的操作手法，但仍要结合"疾出之"来实现"真气乃存"。此段经文与《灵枢·小针解》之"徐而疾则实，言徐内而疾出也；疾而徐则虚，言疾内而徐出也"的主张是一致的。徐疾补泻需结合具体的提插法，只有这样，才能实现引阳气深入或引邪气外出的目的。

5. 开阖补泻　《灵枢·终始》云："一方实，深取之，稀按其痏，以极出其邪气；一方虚，浅刺之，以养其脉，疾按其痏，无使邪气得入。"

综上所述，开阖补泻具体的操作方法为：①补法：在施针引阳入深后，出针时疾按针孔，使"真气乃存""以养其脉"，达到补的作用。②泻法：在施针伸而迎之，摇大针孔，使"极处其邪气"，达到泻邪的目的。这实际上是对针刺所产生的引阳入深、引阴外出而采取的一种辅助措施，以进一步达到补泻的效果，而开阖本身并不能直接产生补或泻的效果。

6. 呼吸补泻　《素问·离合真邪论》云："吸则内针，无令气忤；静以久留，无令邪布；吸则转针，以得气为故；候呼引针，呼尽乃去；大气皆出，故名曰泻。帝曰：不足者补之，奈何？岐伯曰：必先扪而循之，切而散之，推而按之，弹而怒之，抓而下之，通而取之，外引其门，以闭其神。呼尽内针，静以久留，以气至为故，如待所贵，不知日暮，其气以至，适而自护，候吸引针，气不得出；各在其处，推阖其门，令神气存，大气留止，故名曰补。"

本段经文论述的呼吸补泻要领已成为后世遵循的呼吸补泻法则。具体操作：当患者吸气时进针、转针，呼气时退针，为泻法；相反呼气时进针、转针，吸气时退针，为补法。在进出针时配合患者的呼吸，符合迎随补泻总则，故称为呼吸补泻法。元、明时期的针灸家还以呼吸配合提插及左右转针，如左转配合呼气，右转配合吸气等。这时期的针灸家还主张，医师的针刺手法操作应主动地配合患者的自然呼吸，称为自然呼吸；而要求患者的呼吸被动地配合医师针刺手法的操作，则称为使然呼吸，即医师根据自己的手法操作，随时发出命令，要求患者呼气或吸气来配合意识对毫针的提插或者捻转。呼吸除用于配合补泻以外，还用于配合候气和催气，如缓慢而深沉的腹式呼吸有助于针感的传导。呼吸补泻采用鼻吸口呼、泻法采用口吸鼻呼有助于诱导针下产生凉、热针感，另外，在进针、出针时配合呼吸，还可以减轻针刺的痛感。

三、论刺法

1. 五刺　《灵枢·官针》云："凡刺有五，以应五脏。一曰半刺，半刺者，浅内而疾发针，无针伤肉，如拔毛状，以取皮气，此肺之应也。二曰豹纹刺，豹纹刺者，左右前后针之，中脉为故，以取经络之血者，此心之应也。三曰关刺，关刺者，直刺左右，尽筋上，以取筋痹，慎无出血，此肝之应也。或曰渊刺，一曰岂刺。四曰合谷刺，合谷刺者，左右鸡足，针于分肉之间，以取肌痹，此脾之应也。五曰输刺，输刺者，直入直出，深内之至骨，以取骨痹，此肾之应也。"

"五刺"是针对五脏有关病变提出的，是将五脏应合五体（皮、脉、筋、肉、骨）的关系分成五种刺法，又名五脏刺（表5-2）。①半刺：是浅刺于皮肤，出针快，好像拔出毫毛一样。因其刺入极浅，不适全刺，故称半刺，主要作用是宣泄浅表部的邪气。因肺主皮毛，故和肺脏相应，临床上适宜治疗风寒束肺之发热咳嗽、喘息等和肺脏有关的疾病以及某些皮肤病。近代用皮肤针刺小儿时多用此法。这种刺法与九刺中的毛刺相类似。②豹纹刺：是一种以穴位为中心散刺出血的刺法。因其针刺出血点多，形如豹纹，故称豹纹刺。此法与九刺中的络刺、十二刺中的赞刺同属浅刺出血的方法。因心主血脉，故本法与心气相应，能治红肿热痛之病证。③关刺：多在关节附近的肌腱上进行针刺，因为筋会于节，四肢肌肉的近端都在关节附近，故名关刺，可治疗痹证。由于肝主筋，故与肝脏相应。关刺因针刺较深，故须注意不宜伤脉出血。④合谷刺：针刺肌肉较丰厚处，进针后，退至浅层又依次再向两旁斜刺，形如鸡爪的分叉。本法刺于分肉之间，脾主肌肉，故能应合脾气，临床上用于治疗痹证。⑤输刺：是一种直进针、直出针、深刺至骨骼的一种刺法，与十二刺中的短刺、输刺相类似。"输"，是内外输通的意思，故称输刺。由于肾主骨，故和肾气相应，用于治疗骨痹。

表5-2　《黄帝内经》五刺表

名称	方法	内应五脏
半刺	浅刺、疾出，以取皮气	肺
豹纹刺	多散刺，出血中脉	心
关刺	刺尽筋上	肝
合谷刺	刺分肉间，一针多向斜刺	脾
输刺	直入直出，深刺至骨	肾

2. 九刺　《灵枢·官针》云："凡刺有九，以应九变。一曰输刺，输刺者，刺诸经荥俞脏俞也。二曰远道刺，远道刺者，病在上，取之下，刺腑输也。三曰经刺，经刺者，

刺大经之结络经分也。四曰络刺，络刺者，刺小络之血脉也。五曰分刺，分刺者，刺分肉之间也。六曰大泻刺，大泻刺者，刺大脓以铍针也。七曰毛刺，毛刺者，刺浮痹皮肤也。八曰巨刺，巨刺者，左取右，右取左。九曰焠刺，焠刺者，刺燔针则取痹也。"

"九刺"的主要内容是讨论九类不同性质的病变应用九种不同的刺法（表5-3）。①输刺：是五脏疾病的针治方法，由于突出针刺本输穴和背俞穴的作用，故称为输刺，其取五脏经脉肘膝关节以下的荥穴和输穴及五脏的背俞穴针刺治疗。②远道刺：是上病下取、循经远取的一种针刺方法。腑输原指六腑在足三阳经的下合穴，一般适宜于治疗六腑的疾病。六腑之合均在足三阳经，腑在躯干，位居下肢支上方，内腑有病而取合穴施治，故曰："病在上，取之下。"此外，因足三阳经脉从头走足相隔已远，故称远道刺。这种选穴方法目前临床颇为常见，如胃病取足三里，胆病取阳陵泉，大肠病取上巨虚，小肠病取下巨虚，膀胱病取委中，三焦病取委阳。从广义上看，凡头面、躯干、脏腑的病证，刺四肢肘膝关节以下的穴位都可以称为远道刺，如头痛取太冲、至阴，齿痛取合谷、内庭等。③经刺：是指针刺经脉所过部位中气血瘀滞不通结聚之处。这种刺法主要治疗经脉本身的病变，单独取用病经的输穴治疗，故称经刺。④络刺：是浅刺体表瘀血的细小络脉使其出血的一种方法。由于这种刺法以刺血络为主，故称络刺，又称刺络，多用于治疗热证、实证。目前，临床上所采用的各种浅刺放血法，如三棱针、皮肤针、滚筒重刺出血法等均属于本法的范畴，刺络拔罐就是在本法基础上配合拔罐的一种方法。⑤分刺：是针刺直达分肉的一种刺法，分肉指附着于骨骼部的肌肉，用于治疗痹证、痿症、陈伤等。⑥大写刺：是切开引流、排脓放毒、泄水的刺法，可治疗外科痈肿等症。"写"即"泻"，排除、泻出之意，故称大写刺。⑦毛刺：因浅刺在皮毛，故称毛刺。古时用镵针，现代临床应用皮肤针、滚筒刺等工具。⑧巨刺：是一种左病取右、右病取左、左右交叉取穴施治的方法。由于经脉在人体大都有左右交会的输穴，如手足三阳经皆在督脉的大椎穴交会，足三阴经也都在左右交会在任脉的中极、关元穴，因而脉气能左右交贯，故左经有病取右经的腧穴也能有效。"巨"字有可能是"互"字的传写错误。⑨焠刺：是将针烧红刺入体表的一种方法，用来治疗寒痹、阴疽等病证。

表 5-3　《黄帝内经》九刺表

名称	方法	取穴
输刺	刺诸经荥输、藏输	取荥穴、输穴、背俞穴
远道刺	病在上、取之下，刺府输	上病下取
经刺	刺大经之结络经分	刺大经
络刺	刺小络之血脉	刺血络
分刺	刺分肉之间	刺肌肉
大写刺	刺大脓，以铍针	泻脓、泄水
毛刺	刺浮痹皮肤	皮肤浅刺
巨刺	左病取右，右病取左	左右交叉取穴
焠刺	刺燔针取痹	烧针后刺，随痛处取穴

3. 十二刺 《灵枢·官针》云："凡刺有十二节，以应十二经。一曰偶刺，偶刺者，以手直心若背，直痛所，一刺前，一刺后，以治心痹，刺此者，傍针之也。二曰报刺，报刺者，刺痛无常处也，上下行者，直内无拔针，以左手随病所按之，乃出针，复刺之也。三曰恢刺，恢刺者，直刺傍之，举之前后，恢筋急，以治筋痹也。四曰齐刺，齐刺者，直入一，傍入二，以治寒气小深者。或曰三刺，三刺者，治痹气小深者。五曰扬刺，扬刺者，正内一，傍内四，而浮之，以治寒气之博大者也。六曰直针刺，直针刺者，引皮乃刺之，以治寒气之浅者也。七曰输刺，输刺者，直入直出，稀发针而深之，以治气盛而热者也。八曰短刺，短刺者，刺骨痹，稍摇而深之，致针骨所，以上下摩骨也。九曰浮刺，浮刺者，傍入而浮之，以治肌急而寒者也。十曰阴刺，阴刺者，左右卒刺之，以治寒厥；中寒厥，足踝后少阴也。十一曰傍针刺，傍针刺者，直刺傍刺各一，以治留痹久居者也。十二曰赞刺，赞刺者，直入直出，数发针而浅之出血，是谓治痈肿也。"

"十二刺"是根据病变的深浅、轻重等不同，提出刺浅、刺深和发针轻重，以及应用不同的针刺角度，以适应十二经各种病证的治疗（表5-4）。①偶刺：医者一手按前心，相当于胸部募穴，一手按其后背，相当于相应的背俞穴处，当前后有压痛之处进针。这种一前一后，阴阳对偶的针法，称为偶刺，又称阴阳刺。临床上对脏腑病痛以胸腹部募穴和背俞穴相配同刺的方法均属偶刺。②报刺："报"，亦作"复"，即出针后复刺的意思，是治疗游走性病痛的针刺方法，针刺患者所痛之处，施行手法后，询问患者针处是否痛止，疼痛是否游走，然后在他处再下针。③恢刺：专对筋肉拘急痹痛的部位四周针刺。先从旁刺入，得气后，令患者做关节活动，不断更换针刺方向，以疏通经气、舒缓筋急。④齐刺：正中先刺1针，并于两旁各刺1针，三针齐用，故名齐刺。这种刺法与恢刺相反，恢刺为一穴多刺或多向刺，齐刺为三针集合，故又称三刺。齐刺治疗病变范围较小而部位较深的病证。⑤扬刺：在穴位正中先刺1针，然后在穴位上下各浅刺1针，所刺部位较为分散，故称扬刺。《黄帝内经太素》中，将"扬刺"作"阳刺"，与阴刺相对，适用于治疗寒气浅而面积较大的痹证。近代梅花针叩刺法，即由扬刺发展演变而来。⑥直针刺：先夹持捏起穴位的皮肤，然后将针沿皮下刺入，"直"就是直对病所的意思，现多称沿皮刺或横刺，适用于治疗浅表络脉等部位的病证。⑦输刺：垂直刺入较深处候气，得气后慢慢将针退出，为从阴引阳、疏泄热邪的一种手法，以泄病邪，故称输刺。⑧短刺："短"是接近的意思，是慢慢进针稍摇动其针而深入的刺法，在近骨之处将针上下轻轻捻转，适用于治疗骨痹等深部病证。⑨浮刺：是斜针浅刺的一种针刺方法，适用于治疗肌肉寒、急病证。近代应用的皮内针法就是此种针刺方法的演变。浮刺和扬刺同属浅刺法，但是扬刺为多针而浅刺，浮刺是少针而浅刺。⑩阴刺：是左右两侧穴位同用的刺法，如下肢寒厥，可同刺左右两侧的足少阴肾经太溪穴，以治疗阴寒。近代多用左右两侧同名穴位相配针刺而治疗疾病。⑪傍针刺：先直刺1针，再在近旁斜向加刺1针，由于正傍配合而刺，故称傍针刺。这种刺法多应用于压痛比较明显，而且固定不移，久久不愈的痹证。傍针刺与齐刺相类似，均可疏通局部压痛处，通经活络，二者临床上可以相互参用。⑫赞刺："赞"是赞助其消散的意思，直入直出，刺入浅而出针快，是连续分散浅刺出血的刺法，用于治疗痈肿、丹毒等病证。本法与九刺中的络刺、五刺中的豹纹刺均属放血刺法，只是归类不同（表 5-4）。

表 5-4　《黄帝内经》十二刺表

名称	方法	主治病证
偶刺	前后配刺	心痹
报刺	刺而再刺	痛无常处
恢刺	多向刺，活动关节	筋痹
齐刺	三针同用	寒痹小深者
扬刺	五针同用	寒痹大深者
直针刺	沿皮刺	寒痹之浅者
输刺	提插深刺	气盛而热者
短刺	近骨刺	骨痹
浮刺	肌肉斜刺	肌肤急而寒
阴刺	左右同用	寒厥
傍针刺	两针同用	留痹久居者
赞刺	多针浅刺出血	痈肿

第二节　《难经》论刺法

《难经》是一部阐述《黄帝内经》中有关脉学、经络、脏腑、腧穴、针法等内容的著作，全书采用质疑问难的形式，共分八十一难，其中第六十九难至八十一难主要讨论针法及补泻的运用。《难经》进一步丰富了《黄帝内经》的理论，对后世刺法学术的发展有重要影响。

一、荣卫补泻

《难经·六十七难》曰："何谓补泻？当补之时，何所取气？当泻之时，何所置气？然：当补之时，从卫取气；当泻之时，从荣置气。其阳气不足，阴气有余，当先补其阳，而后泻其阴；阴气不足，阳气有余，当先补其阴，而后泻其阳，荣卫通行，此其要也。"

本难论述了荣卫补泻的针刺方法和先后步骤。卫为阳，行于脉外，其位较浅；荣为阴，行于脉中，其位较深。先刺卫分得气后，再深入以纳气至虚处为补法；先刺营分得气后，再引气浅出，以散放于外为泻法。因此，荣卫补泻也属于深浅补泻法。本难根据营卫理论，发展了《内经》补泻法。"得气因推而内之，是谓补；动而伸之，是谓泻"，说明针下得气后，由浅向深插，从卫取气，引气内入，以扶正气，起到补益作用为补法；由深向浅抽提，从营引气，借助营气，托邪外出，达到泻实目的为泻法。后世医家将补法从卫取气和泻法从营取气作为补泻法的规范，以先浅后深、紧按慢提为补，以先深后浅、紧提慢按为泻，从而形成针灸临床常用的提插补泻法。这些内容对后世医家发展针灸产生了巨大的影响。

二、针刺深浅

（一）根据营卫分深浅

《难经·七十一难》曰："针阳者，卧针而刺之；刺阴者，先以左手摄按所针荥俞之处，气散乃内针。是谓刺荣无伤卫，刺卫无伤荣也。"

本难论述了针刺营卫深浅的不同方法。刺荣、刺卫，在于针刺的深浅，使针至病所，祛邪不伤正，故刺卫应横刺，则不伤荣；刺荣则摄按皮肤，使浅表的卫气离散而深刺至荣，则不伤卫。应根据荣卫发病的不同，决定针刺深浅。

（二）根据四时分深浅

《难经·七十难》曰："春夏者，阳气在上，人气亦在上，故当浅取之；秋冬者，阳气在下，人气亦在下，故当深取之。"

本难以天人相应为原则。春夏季节，自然界的阳气向上，人体的阳气也趋于体表，故针刺宜浅；秋冬季节，自然界的阳气向下，人体的阳气也趋向深层，故针刺宜深。

三、四时针刺

《难经》不但主张因四时不同而针刺深浅有别，还提出五输穴在四时的不同应用。

（一）从阳引阴，从阴引阳

《难经·七十难》曰："春夏温，必致一阴者，初下针，沉之至肝肾之部，得气，引持之阴也；秋冬寒，必致一阳者，初内针，浅而浮之，至心肺之部，得气，推内之阳也。是谓春夏必致一阴，秋冬必致一阳。"

本难以天人相应的理论论述了经气与四时阴阳升降的相应关系，提出四时的不同刺法以说明阴病取阳、阳病取阴、阴阳相生、相互制约的辩证关系，并应用由浅入深、由深入浅的针刺方法，阐述从阴引阳、从阳引阴的原理。正如杨玄操所言"引阴以和阳""内阳以和阴"，虞庶所说"取一阴之气以养于阳，取一阳之气以养于阴"。"春夏必致一阴"，即针由深出浅的针刺方法；"秋冬必致一阳"，即由浅入深的针刺方法。针刺的深浅应当顺应四时阴阳的升降规律，根据病情的具体变化、人体气血在不同季节循行部位的深浅、时令气候的寒热温凉，掌握针刺的深度，引导人体经气，顺应自然界的阴阳升降。春夏气候温热，阳气偏盛，要通过针刺引导人体的阴气，其针刺的方法是先深刺至肝肾所主的筋骨深层，得气后再提针，使阴气达于阳分；秋冬之时气候寒凉，阴气偏盛，针刺时必须引导阳气，针刺方法是先浅刺至心肺所主的阳分，得气后再推针深入，以引导阳气深抵阴分。

（二）五季、五脏应五输

《难经·七十四难》曰："经言春刺井，夏刺荥，季夏刺输，秋刺经，冬刺合者，何谓也？然：春刺井者，邪在肝；夏刺荥者，邪在心；季夏刺俞者，邪在脾；秋刺经者，邪在肺；冬刺合者，邪在肾……四时有数，而并系于春夏秋冬者也。针之要妙，在于秋毫者。"

本难以五脏应四时阴阳，以及五脏与五输的五行相属关系，论述肝病春取井、心病夏取荥、脾病长夏取输、肺病秋取经、肾病冬取合的因病因时取穴针刺方法。针刺治疗，应以辨证施治为准则，因病因时而采取不同的方法，灵活掌握，故称"针之要妙，在于秋毫者"，这为后世临床多取肘、膝关节以下腧穴奠定了理论基础。

第三节　《金针赋》论刺法

《金针赋》出自《针灸大全》，明代徐凤编著，共分九个段落，约两千余言。赋中除专题论述了下针十四法外，还介绍了通经接气的青龙摆尾、白虎摇头、苍龟探穴、赤凤迎源飞经走气四法。此外，其对烧山火、透天凉、阳中隐阴、阴中隐阳、子午捣臼、进气、留气和抽添治病八法也做了具体的阐述。《金针赋》保存了多种针刺手法，在针灸史上影响较大，至今仍有参考价值。

一、下针十四法

下针十四法是指明代针灸家徐凤归纳的 14 种针刺方法，即爪、切、摇、退、动、进、循、摄、搓、弹、盘、扪、按、提。

《金针赋》云："爪而切之，下针之法；摇而退之，出针之法；动而进之，催针之法；循而摄之，行气之法；搓而去病；弹则补虚；肚腹盘旋，扪之穴闭；重沉豆许曰按，轻浮豆许曰提。一十四法，针要所备。"

1. 爪法　指针刺时，以拇指指甲爪掐穴位便于准确进针的方法。

2. 切法　进针前，用指甲于穴旁侧向作掐按动作，使气血宣散。

3. 摇法　指出针时左右摇动针体的方法。摇而出针，开大针孔，以泄邪气。

4. 退法　将针由深出浅，缓缓而退。

5. 动法　指入针后，摇动针体并结合提插、捻转，以使气行的方法。

6. 进法　指入针后，捻针至一定深度以候气至的方法。

7. 循法　指入针后，用手指于针刺穴位所在之经络上下推循以促进得气的方法。

8. 摄法　指入针后，以指甲在针刺穴位、经络上下进行按捏的方法。本法多用于针刺感应迟钝和发生滞针的患者。

9. 搓法　指入针后，以拇食两指持住针柄，如搓线状朝一个方向捻转的方法。本法有促针感产生和加强针感的作用，但单向捻转数不宜过多，否则容易滞针。

10. 弹法　指针刺后在留针过程中，用手指轻弹针柄，使针体微微震动，以加强得气感应的手法。此法可以激发针感，适用于得气迟缓的患者。

11. 盘法 指入针后，手持针柄并作圆环轻盘摇转的方法。此法多用于腹部或肌肉丰满的穴位，有促进针下得气的作用。

12. 扣法 指出针后，以手指扣按穴位，掩闭针孔，无令正气外泄的方法，补法多用之。

13. 按法 指捻针时以手指按压穴位的方法，用于补法。

14. 提法 指针刺入穴位后，向上抽提的方法，用于泻法。

二、飞经走气四法

《金针赋》云："若夫过关过节催运气，以飞经走气，其法有四。"飞经走气四法是指青龙摆尾、白虎摇头、苍龟探穴、赤凤迎源四法。简称"龙虎龟凤"，均属通经接气大段之法。此四法是指催行经气的一些针刺手法，促使针感通经过关而达病所。

1. 飞经走气之青龙摆尾 《金针赋》云："青龙摆尾，如扶船舵，不进不退，一左一右，慢慢拨动。"操作方法：针刺得气后，提针至穴位浅层（天部），按到针身，以针尖指向病所，执住针柄不进不退，向左右（在45°角以内）慢慢摇动，往返摆针如扶船舵之状，摇摆九阳之数。使针刺感应逐渐扩散。手法用毕后，缓缓将针拔出，急闭针孔。

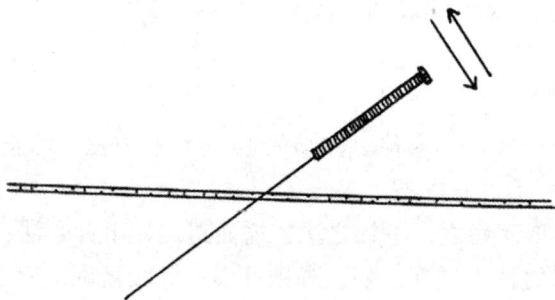

图 5-1 青龙摆尾

2. 飞经走气之白虎摇头 《金针赋》云："白虎摇头，似手摇铃，退方进圆，兼之左右，摇而振之。"方，指提插；圆，指捻转。操作方法：将针捻入，并用中指拨动使针体左右摇动，再予上提，同时进行摇振，有如用手摇铃一般，以推动经气。

3. 飞经走气之苍龟探穴 《金针赋》云："苍龟探冷冻，如入土之象，一退三进，钻剔四方。"操作方法：将针刺入穴位后，撤退到浅层，然后更换针尖方向，

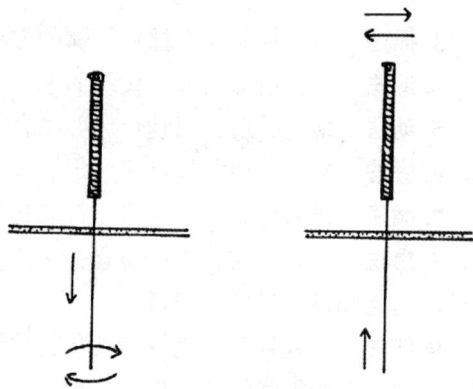

图 5-2 白虎摇头

上下左右多向透刺，逐渐加深，如龟入土探穴四方钻剔，有通行经气的作用。

4.飞经走气之赤凤迎源　《金针赋》云："赤凤迎源，展翅之仪，入针到地，提到天，候针处摇篮，复进其元（指人部、中层），上下左右，四围飞旋。"操作方法：先将针刺入深层得气后再上提至浅层，候针自摇，再插入中层，然后用提插捻转，结合一捻一放，形如赤凤展翅飞旋，有通行经气的作用。

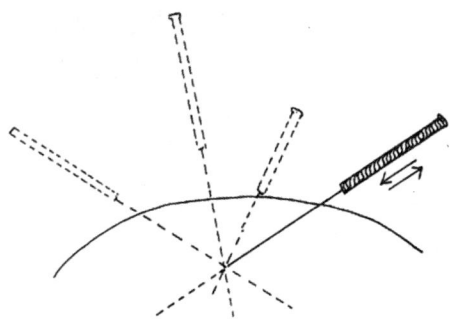

图 5-3　苍龟探穴　　　　　　图 5-4　赤凤迎源

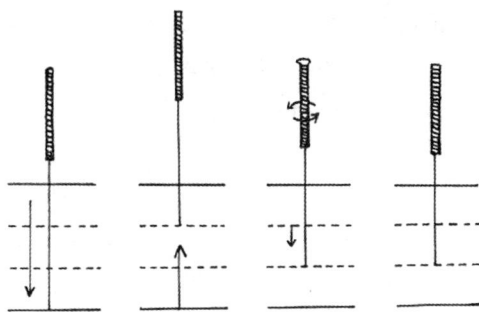

三、治病八法

针灸治病八法是指烧山火、透天凉、阳中隐阴、阴中隐阳、子午捣臼、龙虎交战、进气、留气和抽添等手法。由于这些手法的操作步骤较多，所以对其中一些动作规范化，定出了一定的次数。即分别以九或六作为基数，一般补法用九阳数，泻法用六阴数。如补法用三九二十七，或七七四十九（少阳），或九九八十一（老阳）数。泻法用三六一十八，或六六三十六（少阴），或八八六十四（老阴）数。"指下玄微，胸中活法，一有未应，反复再施。"

1.烧山火、透天凉　烧山火与透天凉是复式补泻手法。烧山火又称热补法，能除寒邪，其针法主要是先浅后深，三进三退，慢提紧按。透天凉能退热，其针法主要是先深后浅，三出三入，紧提慢按。

（1）烧山火操作方法　《金针赋》云："烧山火，治顽麻冷痹。先浅后深，用九阳而三进三退，慢提紧按，热至紧闭插针，除寒之有准。"《针灸大成》云："烧山火能除寒，三进一退热涌涌……凡用针之时，须拈运入五分之中，行九阳之数……渐渐运入一寸之内，三出三入，慢提紧按。若觉针头沉紧，其针插之时。热气复生，冷气自除。未效，依前再施也。"将针刺入腧穴所在深度的上 1/3（天部）；得气后行捻转补法，再将针刺入中 1/3（人部）；得气后行捻转补法，将针刺入下 1/3（地部），得气后行捻转补法，即慢慢地将针提到上 1/3。如此反复操作 3 次，再将针紧按至地部留针。在操作过程中可配合呼吸补泻法中的补法。烧山火法，为针刺补法的综合应用。通过手法使阳气入内，可使患者在局部或全身出现有温热感，所以称作"烧山火"。《素问·针解》云："刺虚则实之者，针下热也，气实乃热也。"所以，烧山火适用于顽麻冷痹等虚寒之证。

（2）透天凉操作方法　《金针赋》云："透天凉，治肌热骨蒸。先深后浅，用六阴而三出三入，紧提慢按，徐徐举针，退热之可凭。"《针灸问对》云："一次疾插入地，三次慢按至天，故曰疾按慢提。"《针灸大成》云："透天凉能除热，三退一进冷冰冰……凡用针时，进一寸内，行六阴之数……若得气，做一日和尚撞一天钟退而伸之，退至五分之中，三入三出，紧提慢按，觉针头沉紧，徐徐举之，则闷气自生，热前不见古人自除。如不效，依前法再施。"针刺入腧穴所在刺深度的下 1/3（地部）；得气后行捻转泻法，再将针紧提至中 1/3（人部）；得气后行捻转泻法，再将针紧提至上 1/3（天部）；得气后行捻转泻法，将针缓慢地按至下 1/3。如此反复操作 3 次，再将针紧提至上 1/3 即可留针。在操作过程中可配合呼吸补泻法中的泻法。

《针灸大成》歌赋

烧山火，能除寒，

三进一退热涌涌，

鼻吸一口呵五口，

烧山之火能除寒，

一退三飞病自安，

始是五分终一寸，

三番出入慢提看。

凡用针之时，须捻运五分之中，行九阳数，其一寸者，即先浅后深也，若得气，便行运针之道。运者男左女右，渐渐运入一寸，三出三入，慢按紧提。若觉针头沉紧，其针将插穴时，热气复生，冷气自除。

除寒烧山火，慢提紧按妥；退热透天凉，紧提慢按良。烧山火或透天凉法应用时，以选用肌肉较丰厚处的穴位为宜，头面、胸壁、肢端等肌肉浅薄处的穴位不宜使用。当得气感应强时，手法不宜太重，重复次数不宜过多；经过数度操作始终未引起温热或凉感者，更不可强行操作。

2. 阳中隐阴、阴中隐阳

（1）阳中隐阴操作方法　阳中隐阴，即阳中之阴，为先补后泻法。《金针赋》云："阳中之阴，先寒后热。浅而深，以九六之法，则先补后泻也。"《针灸大成·三衢杨氏补泻》云："凡用针之时，先进入五分，乃行九阳之数，如觉微热，便运一寸之内，却行六阴之数，以得气，此乃阳中隐阴，可治先寒后热之证，先补后泻也。"视穴位的可刺深度，分浅（五分）、深（一寸）两层操作。先在浅层行补法，紧按慢提九数；再进入深层行泻法，紧提慢按六数。

（2）阴中隐阳操作方法　阴中隐阳，即阴中之阳，与阳中隐阴相对，为先泻后补法。《金针赋》云："阴中之阳，先热后寒。深而浅，以六九之方，则先泻后补也。"《针灸大成·三衢杨氏补泻》云："凡用针之时，先运一寸，乃行六阴之数，如觉病微凉，即退至五分之中，却行九阳之数，以得气，此乃阴中隐阳，可治先热后寒之证，先泻后补也。"针法操作顺序与阳中隐阴相反。进针后先在深层行泻法，紧提慢按六数；再退到浅层行补法，紧按慢提九数。

阳中隐阴和阴中隐阳两法主要由徐疾法、提插法，以及捻转法组合而成，均属补泻兼施法，适用于虚实夹杂之证。

3. 子午捣臼、龙虎交战

（1）子午捣臼操作方法　是一种捻转提插相结合的针刺手法。子午，指左右捻转；捣臼，指上下提插。《金针赋》云："子午捣臼，水蛊膈气。落穴之后，调气均匀，针行上下，九入六出，左右转之，千遭自平。"进针得气后，先紧按慢提九数，再紧提慢按六数，同时结合左右捻转，反复施行。本法导引阴阳之气，补泻兼施，又有消肿利水之用，可用于治疗水肿、气胀等证。

（2）龙虎交战操作方法　通过左右反复交替捻转以镇痛。龙，指左转；虎，指右转。左转、右转两法反复交替进行称"交战"。《金针赋》云："龙虎交战，左捻九而右捻六，是亦住痛之针。"进针后先以左转为主，即大指向前用力捻转九数；再以右转为主，即大指向后用力捻转六数；如此反复施行多次，也可分浅、中、深三层重复进行。《针灸大成·三衢杨氏补泻》云："龙虎交战手法，三部俱一补一泻……凡用针时，先行左龙则左捻，凡得九数，阳奇零也；却行右虎则右捻，凡得六数，阴偶对也。乃先龙后虎而战之，以得气补之，故阳中隐阴，阴中隐阳，左捻九而右捻六，是亦住痛之针，乃得返复之道，号曰龙虎交战，以得邪尽，方知其所，此乃进退阴阳也。"

子午捣臼与龙虎交战两法均以捻转为主。左转为"子"为"龙"（阳），右转为"午"为"虎"（阴）。《医学入门》云："从子至午，左行为补；从午至子，右行为泻。"左转用九阳数，右转用六阴数。

4. 进气、留气与抽添法

（1）进气法操作方法　主要是在深层施行补法。《金针赋》云："进气之决：腰背肘膝痛，浑身走注疼。刺九分，行九补，卧针五七吸，待气上行。"进针后刺入深层（九分）施行补法，如紧按慢提九数，然后留针片刻。

（2）留气法操作方法　由徐疾和提插法组合而成。《金针赋》云："留气之决：痃癖癥瘕，针刺七分，用纯阳，然后乃直插针，气来深刺，提针再停。"进针后刺入中层（七分），施行补法，如紧按慢提九数，然后将针直插至深层，再提针回原处，使气留针下而消积聚。《针灸大成·三衢杨氏补泻》云："留气法能破气，伸九提六。留气运针先七分，纯阳得气十分深，伸时用九提时六，癥瘕消溶气块匀。凡用针之时，先运入七分之中，行纯阳之数，若得气，便深刺一寸中，微伸提之，却退至原处；若未得气，跟前法再行，可治癥瘕气块之疾。"

（3）抽添法操作方法　抽，指上提法；添，指按纳。本法操作时要浅、深、上、下提按搜寻，一提再提，一按再按，所以用"抽添"为名。《金针赋》云："抽添之诀，瘫痪疮癞。取其要穴，使九阳得气，提按搜寻，大要运气周遍，扶针直插，复向下纳，回阳倒阴。"针法是进针后先提插或捻转九数以促使行气，再向周围多向提插，然后再向下直刺按纳。《针灸问对》云："抽添即提按出纳之状。抽者，提而数拔也；添者，按而数推也。"

第四节 《针灸大成》论刺法

《针灸大成》又名《针灸大全》，共 10 卷，明代杨继洲撰写。本书较全面地论述了针灸理论及操作手法等，并考定腧穴名称和部位，记述了历代名家针灸医案，为对明以前针灸学术的总结，是研究针灸的重要参考著作。

一、十二字手法与下手八法

（一）十二字手法

十二字手法原称十二字分次第手法，是《针灸大成》中记载的十二种针刺基本手法，包括爪切、指持、口温、进针、指循、爪摄、退针、指搓、指捻、指留、指摇、指拔。其中指持是以手持针，口温是以口温针，指留是出针前稍作停留，指拔是起针，其余手法均可见于《金针赋》十四法中。

1. 爪切　指针刺前用左手大拇指指甲切按穴位处皮肤以助进针的方法。《针灸大成》云："一爪切者：凡下针，用左手大指爪甲，重切其针之穴，令气血宣散，然后下针，不伤于荣卫也。"

2. 指持　指针刺前以右手持住针柄，用心专注，使针在穴上着力一旋一插，直透腠理的操作方法。《针灸大成》云："二指持者：凡下针，以右手持针于穴上，着力旋插，直至腠理，吸气三口，提于天部，根前口气，徐徐而用。正谓持针者手如握虎，势若擒龙，心无他慕，若待贵人之说也。"

3. 口温　指针刺前将针放入口中使针温热的一种方法，此法现已不再应用。《针灸大成》云："口温者：凡下针，入口中必温热，方可与刺，使血气调和，冷热不相争也。"

4. 进针　指在针刺时医生和患者都须安神定息，且取穴必须准确。《针灸大成》云："四进针者：凡下针，要患者神气定，息数匀，医者亦如之，切不可太忙。又须审穴在何部分，如在阳部，必取筋骨之间陷下为真，如在阴分，郄腘之内，动脉相应，以爪重切经络，少待方可下手。"

5. 指循　指针刺而气不至，以指循导气法来催动经气的方法。《针灸大成》云："五指循者：凡下针，若气不至，用指于所属部分经络之路，上下左右循之，使气血往来，上下均匀，针下自然气至沉紧，得气即泻之故也。"

6. 爪摄　指针已刺入后，发生滞针，出针困难，用大拇指指甲于针穴所属经络上下掐按的方法。《针灸大成》云："六爪摄者，凡下针，如针下邪气滞涩不行者，随经络上下，用大指爪甲切之，使气自通行也。"

7. 退针　指在用泻法时，退针、出针的方法。《针灸大成》云："七针退者：凡退针，必在六阴之数，分明三部之用，斟酌不可诚心着意，混乱差讹，以泻为补，以补为泻，欲退之际，一部一部以针缓缓而退也。"

8. 指搓 指针刺后捻转针的方法。《针灸大成》云："八指搓者：凡转针如搓线之状，勿转太紧，随其气而用之。若转太紧，令人肉缠针，则有大痛之患。若气滞涩，即以第六摄法切之，方可施也。"

9. 指捻 指以捻转为基础，目的在于行气的一种方法，可在通关过节时配合应用。《针灸大成》云："九指捻者：凡下针之际，治上大指向外捻，治下大指向内捻。外捻者，令气向上而治病；内捻者，令气至下而治病。如出至人部，内捻者为之补，转针头向病所，令取真气以至病所；如出至人部，外捻者为之泻，转针头向病所，令使邪气退至针下出也，此乃针中之秘旨也。"

10. 指留 指在出针时，不立即将针拔出，而将针提至天部在皮下停留一段时间，使荣卫之气疏散，不致随针外逸的一种方法。《针灸大成》云："十指留者，如出针至于天部之际，须在皮肤之间留一豆许，少时方出针也。"

11. 指摇 本法摇而出针，开大针孔，以泄邪气，泻法用之。《针灸大成》云："十一针摇者：凡出针三部，欲泻之际，每一部摇一次，计六摇而已。以指捻针，如扶人头摇之状，庶使孔穴开大也。"

12. 指拔 指出针之时，将针提至皮下，待针气缓不觉沉紧时再拔针的方法。《针灸大成》云："十二指拔者，凡持针欲出之时，待针下气缓不沉紧，便觉轻滑，用指捻针，如拔虎尾之状也。"

（二）下手八法

《针灸大成》下手八法是指揣、爪、搓、弹、摇、扪、循、捻之法。

1. 揣法 指揣摸穴位。《针灸大成》云："揣而寻之，凡点穴，以手揣摸其处。"意指在针刺之前，先用手指揣摸患者肢体以探索穴位，随后下针。

2. 爪法 指针刺时，以拇指指甲爪掐穴位便于准确进针的方法。《针经指南》云："爪者，凡下针，用手指着力置针有准之。"木法源于《素问·离合真邪论》"抓而下之"。

3. 搓法 指用拇、食指（加中指）持针作一捻一放的动作。《针经指南》列作十四法之一："搓者，凡令患者觉热，向外卧针。似搓线之状，勿转太紧；治寒向里卧针，依着转法，以为搓也。"《针灸问对》云："下针之后，将针或内或外如搓线之状，勾转太紧，令人肌肉缠针难以进退……"搓时食指前伸为右转，后退则为左转。《神应经》之"用食指连搓三下，谓之飞"，指的是食指向前一捻一放的搓法。《针灸大成》曰："行左右补泻之大法。"十二手法中称为"指搓"，用法相同。

4. 弹法 指针刺后在留针过程中，用手指轻弹针柄，使针体微微震动，以加强得气感应的手法。《针灸问对》云："如气不得，将针轻轻弹之，使气速行。"《针灸大成》之"弹而努之，此则先弹针头，待气至"，指出此法可以激发针感，用于得气迟缓的患者。

5. 摇法 指出针时左右摇动针体的方法。《针灸指南》云："摇者，凡泻时欲出针，必须动摇而出是也。"其摇而出针，开大针孔，以泄邪气，泻法用之。本法源于《灵枢·官能》之"摇大其穴"。

6.扪法　出《针经指南》云："扪者，凡补时用手扪闭其穴是也。"其指出针后，以手指扪按穴位，掩闭针孔，无令正气外泄的方法。补法多用之。《针灸问对》云："补时出针，用手指掩闭其穴，无令气泄，故曰扪以养气。"

7.循法　指入针后，用手指于针刺穴位所在之经络上下推循以促进得气的方法。《针经指南》云："循者，凡下针于属部分经络之处，用手指上下循之，使气血往来而已。"

8.捻法　指入针后，以拇、食指持针作前后交替动作使针转动的方法，现称捻转法。本法有行气的作用，以使气至病所，提高疗效。

二、补针与泻针要法

杨氏将针法补泻总结为补针要法和泻针要法。

1.进、退针法　无论补法泻法，进针都和《神应经》一样，随咳进针，以免损伤经气。补法分三部而进，是徐进的方法，先在浅层施行手法，次在中层施行手法，再在深层施行手法。泻法在刺入浅层稍停后直接刺入深层，先在深层施行手法，次在中层施行手法，再在浅层施行手法，这样分三部而退，是徐退的方法。

2.呼吸法　补法中随呼气而推进，泻法中随吸气而退回。

3.撚撅法　撚，就是捻转；撅，就是提插。参照杨氏其他手法，撚法补可用左转、泻可用右转；撅法补可紧按慢提、泻可紧提慢按。

4.阴阳数和生成数　补用九阳数或"生数"，泻用六阴数或"成数"。"河图"中将一、二、三、四、五称为"生数"，将六、七、八、九、十称为"成数"。如《针灸大成·医案》云："虞绍东翁患膈气之疾，形体羸瘦，药饵难愈，召予视之。六脉沉涩，须取膻中以调和其膈，再取气海以保养其源，而元气充实，脉息自盛矣。后择时针上穴行六阴之数，下穴行九阳之数，各灸七壮；遂痊愈。""户部王缙庵公乃弟，患心痫疾数载矣……而刺照海、列缺，灸心俞等穴。其针待气至，乃行生成之数而愈。"

5.担截法　杨氏把担截法解释为提法和按法。当针分三部刺入地部后，"再推进一豆，谓之按，为截，为随也"；当针分三部退出至天部后，"退针一豆，谓之提，为担，为迎也"。"担"与"截"，见于《马丹阳天星十二穴治杂病歌》中。《针灸问对》云："截者，截穴，用一穴也；担者两穴，或手与足二穴，或两手两足各一穴也。一说右手提引谓之担，左手推按谓之截；担则气来，截则气去。"杨氏所取为两说中的后一说。

三、进火法与进水法

进火与进水两法均由进退、摇动等法结合患者的呼吸组合而成。

1.进火法　属热补法。《针灸大成·三衢杨氏补泻》云："初进针一分，呼气一口，退三退，进三进，令病患鼻中吸气，口中呼气三次，把针摇动，自然热矣。如不应，根据前导引。"操作方法：进针后，结合患者的呼吸，先退后进，应用摇法，动摇针尖而进之，以促使温热感的产生。

2. 进水法　属凉泻法。《针灸大成·三衢杨氏补泻》云："初进针一分，吸气一口，进三进，退三退，令病患鼻中出气，口中吸气三次，把针摇动，自然冷矣。"操作方法：进针后，结合患者的呼吸，先进后退，应用摇法，动摇针柄而退之，以促使凉感的产生。

四、子午补泻与龙虎升降法

《针灸大成·经络迎随设为问答》云："子午补泻……此乃宣行荣卫之法也。故左转从子，能外行诸阳；右转从午，能内行诸阴。""然病有阴阳寒热之不同，则转针取用出入当适其所宜。假令病热，则刺阳之经，以右为泻，以左为补；病寒则刺阴之经，以右为补，左为泻。此盖用阴和阳，用阳和阴，通变之法也。"子午补泻即左右捻转补泻。左转为顺转，从子转向午；右转为逆转，从午转向子。杨氏根据病变性质不同，以左右来区分补泻。

龙虎升降为行气之法，《针灸大成·三衢杨氏补泻》云："龙虎升降……先以右手大指向前拈之，入穴后，以左手大指向前捻，经络得气行，转其针向左向右，引起阳气，按而提之，其气自行，如气未满，更根据前法再施。"先将针用右手大指向前捻入穴内，再用左手大指向前捻针，得气后左右转动针体，并下按上提（升降）。

五、透穴法

透穴法，即透穴而刺，一针多穴的刺法，又称透针法、透刺法。

透穴刺法是继《内经》以后，毫针应用的一种特殊刺法。透穴刺法是用卧针沿皮刺或直立深刺，使毫针从一穴刺入，针尖到达另一穴的部位，达到一针二穴或一针多穴的目的。

透刺法始于元代，如《玉龙歌》云："偏正头风最难医，丝竹金针亦可施，沿皮向后透率谷，一针两穴世间稀。"元代窦汉卿、明代杨继洲都擅用此法。

透穴刺的特点是钊刺少而刺激穴位多。一方面可减轻针刺的痛苦，另一方面同样可做到取穴多，利用多个穴位的协同作用达到治疗的目的。透穴刺法，就其透刺的方式来看，分为三种：

1. 透刺同一经脉穴位　如丝竹空透刺率谷、地仓透颊车、液门透阳池、列缺透太渊等，可增强疏通本经经气的作用，提高对经脉疾病的治疗效果。

2. 向邻近经脉透刺　多为同一平面的横向透刺，如风池横透风府、曲差沿皮向外透头临泣、印堂透攒竹等，可增强疏通局部经气的作用，对改善局部症状效果明显。

3. 向表里、阴阳经脉相互透刺　多为直刺深刺，如阳陵泉透阴陵泉、合谷透劳宫、昆仑透太溪、光明透蠡沟等。这种刺法刺激量大，针感强烈，可调和阴阳，调节表里，对改善全身症状和远端病证效果较好。

第六章　小儿推拿疗法 ▷▷▷▷

一、小儿推拿疗法概述

小儿推拿疗法是以中医学理论和临床为基础，研究用推拿手法作用于小儿体表相应施术部位防治儿科常见病证，促进小儿健康及生长发育的一门临床学科，是中医推拿学的重要组成部分。

小儿脏腑娇嫩，形气未充，生机蓬勃，发育迅速，当感受外邪时，易于发病且传变迅速。然而，小儿脏气清灵，疾病易趋康复。小儿推拿疗法根据小儿生理、病理特点，在治疗儿科疾病过程中强调补泻，一般分补、泻和平补平泻三种。补泻主要与手法的轻重、操作的速度、方向有关。

小儿推拿疗法在治疗儿科疾病中主要可起到疏通经络、行气活血、平衡阴阳、调理脏腑、扶正祛邪、防病保健等作用，是中医治疗儿科疾病的重要方式。临床适用于儿科常见病及部分传染病的治疗，如麻疹、百日咳等；对感冒、发热、咳嗽、呕吐、腹泻、厌食、口疮、夜啼、惊风、遗尿、尿潴留等疗效显著。应注意，皮肤破损（烧伤、烫伤）、皮肤病（湿疹、疱疹、脓肿）等患处不可施以手法治疗，以免引起局部感染；患严重心、脑、肺、肾等器质性疾病的危重患儿禁忌应用小儿推拿手法。

二、小儿推拿疗法常用穴位

小儿推拿疗法的选穴除选取与成人相同的常用经穴、经外奇穴外，还常选取分布在头面和两肘以下，呈点、线、面状分布的特定穴（表6-1、图6-1）。

表6-1　小儿推拿常用穴位表

名称	位置	操作	主治病证
头面部穴位			
天门	两眉之间至前发际，呈一直线	两拇指由下至上交替直推，称"开天门"	头痛、感冒、发热
坎宫	自眉心起沿眉向眉梢，呈一横线	两拇指自眉头向眉梢分推，称"推坎宫"	外感发热、惊风
耳后高骨	耳后入发际，下凹陷中	用拇指揉，称"揉耳后高骨"；或用两拇指分别推运耳后高骨处，称"运耳后高骨"	头痛、烦躁不安、惊风

名称	位置	操作	主治病证
囟门	发际正中直上2寸，百会前骨陷中	两手扶儿头，两拇指自前发际向该穴交替推（囟门未合时，仅推至边缘）	头痛、惊风
牙关	耳下1寸，下颌骨凹陷中	拇指按或中指揉，称"按牙关"或"揉牙关"	牙关紧闭、口眼㖞斜
山根	两目内眦连线之中，鼻根低洼处	拇指甲掐，称"掐山根"	惊风、抽搐
天柱骨	颈后发际正中至大椎穴，呈一直线	用拇指或食中指自上向下直推	项强、发热、惊风
桥弓	自耳后翳风至缺盆，呈一斜线	用拇指指腹自上而下推抹，称"抹桥弓"	肌性斜颈
上肢部穴位			
五经穴	五手指螺纹面，左右共10穴	患儿俯掌，五指收拢，医者拇指放在患儿掌背，另四指并拢向指端作推法，称"推五经"	外感发热
六腑	前臂尺侧阴池至肘，呈一直线	用拇指面或食、中指面自肘推向腕，称"退六腑"	发热、多汗
横纹	掌面食、中、无名、小指第1指间关节横纹处，左右共8穴	拇指甲掐，称"掐四横纹"；四指并拢，自食指中节横纹处推向小指中节横纹，称"推四横纹"	惊风、气喘、腹痛
小横纹	掌面食、中、无名、小指掌指关节横纹处，左右共8穴	拇指甲掐，称"掐小横纹"；拇指侧推，称"推小横纹"	发热、烦躁、腹胀
肾顶	小指顶端	以中指或拇指端按揉，称"揉肾顶"	自汗、盗汗、解颅
内八卦	掌心四周，通常以内劳宫为圆心，以内劳宫至中指根的2/3为半径作圆	用拇指面作运法，称"运八卦"；或掐，称"掐八卦"	胸闷气逆、泄泻、呕吐
小天心	手掌大小鱼际交接处凹陷中	拇指掐、揉、捣	惊风、神昏、寐差
板门	大鱼际部，或大指本节五分处	指端揉，称"揉板门"；自拇指指根推向掌根或反之，称"推板门"	食积腹胀、呕吐、泄泻
二扇门	掌背食指与中指，及中指与无名指指根交接处	拇指甲掐，称"掐二扇门"；拇指偏峰按揉，称"揉二扇门"	惊风抽搐、身热无汗
三关	前臂桡侧阳池至曲池，呈一直线	用拇指面或食、中指面自腕推向肘，称"推三关"	发热、多汗
天河水	前臂正中，总筋至洪池（曲泽），呈一直线	用食、中二指面自腕推向肘，称"清天河水"	发热

续表

名称	位置	操作	主治病证
内劳宫	掌心中，握拳中指端所点之处，第2、第3掌骨之间	中指端揉，称"揉内劳宫"；或用中指端沿内劳宫运，称"运内劳宫"	退热、发汗
总筋	掌后腕横纹中点	按揉本穴，称"揉总筋"；用拇指甲掐，称"掐总筋"	外感及内伤疾病
大横纹	仰掌，掌后横纹。近拇指端称阳池；近小指端称阴池	两拇指自掌后横纹中（总筋）向两旁分推，称"分推大横纹"，又称"分阴阳"。若自两旁向中间合推，则称"合推大横纹"或"合阴阳"	外感及内伤疾病
五指节	在掌背五指中节（第1指间关节），左右共10穴	拇指甲掐，称"掐五指节"；或用拇、食搓揉，称"揉五指节"	惊风、吐涎、指间关节屈伸不利
腰背部穴位			
腹	整个腹部	以掌或四指摩之，称"摩腹"；沿肋弓角边缘向两旁作分推，称"分推腹阴阳"或"分腹阴阳"	腹痛、腹胀、腹泻、厌食、呕吐、便秘
脐	肚脐	用中指端、大鱼际或掌根揉之，称"揉脐"	腹痛、腹泻、食积、便秘
龟尾	尾椎骨端	用拇指或中指指端揉之，称"揉龟尾"	腹泻、便秘、脱肛、遗尿、腹痛、痢疾
七节骨	第4腰椎至尾椎骨端，呈一直线	用拇指指面及食、中二指指面自下向上作直推	腹泻、便秘、遗尿、脱肛、腹痛、痢疾
脊柱	大椎至长强，呈一直线	用食、中二指面自上而下做直推，称"推脊"；用捏法自下而上，称"捏脊"	发热、惊风、疳积、泄泻、瘫痪
下肢部穴位			
足膀胱	大腿内侧，膝上缘至大腿根，呈一直线，又称"箕门"	用食、中二指自膝内上缘至大腿根部作直推法，称"推足膀胱"或称"推箕门"	尿闭、泄泻、痿软无力
百虫窝	膝上内侧肌肉丰厚处	或按，或拿，称"按百虫"或"拿百虫"	四肢抽搐、下肢痿躄
鬼眼	正坐屈膝，膝下凹陷中（外侧凹陷称犊鼻，内侧陷中称内膝眼）	用拇指端按或揉，称"按鬼眼"或"揉鬼眼"	惊风、下肢抽搐、膝痛

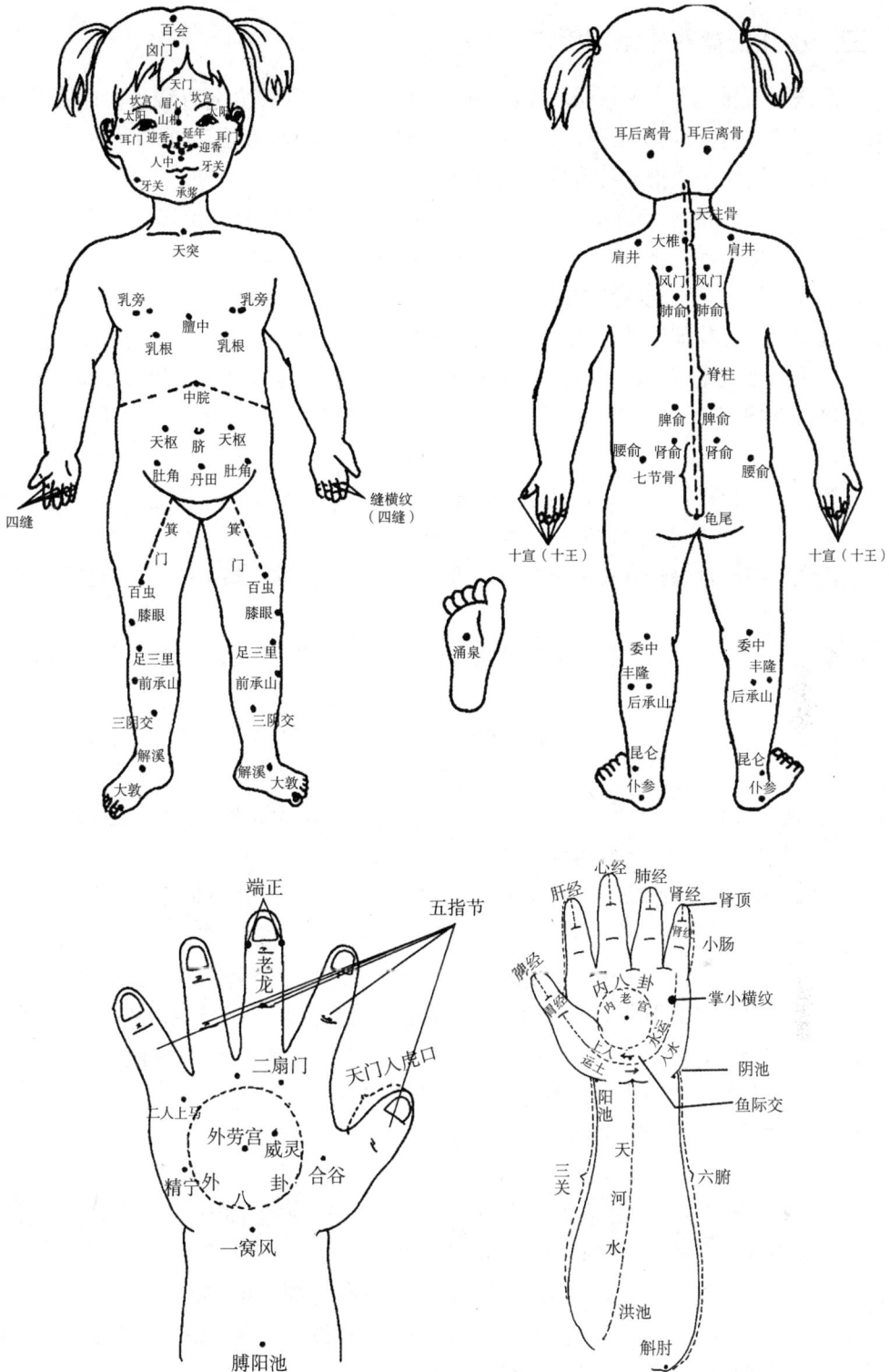

图 6-1 小儿推拿常用穴位图

三、小儿推拿疗法常用手法

1. 推法　直推为从某一点起，沿直线推向另一点，即单方向直线运动；旋推法为表面有摩擦，同时带动深层组织回旋运动；同时从中央向两边推，如"←→"，又称分法；从两边同时向中央推动称合推，又称合法。

2. 摩法　较轻的环形运动为摩法，可分为指摩法、掌摩法、旋摩法，要求轻贴皮肤，轨迹为圆形运动，圆周各处操作力度、速度均匀。食、中、无名三指摩时，手指应并拢，力度宜轻，不带动深层组织运动，"皮动肉不动"。

3. 运法　由此往彼的弧形或环形运动，有拇指运或食、中、无名三指运之法。

4. 揉法　吸定基础上的回旋运动称为揉法，临床有指揉、掌根揉和鱼际揉等。

5. 掐法　掐以甲入。甲是指甲，入为刺入，即以指甲刺入皮肤，又称切法、爪法、指针法。

6. 捏法　特指捏脊疗法，以两手拇指置于脊柱两侧，从下向上推进，边推边以拇指与食、中二指捏，拿起脊旁皮肤。

7. 捣法　节奏性敲击穴位的方法称为捣法，可用屈曲的中指端或食中指指间关节髁击打。

8. 拿法　捏而提起谓之拿，分为拇指与食、中二指的三指拿、拇指与其余四指的五指拿二法。

9. 捏挤法　以双手拇、食二指对称置于穴位四周，同时用力向穴位中央推挤称捏挤法。

10. 搓法　夹持基础上来回运动为搓法。其法为用双手掌夹持患儿一定部位，相对用力，快速接揉，并做上下往返移动。

11. 黄蜂入洞　医者以左手扶患儿头，右手食、中二指轻入患儿鼻孔摆之，一般50～100次。

12. 二龙戏珠　医者以左手持患儿之手，使掌心向上，前臂伸直，右手食、中二指自患儿总筋处起，以两指端交互向前按之，直至曲池穴为止，操作20～30次。

13. 凤凰展翅法　医者以两手食、中二指固定患儿腕部，同时以拇指掐患儿精灵、威灵二穴，并上下摇动如凤凰展翅之状，摇20～50次。

14. 苍龙摆尾法　医者用左手托患儿的肘部，右手握患儿食、中、无名、小指左右摇动，如摆尾之状，一般摇动20～30次。

15. 打马过天河法　患儿取坐位或仰卧位，或由家长抱坐怀中，医者面对患儿取坐位，用一手捏住患儿四指，掌心向上，用另一手的中指面运内劳宫后，再用食、中二指沿天河水弹击至肘弯处，边弹边轻轻吹凉气，自下而上弹击20～30次。

16. 水底捞月法　医者首先以左手持患儿四指，再以右手食、中二指固定患儿拇指，然后以拇指自患儿小指尖推至小天心处，再转入内劳宫为一遍，推30～50遍。

17. 猿猴摘果法　医者以两手食、中二指夹住患儿两耳尖向上提10～20次，再捏两耳向下扯10～20次，如猿猴摘果之状。

18. 揉脐及龟尾并擦七节骨法　患儿取仰卧位，医者坐其身旁，用一手手掌或食、中、无名三指指面着力揉脐，一手用中指指面揉龟尾穴，再令患儿俯卧用拇指螺纹面或食、中二指指面推擦七节骨，向上为补、向下为泻，操作 100 ~ 300 次。

19. 飞金走气法　先将凉水滴在患儿内劳宫处，然后医者用中指做直推手法，蘸水沿前臂掌面正中天河水一线向上推动，同时医者口中吹气，跟水上行，向前推 3 次，向后推 1 次，连续操作 20 次左右。

20. 天门入虎口法　医者用拇指指面偏桡侧自患儿拇指尺侧缘推至虎口后再做掐按。或医者用拇指从患儿食指端沿食指桡侧缘经大肠推至虎口数次、再掐按虎口，推 30 ~ 50 次，掐 10 次左右。

21. 乌龙摆尾法　患儿取仰卧位或坐位，医者坐其身前，用手拿住患儿肘穴处，另一手拇、食指拿住患儿小指摇动，摇动 20 ~ 30 次。

22. 双龙摆尾法　患儿取仰卧位或坐位，医者坐其身前，用一手托扶患儿肘穴处，用另一手拿住患儿左手食指与小指，向下扯拉，并同时摇动，似双龙摆尾之状，扯摇 5 ~ 10 次。

23. 老虎吞食法　患儿被家长抱着，医者坐或蹲患儿足旁，将干净丝绢盖在该足跟部，即昆仑穴与仆参穴上，用拇、食二指相对掐此二穴，以苏醒为度。

24. 开璇玑法　医者先用两手拇指自患儿璇玑穴沿肋骨向两侧分推，并自上而下分推至季肋；再从胸骨下端之鸠尾穴处向下直推至脐部；再用三指摩或四指摩法以脐为中心沿顺时针或逆时针方向，推摩患儿腹部；再从脐部向下直推至小腹部；最后再令患儿俯卧推上七节骨。上述各法操作 50 ~ 100 遍。

25. 黄蜂出洞法　患儿取坐位，医者坐其身前，用一手拿患儿四指，使掌面向上，用另一手拇指甲先指内劳宫、总筋，再用两拇指分手阴阳，然后用两大拇指在总筋穴处一撮一上捏至内关穴处，最后用拇指甲掐坎宫、离宫穴。

26. 双凤展翅法　医者先用两手食、中二指夹住患儿两耳，并向上提 3 ~ 5 次后，再用一手或两手拇指端按掐眉心、太阳、听会、水沟、承浆、颊车诸穴，每穴按掐 3 ~ 5 次。

27. 揉耳摇头法　医者用拇指掐天庭穴后，继用双手拇、食指分别揉捏患儿两耳垂，再用两手捧住其头部轻轻摇动，揉捏患儿两耳垂 20 ~ 30 次，摇动 20 ~ 30 次。

28. 老汉扳罾法　医者用左手拇指掐住患儿左手拇指根部，用右手拇指掐患儿脾经穴，同时摇动拇指数次，掐 50 ~ 100 次，摇动 20 ~ 40 次。

29. 丹凤摇尾法　医者用左手拇指、食指掐按患儿的内、外劳宫数次，右手拇指先掐中指端数次，以手心微出汗为佳，同时摇动中指。掐按内外劳宫 5 ~ 10 次，掐中指端 15 ~ 30 次。

30. 凤凰单展翅法　医者用拇指先按患儿内、外劳宫，再用右手拇指分别按揉一窝风及总筋，同时左手握持患儿手部摇动手腕。

31. 孤雁游飞法　医者用拇指指端自患儿脾经推起，经胃经、三关、六腑、天门、内劳宫返回脾经，反复施术 20 ~ 30 次。

32. 取天河水法　医者用食、中指指面蘸凉水自患儿洪池穴沿天河水穴自上面下推至内劳宫穴，同时配合向手法操作方向轻吹气。一般操作 100～300 次。

33. 引水上天河法　患儿取坐位或仰卧位，医者坐其身前侧。用一手捏住患儿四指，将患儿前臂掌侧向上，将凉水滴于腕横纹上，用另一手食、中二指从腕横纹中间起，拍打至洪池穴止，一面拍打一面吹凉气，每次操作 100～300 次。

四、小儿推拿疗法的临床应用

（一）发热

1. 外感发热

治则：清热解表，发散外邪。

处方：开天门 100 次，推坎宫 100 次，揉太阳 50 次，清肺经 300 次，清天河水 300 次。风寒者，加推三关 100 次，掐揉二扇门 50 次，拿风池 5 次；风热者，加推脊 100 次。

2. 阴虚发热

治则：滋阴清热。

处方：补脾经 300 次，补肺经 300 次，揉二人上马 300 次，清天河水 300 次，运内劳宫 50 次，推涌泉 100 次，按揉足三里 300 次。

3. 肺胃实热

治则：清泻里热，理气消食。

处方：清肺经 300 次，清胃经 300 次，清大肠 300 次，揉板门 100～300 次，运内八卦 300 次，清天河水 300 次，退六腑 300 次，揉天枢 50 次。

（二）咳嗽

1. 外感咳嗽

治则：疏风解表，宣肺止咳。

处方：开天门、推坎宫、揉太阳、揉耳后高骨各 50 次，清肺经 300 次，运内八卦 200 次，推揉膻中 100 次，揉乳根、揉乳旁各 50 次，揉肺俞 100 次，分推肩胛骨 200 次。

2. 内伤咳嗽

治则：健脾养肺，止咳化痰。

处方：补脾经、补肺经各 500 次，运内八卦 200 次，推揉膻中 100 次，揉乳根、乳旁各 50 次，揉中脘 300 次，按揉足三里 50 次，揉肺俞 100 次，分推肩胛骨 200 次。

（三）腹痛

1. 寒痛

治则：温中散寒，理气止痛。

处方：补脾经 300 次，揉外劳宫 100 次，推三关 100 次，掐揉一窝风 100 次，逆时针方向摩腹 3～5 分钟，拿肚角 3～5 次。

2. 伤食痛

治则：消食导滞，和中止痛。

处方：补脾经 300 次，清大肠 100 次，揉板门 100 次，运内八卦 50 次，揉中脘 50 次，揉天枢 50 次，分腹阴阳 100 次，拿肚角 3～5 次。

3. 虫痛

治则：温中行气，安蛔止痛。

处方：揉一窝风 100 次，揉外劳宫 100 次，推三关 100 次，顺时针方向摩腹 5 分钟，揉脐 300 次，可按揉肝俞、胆俞或背部压痛点 3 分钟。

4. 脾胃虚寒

治则：温补脾肾，益气止痛。

处方：补脾经 300 次，补肾经 300 次，推三关 100 次，揉外劳宫 100 次，揉中脘 5 分钟，揉脐 300 次，揉足三里 100 次。

（四）厌食

1. 脾失健运

治则：健脾助运。

处方：补脾经 300 次，补胃经 100 次，运内八卦 100 次，揉板门 100 次，掐揉四横纹 200 次，揉中脘 200 次，按揉足三里 50 次，顺时针方向摩腹 3 分钟，按揉脾俞、胃俞 100 次，捏脊 5 遍。

2. 脾胃气虚

治则：健脾益气。

处方：补脾经 300 次，补肾经 300 次，推三关 100 次，揉外劳宫 100 次，推四横纹 100 次，摩中脘 2 分钟，分腹阴阳 50 次，按揉足三里 50 次，按揉脾俞、胃俞 100 次，捏脊 10 遍。

3. 胃阴不足

治则：养胃有阴。

处方：补脾经 200 次，补胃经 300 次，揉二人上马 200 次，揉板门 100 次，运内八卦 100 次，分手阴阳 50 次，清天河水 100 次，揉中脘 100 次，揉关元 100 次，按揉脾俞、胃俞 10 次，提脊 5 遍。

（五）疳积

1. 积滞伤脾

治则：消食导滞，调理脾胃。

处方：补脾经、揉板门、推四横纹、运内八卦、揉中脘、分腹阴阳、揉足三里。

2. 脾胃虚弱

治则：温中健脾，补益气血。

处方：补脾经、推三关、揉外劳宫、运内八卦、掐揉四横纹、按揉足三里、揉中脘、捏脊。

（六）腹泻

1. 伤食泻

治则：消食导滞，和中助运。

处方：补脾经 300 次，清胃经 100 次，揉中脘 100 次，揉天枢 100 次，运内八卦 100 次，清大肠 200 次，揉板门 100 次，揉龟尾 50 次，推下七节骨 50 次。

2. 寒湿泻

治则：温中散寒，化湿止泻。

处方：补脾经 300 次，板门推向横纹 100 次，推三关 100 次，揉外劳宫 50 次，清大肠 200 次，推上七节骨 100 次，揉龟尾 50 次，逆时针摩腹 2 分钟。

3. 湿热泻

治则：清热利湿，调中止泻。

处方：清脾胃 100 次，清大肠 200 次，顺时针摩腹 2 分钟，推上七节骨 100 次，揉龟尾 50 次。

4. 脾虚泻

治则：健脾益气，温阳止泻。

处方：补脾经 300 次，补大肠 100 次，顺时针摩腹 2 分钟，揉脐 100 次，揉龟尾 50 次，捏脊 10 遍，揉按足三里 50 次。

第七章 灸 法 ▷▷▷

灸法，是以艾或药物为主要施灸材料，点燃后在体表穴位或病变部烧灼、温熨，借其温热、药物的刺激作用以治疗疾病的一种方法。灸法和针法一样，是中医临床医学的重要内容。灸法安全简便，《医心方》云："夫针术须师乃行，其灸则凡人所施。"

第一节 灸法的概念及特点

一、灸法的概念

灸法古称"焫"，《说文解字》说"灸，灼也，从火音灸，灸乃治病之法，以艾燃火，按而灼也"，说明灸就是烧灼的意思。灸法就是用艾绒或其他药物放置在体表的穴位部位上烧灼、温熨，借灸火的温和热及药物作用，通过经络传导，以温通气血、扶正祛邪，达到治疗疾病和预防保健目的的一种外治方法。

二、灸法的特点

《素问·异法方宜论》云："北方者，天地所闭藏之域也，其地高、陵居、风寒冰冽，其民乐野处而乳食，脏寒生满病，其治宜灸焫，故灸焫者，亦从北方来。"灸法的产生与我国居住在北方人们的生活习惯及发病特点有着密切的关系。《灵枢·经脉》指出："陷下则灸之。"《医学入门》说："凡病药砭不及，针之不到，必须灸之。"《灵枢·官能》云："阴阳皆虚，火自当之……经陷下者，火则当之；结络坚紧，火所治之。"由此可见，灸疗的范围很广，有些疾病用针刺或中药治疗效不佳时，可以使用灸法，或针灸并用，可取得较好的疗效。唐代王焘在其《外台秘要·中风及诸风方》中介绍了灸疗的应用，指出："圣人以为风是百病之长，深为可忧，故避风如避矢。是以御风邪以汤药、针灸、蒸熨，随用一法，皆能愈疾。至于火艾，特有奇能，虽曰针、汤、散，皆所不及，灸为其最要。"他还提出。灸为"医之大术，宜深体之，要中之要，无过此术"。

第二节 施灸材料

施灸的材料古今均以艾为主，有时也根据不同病证采用其他材料施灸。

一、艾及艾制品

（一）艾

艾为菊科多年生灌木状草本植物，我国各地均有生长，古时以蕲州产者为佳，特称蕲艾。艾在春天抽茎生长，当叶盛花未开时采收。采收时将艾叶摘下或连枝割下，晒干或阴干后备用。艾叶中纤维质较多，水分较少，同时还有许多可燃的有机物，是理想的灸疗原料。

1. 艾叶的性能　关于艾灸的性能，《本草纲目》载："艾叶能灸百病。"《本草从新》曰："艾叶苦辛，生温，熟热，纯阳之情，能回垂绝之阳，通十二经，具回阳、理气血、逐寒湿、暖子宫、止诸血、温中开郁、调经安胎……以之灸火，能透诸经而除百病。"《神灸经纶》云："夫灸取于火，以火性热而至速，体柔而用刚，能消阴翳，走而不守，善入脏腑。取艾之辛香作炷，能通十二经，入三阴，理气血，以治百病，效如反掌。"这说明艾叶作为施灸材料，有通经活络、祛除阴寒、回阳救逆等功效。艾叶经过加工，制成细软的艾绒，便于搓捏成大小不同的艾炷，易于燃烧，气味芳香，并且燃烧时热力温和，能窜透皮肤，直达体表深部，另外，由于艾产于各地，便于采集，价格低廉。所以，艾一直为针灸临床所应用。

2. 艾绒的采制　每年农历四五月间，采集肥厚新鲜的艾叶，放置日光下曝晒干燥。然后放在石臼中，用木杵捣碎，筛去杂梗和泥砂，再晒再捣再筛，如此反复多次，就成为淡黄色洁净细软的艾绒。艾绒按加工（捣筛）程度不同，分粗细几种等级，临床根据病情的需要选用。一般作直接灸，可用细（精）艾绒；作间接灸，可采用粗艾绒。艾绒以无杂质、柔软而团聚、干燥者为优。

3. 艾绒的保存　《本草纲目》云："凡用艾叶，灸火则易伤人肌脉。"新产艾绒内含挥发性油质较多，灸时火力过强，故以陈久的艾绒为上品，故制成后须经过一段时期的贮藏。艾绒性易吸水，故易于受潮，保藏不善则易霉烂虫蛀，影响燃烧。因此，平时应保存在干燥之处，或于干燥的容器内密闭存放，每当天气晴朗时曝晒几次，以防潮湿和霉烂。

（二）艾制品

1. 艾炷　以艾绒施灸时，所燃烧的圆锥形艾绒团称为艾炷。每燃尽一个艾炷，称为一壮。

（1）艾炷规格

①小炷：重 0.5g，相当于中炷的一半，如麦粒大小，常置于穴位或病变部位烧灼，以做直接灸用。

②中炷：重 1g，炷高 1cm，炷底直径约 1cm，可燃烧 3～5 分钟，常做间接灸用。

③大炷：重 2g，相当于中炷的一倍，常做间接灸用。艾炷无论大小，直径与炷高大致相等。

（2）**制作方法** 制作艾炷的方法，一般为手捻。取纯净陈久的艾绒置于平板上，用拇、食、中三指边捏边旋转，把艾绒捏成上尖下平的圆锥形小体（图7-1）。手工制作艾炷要求搓捻紧实，耐燃而不易爆，亦可用艾炷器（图7-2）制作。艾炷器中铸有锥形空洞，洞下留一小孔，将艾绒放入艾炷器的空洞中，另用金属圆棒直插孔内紧压，即成为圆锥形小体，倒出即成艾炷。用艾炷器制作的艾炷，艾绒紧密，大小一致，更便于应用。此圆锥形小体不但放置方便平稳，而且燃烧时火力由弱到强，患者易于耐受。

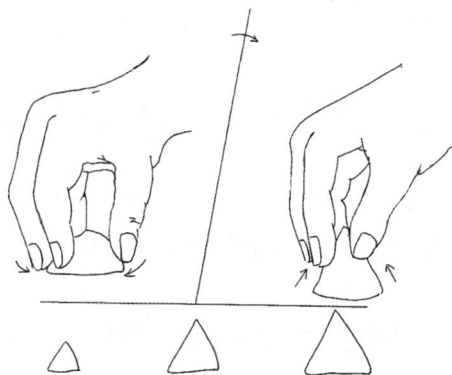

图7-1 手工制作艾炷   图7-2 艾炷器

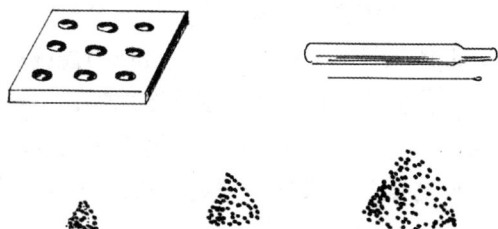

2.艾条 艾条又称艾卷，指用艾绒卷成的圆柱形长条，一般长20cm，直径1.5cm。根据夹含药物分纯艾条（清艾条）和药艾条两种。

（1）**纯艾条** 取制好的陈久艾绒24g，平铺在26cm长、20cm宽，质地柔软疏松而又坚韧的桑皮纸上，将其卷成直径约1.5cm的圆柱形艾条，以紧为佳。

（2）**药艾条** 包括普通药艾条、太乙针、雷火针三种。

①普通药艾条：取肉桂、干姜、木香、独活、细辛、白芷、雄黄、苍术、没药、乳香、川椒各等份，研成细末，将药末混入艾绒中，每支艾条加药末6g，制法同纯艾条。

②太乙针（韩贻丰《太乙神针心法》方）：硫黄6g，麝香、乳香、没药、松香、桂枝、杜仲、枳壳、皂角、细辛、川芎、独活、穿山甲、雄黄、白芷、全蝎各3g，研成细末，和匀。取桑皮纸一张，约30cm×30cm，摊平，先取艾绒24g平铺于纸上，再取药末6g，均匀掺于艾绒中，搓捻卷紧如爆竹状，以紧为佳，外用鸡蛋清涂抹，再用桑皮纸一张，两头留空纸3cm左右，捻紧即成。阴干待用，勿令泄气。

③雷火神针：沉香、木香、乳香、茵陈、羌活、干姜、穿山甲各15g，研为细末，过筛后，加入麝香少许。取桑皮纸一张约30×30cm，摊平，先取艾绒40g平铺于纸上，再取药末10g均匀掺于艾绒中，再搓捻卷紧成爆竹状，糊上桑皮纸一张，两头留空纸3cm左右，捻紧即成。阴干待用，勿令泄气。

二、其他灸材

临床上，除用艾作为施灸材料外，还可用灯心草、黄蜡、桑枝、硫黄、桃枝、药锭、药捻等作为灸材。

1. 灯心草灸　灯心草，别名灯心、灯草，为灯心草科植物灯心草的茎髓，我国各地均有分布。性味甘、淡，微寒，入心、小肠经，清心、利尿。因其可用以点油灯而得名，为灯火灸之材料。用灯心草蘸取植物油后，迅速烧灼耳穴、腧穴或病变部位，以治疗疾病。

2. 黄蜡灸　黄蜡即蜂蜡之黄色者，又名黄占，为蜜蜂科昆虫中华蜜蜂等分泌的蜡质，经精制而成，性味甘、淡，平，收涩、生肌、止痛、解毒，为黄蜡灸之材料。

3. 桑枝灸　桑枝别名桑条，为桑科植物桑的嫩枝，性味苦，平，入肝经，祛风湿、通经络、利小便、降血压，为桑枝灸之材料。

4. 硫黄灸　硫黄为天然硫黄矿或含硫矿物的提炼品，性味温、酸。将本品放于疮面上点燃以灸疗癣、顽癣及阴疽肿毒等，即为硫黄灸。

5. 桃枝灸　又称神针火。桃枝为蔷薇科植物桃或山桃的嫩枝，味苦，取桃枝削为木针，待干后用，用棉质三层垫于患处，将桃枝针点燃后吹灭，即称桃枝灸。乘热针于患处可治心腹冷痛、风寒湿痹、附骨阴疽等。

6. 药锭灸　又称药片灸。药锭以多种药物研末和硫黄熔化在一起，制成药锭（药片），作为施灸的材料。

7. 药捻灸　又称蓬莱火。牛黄、雄黄、乳香、没药、丁香、麝香、火硝各等份研末，用棉纸裹药末捻成药捻，剪二三分长，粘贴于体表点燃，用治风痹、瘰疬（患处灸），以及水胀、膈气、胃痛（按穴灸）等。

第三节　灸法的分类及应用

灸法一般可根据施灸材料分为艾灸法和非艾灸法两大类。

凡以艾叶为主要施灸材料的均属于艾灸法。艾灸法是灸法的核心，临床应用最为广泛。依据操作方式的不同，其可分为艾炷灸、艾条灸、温针灸、温针器灸及较为特殊的艾灸法。临床上以艾炷灸和艾条灸最为常用，是灸法的重要部分。在使用艾炷灸时，根据艾炷是否直接置于皮肤穴位上烧灼，又分为直接灸和间接灸两法。

非艾灸法包括灯火灸、黄蜡灸、药锭灸、药捻灸、药线灸、药笔灸等。

一、艾灸类

（一）艾炷灸

1. 直接灸　将艾炷直接放置在施灸部位皮肤上烧灼的方法，又称着肤灸、明灸。根据灸后有无烧伤化脓，又分为化脓灸（瘢痕灸）和非化脓灸（非瘢痕灸）。

（1）化脓灸（瘢痕灸）　是将适宜大小的艾炷直接放置在腧穴上施灸，使局部组织烧伤后产生无菌性化脓现象（灸疮）的灸法。该化脓灸法灼伤较重，可使局部皮肤溃破、化脓，并留有永久瘢痕，故又称化脓灸、瘢痕灸。本法古代盛行，现代多用于治疗哮喘、慢性胃肠病和预防中风等，疗效显著。

施灸时在腧穴皮肤上涂少许大蒜汁，立即将艾炷（一般用中艾炷或大艾炷）粘在腧穴上，并用线香点燃。待艾炷自然燃尽，用镊子除去艾灰，另换1炷依法再灸。每换1炷需涂蒜汁1次。如此反复，灸满规定的壮数，一般每穴灸5~9壮。施灸处可指压或拍打穴位两旁以减轻患者烧灼疼痛。灸后若出现无菌性化脓，为灸疮，灸疮结痂后脱落，留有永久性瘢痕。本法须注意体位平直舒适，灸后不可马上饮茶，恐解火气，灸后应注意休息，避免过度劳累；多食富于蛋白质的食物，忌食生冷；注意局部清洁，以防感染。

临床应用：①慢性腹泻：天枢、水分、关元、气海、脾俞、命门、肾俞，每次1穴，每穴灸5~7壮。②哮喘：定喘、肺俞、丰隆，分为两组交替灸，每穴灸7壮。

（2）非化脓灸（非瘢痕灸）　本法以达到温熨为主，使腧穴部皮肤发生红晕或轻微烫伤，灸后不化脓，不留瘢痕。

施灸时先将施灸部位涂以少量凡士林，然后将小艾炷放在穴位上，并将其点燃，不等艾火烧到皮肤，当患者感到灼痛时，即用镊子将艾炷移去或压灭，更换艾炷再灸，灸满规定壮数为止，以局部皮肤出现轻度红晕为度，一般每穴灸3~7壮。

临床应用：①小儿发育不良：大椎、十七椎，灸至局部红晕温热而无疼痛灼伤为度，一般可灸3~7壮，每日1次，10次一疗程。②气血两虚：气海、足三里，一般可灸3~7壮，每日1次，10次一疗程。

2. 间接灸　也称隔物灸、间隔灸，是在艾炷与皮肤之间衬垫某些药物而施灸的一种方法。此法具有艾灸与药物的双重作用，施灸火力温和，患者易于接受。本法根据所隔物品的不同，可分为数十种。所隔物品大多为药物，既可用单味药物，也可用复方药物；药物性能不同，临床应用的范围也有差异。临床常用隔姜灸、隔蒜灸、隔盐灸、隔附子饼灸等。

（1）隔姜灸　切取厚约0.3cm生姜1片，针扎数个孔，置施灸穴位上，用大、中艾炷点燃放在姜片中心施灸。如患者有灼热痛感可将姜片提起，旋即放下，反复进行。艾炷燃尽后另换一炷依前法再灸，以局部皮肤潮红湿润为度，一般每穴5~7壮。隔姜灸具有温中、祛寒、止呕、解表的作用，适用于治疗感冒、呕吐、腹痛、泄泻、遗精、阳痿、早泄、不孕症、痛经、面瘫、风寒湿痹等。

（2）隔蒜灸

①隔蒜片灸：方法同隔姜灸；灸足7壮，以灸处局部红晕为度。

②隔蒜泥灸：将大蒜捣成蒜泥状，置患处或施灸穴位上，在蒜泥上铺上艾绒或艾炷，点燃施灸；灸足7壮，以灸处局部红晕为度。隔蒜灸具有消肿、拔毒、散结、止痛的作用，适用于治疗痈、疽、疮、疖未溃，肺痨、腹中积块、蛇蝎毒虫所伤等。

（3）隔盐灸　又称神阙灸，用于脐窝部施灸。将干燥纯净的食盐末适量填平脐窝，上置艾炷，点燃施灸。患者感到灼痛时即用镊子移去残炷，另换一炷再灸，一般可灸3~7壮，急性病可多灸，不限制壮数。隔盐灸具有回阳、固脱、救逆的作用，适用于治疗急性腹痛、泄泻、痢疾、风湿痹证及阳气虚脱证。

（4）隔附子灸

①附子片灸：将附子用水浸透后切成 0.3 ~ 0.5cm 薄片，扎数孔，放施灸部位施灸。

②附子饼灸：取生附子切细研末，用黄酒调和作饼，直径 1 ~ 2cm，厚 0.3 ~ 0.5cm，用针扎数孔，置穴位上，再以大艾炷点燃施灸，当患者感到灼痛时另换一炷再灸，附子饼干焦后再换新饼，灸至肌肤内温热，局部肌肤红晕为度。

附子辛温大热，有温肾益火作用，与艾灸并用，适用于治疗各种阳虚病证。如取关元、命门等穴施灸，可治疗男性肾阳虚的阳痿、早泄、不育症，女性宫寒不孕、痛经、闭经等，外科病证中疮毒窦道、盲管、疮疡久溃不敛等。可在患处施灸，灸至皮肤出现红晕。

（二）艾条灸

艾条灸又称艾卷灸，是用特制的艾条在穴位上熏烤或温熨的施灸方法。用艾绒中加入辛温芳香药物制成的药艾条施灸，称为药条灸。艾条灸可分为悬起灸和实按灸两种。

1. 悬起灸　是将点燃的艾条悬于施灸部位之上的一种灸法。一般艾火距皮肤 2 ~ 3cm，灸 10 ~ 15 分钟，以灸至皮肤温热红晕而又不烧伤皮肤为度。悬起灸的操作方法又分为温和灸、回旋灸和雀啄灸。

（1）温和灸　艾条一端点燃，对准腧穴部位或患处，距皮肤 2 ~ 3cm 处熏烤，一般每穴 10 ~ 15 分钟，以皮肤潮红为度。如遇到昏厥或局部知觉减退的患者及小儿，医者可将食、中两指置于施灸部位两侧，这样可以通过医生的手指来测知患者局部受热程度，以便随时调节施灸距离，掌握施灸时间，防止烫伤。温和灸临床应用广泛，适用于治疗临床大多数病证。

（2）回旋灸　施灸时，艾卷点燃的一端与施灸皮肤保持一定的距离，均匀地向左右方向移动或反复回旋地进行灸治，使皮肤有温热感而不致灼痛，一般每穴灸 10 ~ 15 分钟，移动范围在 3cm 左右。回旋灸适用于风寒湿痹及偏瘫的治疗。

（3）雀啄灸　艾条置于施灸部位上方约 3cm，施灸时，艾卷点燃的一端与施灸部位的皮肤并不固定，而是像雀啄食一样，一上一下地移动。一般每穴施灸 5 分钟。此法热感较强，应注意防止烧伤皮肤。雀啄灸适用于治疗昏厥急救、小儿疾患、胎位不正、无乳等。

2. 实按灸　因操作时将药艾条实按在穴位上，犹如针刺，故名。实按灸多采用药物艾灸，根据所治疾病，艾条所掺药品各异，分为太乙神针、雷火神针、百发神针等。施灸时，先在施灸腧穴或患处垫上布或纸数层，然后将药艾条的一端点燃，趁热按到施术部位上，使热力透达深部。实按灸适用于治疗风寒湿痹、痿证及虚寒证等。

（三）温针灸法

温针灸是针刺与艾灸结合应用的一种方法，适用于既需要针刺留针，又需施灸的疾病。将针刺入腧穴得气后给予适当补泻手法，留针时，将纯净细软的艾绒捏在针尾上，或用艾条一段（长 1 ~ 2cm）插在针柄上，点燃施灸，待艾绒或艾条烧完后除去灰烬，将针取出。艾绒燃烧的热力，可通过针身传入体内，使其发挥针与灸的作用，达到治疗的目的。应用此法需注意防止艾火脱落，烧伤皮肤或衣物，灸时嘱患者不要移动体位，并在施灸的下方垫一纸片，以防艾火掉落烫伤皮肤。

（四）温灸器灸

温灸器是一类便于灸疗操作的器械，目前临床常用的温灸器有灸架、灸盒、灸筒等。

1. 温灸架灸 可用于艾条温和灸，因无须手持移动，有灸架支持，故作用稳定持久，安全简便。

选定腧穴后，首先系好橡皮带，绕身一周系紧。将艾条燃旺，插入灸架的顶孔，对准所灸穴位，用橡皮带固定左右底祥，使灸架与皮肤垂直。调节温度高低，以温热略烫能耐受为宜。燃烧10分钟后，架内有灰烬积存，宜清除。灸后皮肤潮红，停灸后可自行消失。发生水泡，可刺破后涂龙胆紫，不必更换他穴，多次施灸，可形成黑色痂皮，但不影响疗效。

施灸时间长短可根据反应情况及病情决定。一般新病或局限性病变，须等待灸感传导过程完全后停灸，3~4小时后再灸；对顽固久病及某些全身性疾病，灸感传导过程不明显者，每次施灸1~2小时，每天灸2次为宜。灸治完毕应将剩余艾条插入灭火管中。

温灸架灸适宜的病证较广，因其施灸位置稳定，作用集中，热力均衡，调节随意，可控制施灸时间，所以容易激发灸感。温灸架灸体位不受限制，可自由活动，全身无禁灸处，施灸时常以1穴为主，最多不超过2穴。长期自灸可用于保健治疗。

2. 温灸筒灸 温灸筒由内筒、外筒两个相套而成，均以2~5mm厚度的铁片或铜片制成。内筒和外筒的底、壁有孔，外筒上用一活动顶盖扣住，无走烟孔，施灸时可使热力下返，作用加强。内筒安置一定位架，使内筒与外筒间距固定。外筒上安置一手柄以便夹持或取下；亦可在外筒上安置两个小铁丝钩，其尾端可系松紧带以固定灸筒于腧穴上。

取出灸筒的内筒，装入艾绒至大半桶，然后用手指轻按表面艾绒，但不要按实。将内筒放入外筒，用火点燃中央部艾绒（不可见火苗），放置室外，灸筒底面触之烫手而艾烟较少时，可盖上顶盖，取回施用。但必须注意，预燃不足施灸时艾火易灭，过度则使用时艾火不易持久。将灸筒（底面向下）隔几层布放置于腧穴上即可，以患者感到舒适、热力足够而不烫伤皮肤为佳。在灸筒上预置小铁丝钩，其尾端可系一绳（或松紧带）之两端，如灸四肢偏外侧的穴位（如足三里），将两个小铁丝钩分别钩住绳的两端，如此灸筒可固定在穴位上。一般在下次灸时再将筒内艾灰倒出为妥。

温灸筒灸适用范围广，凡适于艾灸的病证，可用本法施灸，其适用于治疗慢性疾病。久病羸弱者，进食少而喜凉恶热者，小火灸治，前15天腹部每次灸20分钟，背部、四肢每次灸15分钟；待患者进食增多、体力增长后再用一般的灸量头部灸10分钟，背部、四肢灸20分钟，腹部灸30分钟。

应注意极少数患者灸后见头晕、口干、鼻出血、纳呆、乏力，此时宜减少灸量。温灸时感觉过热，可增加隔布层数，可用布块罩在灸筒上，减少进入空气，至热度下降；不热时减少隔布，或敞开顶盖，但不可倾倒。

3. 温灸盒灸　是指用一种特制的盒形木制灸具，内装艾卷固定在一个部位施灸的方法，温灸盒按其规格分大、中、小3种。温灸盒的制作，取规格不同的木板，厚约0.5cm，制成长方形木盒，下面不装底，上面制作一个可随时取下的盖，与盒之外径大小相同，在盒内中下部装铁窗纱一块，距底边3～4cm。施灸时，把温灸盒放于应灸部位中央，点燃艾卷后，置铁纱上，盖上盒盖，放置穴位或患处，每次15～30分钟。此法适用于较大面积灸治，尤其适用于灸治腰、背、臀、腹部等部位。

二、非艾灸类

1. 灯火灸　根据病证，选定穴位，用碘伏等做一标记，取灯心草一根约10cm，将一端浸入植物油中3cm，取出用棉纸吸去浮油，右手拇、食指捏住前1/3处，用明火点燃，火焰不宜过大，将燃端慢慢向穴位移动，并稍停瞬间，待火焰略变大，则立即垂直接触穴位，一触即离，并听到清脆的"叭"的焠爆声，火焰随之熄灭。一般每穴焠灸2～4次。灸后局部保持清洁，防止感染。本法可用于治疗小儿惊风、腮腺炎等疾病。

2. 黄蜡灸　取面粉适量，用水调和制成条状，按疮疡范围大小围成一圈，高3～4cm，底部紧贴于皮肤上，以无空隙渗漏为准；圈外用棉布或卫生纸数层覆盖，防止炭火烘肤。圈内填入黄蜡屑，厚度为0.6～1cm，用铜勺盛炭火在蜡上烘烤，使黄蜡熔化。疮疡浅者，皮肤上觉热痛难忍时，即移去炭火停灸；疮疡深者，不觉热痛再入蜡片，随化随填至圈满为度，仍用炭火使蜡液沸动，初觉有痒感，继之灼热疼痛，于痛不可忍时移去炭火，用少许冷水浇于蜡上，待蜡冷却凝结后将其与面圈、围布一起揭去。本法用于治疗各种疮疡等病证。

3. 药锭灸　取阳燧锭处方，各研细末后和匀。硫黄45g置铜勺内用微火炖化，加入以上药末搅匀，离火后再入麝香0.6g、冰片0.3g搅匀。立即倾入湿瓷盘内速荡转成片，待冷却后收入罐内备用。灸时，将直径2cm的圆形薄纸片铺于灸穴上，取药锭一小块如瓜子大，置于纸片中央，用火点燃药锭，燃至将尽时用纱布将火压熄即可。每穴可灸1～3壮。灸后皮肤起水泡，可用消毒针挑破，涂上龙胆紫，保护疮面。本法用于治疗痈疽、瘰疬及风湿痹证，多于局部施灸。

4. 药捻灸　取紫棉纸裹药末，搓捻成紧实的条状，如官香粗细。施灸时，剪取0.5～1cm长一段，以凡士林粘于皮肤上，点燃施灸。本法用于治疗风痹、瘰疬、水胀、膈气、胃气等病证。

5. 药线灸　以拇、食指持线的一端，露出0.5～1cm长的线头，将露出的线头在乙醇灯上点燃，吹灭火焰，线头留有星火，将星火对准穴位或患处点灸，同时拇指把星火压在穴位上，火灭即起。一般每穴位灸1次。患处也可点灸呈莲花形、梅花形。本法用于外感、风湿痹证、肩周炎、高血压、面瘫、肢体瘫痪、脑炎后遗症等疾病。

6. 药笔灸　将药笔下端点燃，左手将药纸紧铺在穴位皮肤上并固定，右手呈执笔式持药笔，将灸火隔纸对准穴位像雀啄样进行点灼4~5次。患者局部有虫咬样轻微疼痛。手法轻重宜适中，太轻则效果不佳，过重易将药纸烧穿造成烫伤。灸后立即于局部擦涂少许薄荷油或特制的冰片蟾酥油，以防止起泡及避免出现褐色瘢痕。

另外，根据临床病情及所选穴位的不同情况，可对穴位呈梅花状点灸、对患部呈片状或环状点灸、按经络循行呈条状点灸，皆有利于提高治疗效果。

本法用于治疗各种疼痛性疾病、急性化脓性或非化脓性炎症、高热、高血压、胃肠病等疾病。

第四节 灸感、灸量与灸法补泻

一、灸感

灸感是指在体表使用灸法刺激一定时间后，患者施灸部位出现的皮肤或皮下组织温热或麻木、虫行等主观感觉，可向某一方向传导或扩散。灸感多为热感，偶有蚁行感、灼痛感、抽掣样感及吹风样感，或局部出现肌肉的跳动，或局部有舒适感、胀痛感、沉重感、痒感、红斑等，或局部潮红汗出、全身汗出。

灸感产生的影响因素有许多方面。首先，施灸的火力要温和、均衡、持续。一般来说，采用稳定持续的温和灸更容易出现灸感。其次，施灸要持续足够的时间，否则灸感不易出现。总之，灸感的产生是在热力维持均衡的条件下达到一定的灸量才会出现的，并循经感传、气至病所，从而产生较好的疗效。此外，灸感还受到患者的性别、年龄、病情等因素影响。一般来说，病情轻者易产生灸感；青年人比老年人易发生感传；女性比男性易发生感传。而出现感传现象显著的患者，预后及疗效也较好。

二、灸量

灸量指灸法达到的温热程度，不同的灸量可产生不同的治疗效果。古人运用灸法时，对灸治的量非常重视。如《医宗金鉴·刺灸心法要诀》之"凡灸诸病，必火足气到，始能求愈"，说明灸法必须要有足够的灸量才能祛病健身。对灸量的掌握，主要根据患者的体质、年龄、部位、病性等多方面来决定。《外台秘要》曰："凡灸有生熟，候人盛衰及老小也。衰老者少灸，盛壮强实者多灸。"故一般来说，病位浅灸量宜少，病位深灸量宜大；体壮病重者宜多灸，相反宜少灸。现代医家掌握施灸量多在古人经验的基础上，一般以艾炷的大小和壮数的多少来计算，炷小、火势小、壮数少则量小，炷大、火势大、壮数多则量大。艾条灸、温灸器灸则以时间计算，太乙针、雷火针是以熨灸的次数计算。

灸量还与疗程有关。疗程长、灸量大用于慢性病，每2~3日灸1次；疗程短灸量小，多用于急性病，每日1~3次。掌握灸量多根据患者体质、年龄、施灸部位、病情等因素综合考虑（表7-1）。

表 7-1　灸量与患者综合因素

项目	大灸量（大艾炷、多壮数）	小灸量（小艾炷、少壮数）
体质	少壮男子，新病体实	妇孺老人，久病体弱
部位	腰腹以下，皮肉深厚处	头胸四肢，皮肉浅薄处
病情	元气欲脱，沉寒厥冷	风寒湿痹，上实、下虚

灸法、灸量和疗程的关系是相辅相成的，只有在辨证论治的基础上，合理运用灸法、灵活掌握灸量，才能有效地提高灸治效果。《灵枢·经水》曾记载："灸而过此者得恶火，则骨枯脉涩。"大量临床事实证明，过强、过弱的灸疗刺激均难以取得较好的疗效，而以产生灸感、循经感传、气至病所为宜。

三、灸法补泻

灸法和针法一样，亦分补泻。《灵枢·背俞》说："气盛则泻之，虚则补之。以火补者，毋吹其火，须自灭也；以火泻之，疾吹其火，传其艾，须其火灭也。"其指出灸法的补泻同样应根据辨证施治的原则施行。

1. 补法　艾炷点燃置穴位，不吹其火，待其徐徐燃尽自灭，火力缓慢温和，灸治的时间较长，壮数可多，灸毕一炷用手指按施灸穴位，以使其真气聚而不散。

2. 泻法　《黄帝内经太素》云："火烧之处正气聚，故曰补也；吹令热入，以攻其病，故曰泻也。"艾炷置穴位点燃，用口吹旺其火，促其快燃，火力较猛，快燃快灭，当患者觉局部灼痛时，即迅速更换艾炷再灸，灸治时间较短，壮数较少，灸毕不按其穴，即开其穴，以起祛散邪气的作用。

临床中，灸法多用于虚证或寒证的治疗。如温和灸、温针灸、化脓灸，某些隔药物灸均能温经散寒、温阳补虚、回阳救逆。但也有一些灸法旨在软坚散结、消瘀排脓，如直接灸、雀啄灸、黄蜡灸、桑枝灸等，可列为泻法的范畴。

第五节　灸法的作用及临床应用

一、灸法的作用

1. 疏风解表，温散寒邪　《素问·异法方宜论》曰："脏寒生满病，其治宜灸焫。"《素问·骨空论》曰："灸寒热之法，先灸项大椎。"可见，灸法适用于治疗风寒表证，或寒邪为患，或偏于阳虚者。

2. 温通经络，活血逐痹　《灵枢·禁服》曰："陷下者，脉血结于中，中有著血，血寒，故宜灸之。"即脉陷不起的原因是由寒气入于血，血因寒而凝滞，血瘀脉中，故灸法可用于风寒湿邪所致痹证。

3. 回阳固脱，升阳举陷　阳气衰则阴气盛，阴气盛则为寒、为厥，甚则欲脱。当此之时，可用灸法来温补虚脱之阳气。如阳虚暴脱，灸之有回阳固脱作用。《伤寒论·辨厥阴病脉证并治》曰："下利，手足逆冷，无脉者，灸之。"故灸法可用于阳气虚脱的大汗淋漓、四肢厥冷、脉微欲绝证及阳气不固的遗尿、脱肛、阴挺等证。

4. 消瘀散结，拔毒泄热 《灵枢·刺节真邪》曰："脉中之血，凝而留止，弗之火调，弗能取之。"灸法能温调气机，使营卫和畅，故可用于乳痈初起、瘰疬、寒性疖肿未化脓者。

5. 防病保健，延年益寿 《备急千金要方·灸例》曰："体上常须三两处灸之，勿令疮暂瘥，则瘴疠温疟毒气不能着人也。"灸疗用于防病保健有着悠久的历史，可以激发人体正气，增强抗病能力，延年益寿，正如俗语说："若要安，三里常不干。"

二、灸法的适用范围

灸法具有广泛的适应证，内、外、妇、儿等各科都有其主治病证。根据灸法的特点，其适应证以虚证、寒证和阴证为主，适用于慢性久病以及阳气不足之证。

1. 灸法可用于治疗寒凝血滞、经络痹阻引起的风寒湿痹、痛经、经闭、寒疝、腹痛，外感风寒表证，中焦虚寒呕吐、泄泻等。

2. 灸法可治疗脾肾阳虚之久泄、久痢、遗尿、遗精、阳痿、早泄，阳气虚脱而出现的大汗淋漓、四肢厥冷、脉微欲绝的虚脱证，中气不足、气虚下陷之内脏脱垂、阴挺、脱肛、崩漏日久不愈等。

3. 灸法可用于外科疾患，如疮疡初起、疖肿未化脓者，瘰疬及疮疡溃久不愈，有促进愈合之功效。

4. 灸法可用于治疗肺结核、痄腮、喉痹、鼻衄等热证，发挥消瘀散结、拔毒泄热的作用。

三、灸法的注意事项与异常情况处理

1. 诊室要求通风良好，空气清新，避免烟尘过浓。施灸前应向患者说明施术要求，以消除其恐惧心理并取得合作。若需选用瘢痕灸时，必须先征得患者同意。

2. 一般来说，阴虚阳亢、邪实内闭及热毒炽盛等慎用灸法。

3. 慎重选择施术部位。颜面五官、阴部、有大血管分布的部位不宜直接灸；妊娠期妇女的腹部及腰骶部不易施灸。

4. 施灸顺序应先阳后阴，取其从阳引阴而无亢盛之弊；先上后下，取其循序不乱；先少后多，使艾灸火力由弱增强，艾炷由少逐次增多或分次灸之；艾炷由小灸炷起，每壮递增或用小炷多壮法代之。

5. 操作时，注意防止艾火脱落而灼损皮肤及衣物。灸疗过程中随时观察患者反应，及时调整灸火与皮肤间距离；掌握灸疗用量，以免施灸太过引起灸伤。

6. 灸后宜休息片刻后离开诊室。化脓灸者在灸疮透发期间应注意休息，严防感染。灸后局部出现水泡，只要不擦破可任其自然吸收；若水泡过大，可用消毒针沿边缘平行于皮肤刺破，排出水液，再涂以龙胆紫药水。若继发感染应对症处理。

第八章　拔罐疗法 ▷▷▷▷

拔罐疗法，古称角法、吸筒法、火罐气，临床常用于治疗疼痛、扭伤等病证。本法具有操作简便、使用安全、适用范围广泛等优点，临床十分常用。

第一节　拔罐疗法的概念及特点

一、拔罐疗法的概念

拔罐疗法是指用燃火、抽气、挤压等方法造成负压，对罐吸附之处的体表腧穴或患处产生刺激，以防病治病的方法。

二、拔罐疗法的特点

拔罐会引起局部组织充血或皮下轻度的淤血，使机体气血活动旺盛，具有行气止痛、消肿散结、祛风散寒、清热拔毒等作用，广泛应用于临床。拔罐疗法无痛无创，使用安全，便于推广，适用于治疗内、外、妇、儿、皮肤等各科病证。

第二节　罐具的种类及操作方法

一、罐具的种类

（一）传统罐具种类与规格

1. 竹罐　用坚韧成熟的青竹制成。形如腰鼓状，其罐取材容易，制作简便，能耐高温，不易破碎，适用于全身各部。但其罐易爆裂漏气，吸拔力不大，且不透明，难以观察吸拔部位皮肤状态，不宜用作刺血拔罐等。

2. 陶瓷罐　亦名陶罐，用陶土烧制而成。形如缸状，其罐吸拔力强，能耐高温，适用于全身各部。但罐体较重，易于破碎，且不透明，目前已不常用。

3. 玻璃罐　用耐热质硬的透明玻璃烧制而成。形如球，其罐透明，便于观察吸拔部位皮肤状态。吸附力大，易于清洗消毒，适用于全身各部，可施多种罐疗法，是目前最常用的罐具之一。但其传热较快，易于破碎。

（二）新型罐具种类与规格

1. 排压排气罐

（1）排压排气橡胶罐　以高弹性塑料制成。此罐轻便，不易破裂，便于携带，但不能加热、高温消毒，易于老化，仅宜拔固定罐，不宜施其他罐法。

（2）排压排气组合罐　由喇叭形透明玻璃筒的细头端套一橡皮球而成。其罐操作方便，但负压维持时间较短，仅用于留罐。

2. 抽气排气罐

（1）拔罐器　以硬质塑料制成，罐体透明，底端阀门排气，使用时可随时调节罐内压力。

（2）注射器抽气罐　由保留带铝皮橡胶瓶塞的药瓶去底后制成，适用于头、面、手、脚及皮肤较薄部位。

3. 多功能罐　为配置有其他治疗工具的新型器具。如在罐顶中央安置刺血针的刺血罐、罐内架设艾灸的灸罐、罐内装有电热元件的电热罐等，均具有拔罐与相应疗法的治疗作用。

二、拔罐疗法的操作方法

（一）施术部位及体位

1. 施术部位　拔罐施术部位多选肌肉丰厚、皮下组织充实、毛发较少的部位，或结合腧穴、经络循行施术。

2. 患者体位　患者体位正确与否，关系着拔罐的效果。在拔罐时，应根据拔罐部位选择适宜的体位。正确体位应使患者感到舒适，肌肉放松，施术部位可以充分暴露，方便医者操作。

（二）消毒

1. 罐具消毒　使用后的罐具应清洗干净并消毒、灭菌。常用的消毒和灭菌法有：

（1）高温灭菌法　主要有高压蒸汽灭菌法、干烤灭菌法、煮沸灭菌法等。

（2）消毒法　主要有药液浸泡消毒法（新洁尔灭溶液、乙醇等）、蒸汽熏蒸法（甲醛蒸气熏蒸法、戊二醛气雾熏蒸法）。

2. 部位消毒　在选定的施术部位，宜用毛巾清洁患部。

（三）吸拔方式

根据罐具的不同种类，罐具的吸拔方式亦有多种，常用的有火罐法和水罐法。

1. 火罐法　系借燃烧火力排出罐内空气形成负压，将罐吸附于体表的吸拔方法。

（1）闪火法　用镊子夹住乙醇棉球，一手握罐体，将棉球点燃后立即伸入罐内闪火即退出，速将罐扣于应拔部位。此法适用于身体各个部位，临床最为常用，可拔留罐、闪罐、走罐等。此法罐内无燃烧物坠落，安全性好，但蘸乙醇宜少，且不能沾于灌口，以免烫伤皮肤。

（2）投火法　将乙醇棉球或折叠的软质白色纸片（卷）点燃后投入罐内，趁火旺时迅速将罐扣于应拔部位。此法罐内燃烧物易坠落烫伤皮肤，故多用于身体侧面横向拔罐，可拔单罐、留罐、排罐等。

（3）贴棉法　将直径 1 ~ 2cm 的薄脱脂棉片蘸乙醇后贴于罐体内侧壁，点燃后迅速将罐扣于吸拔部位，此法亦用于身体侧面横向拔罐。操作时所蘸乙醇须适量，乙醇过多或过少均易发生棉片坠落，且乙醇过多易流溢于灌口而引起皮肤烫伤。

（4）架火法　置坚韧耐燃焦木瓶盖或薄小面饼、中药饮片（根据病情而选）于吸拔部位，并在其上放置乙醇棉球，点燃后迅速将罐吸拔于该部。此法不易烫伤皮肤，适用于肌肉丰厚而平坦部位的留罐、排罐。

2. 水罐法　是指采用气体受热膨胀排出罐内空气进行拔罐的方法。常有以下几种：

（1）水煮法　将竹罐放入水中或药液中煮沸 2 ~ 3 分钟，然后用镊子将罐倒置夹起，迅速用干毛巾捂住罐口片刻，以吸去罐内的水液，降低罐口温度，趁热将罐扣于吸拔部位，并轻按罐具半分钟左右，令其吸牢。此法温热作用强，且可罐药结合，适用于任何部位拔留罐、排罐。但操作速度应适时，否则拔罐速度过快、罐口过热易烫伤皮肤，过慢又易致吸拔力不足。

（2）蒸汽法　将水或药液在小水壶内煮沸，待水蒸气从壶嘴或套于壶嘴的皮管内大量喷出时，将壶嘴或皮管插入罐内 2 ~ 3 分钟后取出，速将罐扣于吸拔部位并轻按罐半分钟，使之拔牢。此法适用于身体各部位拔留罐、排罐。

3. 抽气法

（1）拔罐器　调节底端阀门，利用拔罐器抽出空气而拔罐。

（2）注射器抽气罐　将罐口加压固定于施术部位，用注射器针头经橡皮塞刺入罐内，抽出空气而拔罐。

4. 挤压法

（1）挤压排气橡胶罐　将罐口固定于施术部位，挤压罐身排出罐内气体而施罐。

（2）挤压排气组合罐　将罐口固定于施术部位，挤压橡皮球排气而拔罐。

三、拔罐疗法的临床应用

根据病变部位与疾病性质，拔罐疗法具有以下不同的应用方法。

（一）单罐法

单罐法即一罐单用。此方法用于治疗病变部位明确、范围局限，或有固定压痛点的病证，如胃痛拔中脘穴、牙痛拔颊车穴、软组织痛拔阿是穴、虫蛇叮咬处拔毒、疮痈部排脓等。

（二）多罐法

多罐法即多罐并用，适用于治疗病变范围广或选穴较多的病证，常根据病情与解剖特点，于多部位或多个穴位处拔数罐至十几罐。如沿某一经脉或某一肌束的体表位置，按顺序成行排列吸拔多个罐具，又称排罐法，多用于神经肌肉疼痛、陈旧性软组织损伤及气血瘀滞病证。排罐间距要适当，视病情与体质而定。

（三）留罐法

留罐法又名坐罐法。拔罐后将罐留置 5～15 分钟，轻者皮肤潮红，重者皮下瘀血紫黑。此法临床最常用，多用于治疗深部组织损伤、颈肩腰腿痛、关节病变等。留罐时间长短视拔罐反应与体质而定，肌肤反应明显、皮肤薄弱者，以及老人与儿童，留罐时间不宜过长。

（四）闪罐法

用闪火法将玻璃罐吸拔于应拔部位，随即取下，再吸拔，再取下，反复吸拔至皮肤潮红为度。闪罐法不留瘀斑，常用于拔罐部位不平、宜脱罐处，或颜面等部位。用来治疗风湿痹痛、中风后遗症、肌肤麻木、肌肉萎缩等病证。本法要求动作迅速而准确。

（五）走罐法

走罐法亦名推罐法、拉罐法、循经拔罐疗法，临床较常用。先于施罐部位涂上适量润滑剂，以凡士林、润肤霜为佳，亦可用水或药液，同时将玻璃罐口亦涂上油脂。用闪火法吸拔后，以手握住罐底，稍倾斜用力将罐沿着肌肉、经络循行路线推拉，罐具前进方向略提起，后方着力，反复运作至走罐区皮肤紫红瘀血为度（图 8-1）。

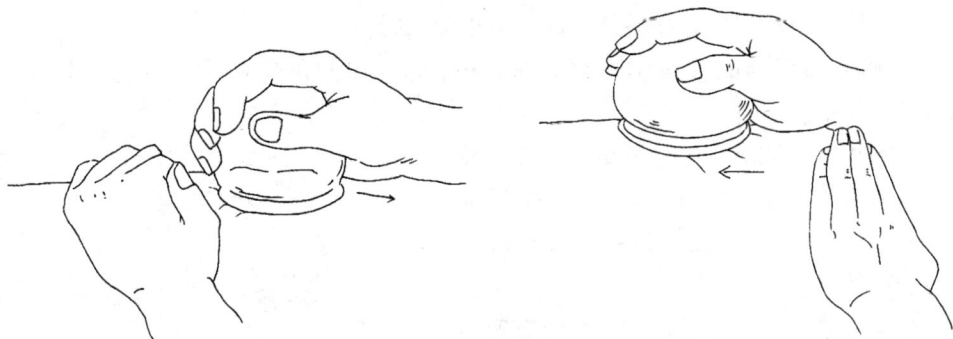

图 8-1　走罐法

该法适用于病变部位较广泛，肌肉丰厚之处，或沿经脉循行线走罐，或沿肌肉走行施术，可用于治疗急性热病、瘫痪麻木、风湿痹证等病证。应据病情与患者体质调节负压及走罐快慢与轻重。吸拔后应立即走罐，否则吸牢后则难以推拉。走罐动作宜轻柔，用力均匀、平稳、缓慢。罐内负压大小以推拉顺利为宜，若负压过大或用力过重、速度过快、易致患者疼痛，且易拉伤皮肤；负压过小，吸拔力不足，罐容易脱落，治疗效果差。

（六）针罐法

即针刺与拔罐相配合的治疗方法（图8-2）。常用的针罐法有以下几种：

1. 留针罐法 在相关腧穴上针刺得气后留针，再以针为中心拔罐，留罐5~10分钟后起罐、出针。此法适用于治疗风湿痹证，较少用于胸背部。

2. 刺络拔罐疗法 即拔罐与刺血疗法配合应用的治疗方法。于施术穴位或患处常规消毒后，用三棱针等点刺皮肤，或挑刺皮下血络或纤维数根，然后拔罐，以拔出少量血液为度。起罐后用消毒棉球擦净血迹。此法适用于治疗热证、实证、实寒证、瘀血证及某些皮肤病等。如各种急慢性软组织损伤、坐骨神经痛、哮喘、神经性皮炎等。

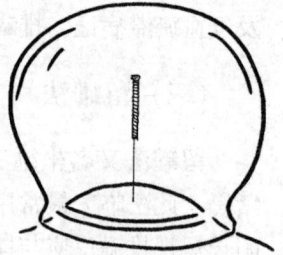

图 8-2 针罐

（七）药罐法

是指拔罐配合药物应用的罐药并用法。常用方法有药煮罐法、药蒸汽罐法、贮药罐法等。此外，也有将备用药液（水）、药乳、药油、药膏涂于应拔部位或管内壁而拔罐的操作方法。

四、施罐与起罐

1. 施罐方法

（1）根据病情与施术要求，选择适当体位与罐的规格。充分暴露应拔部位，有毛发者应剃去。应注意局部皮肤和器具消毒，防止交叉感染。

（2）施罐手法应娴熟，动作要轻、快、稳、准。罐间距离应适中，过远影响疗效，过近易痛、易落。

（3）闪火法拔罐蘸乙醇应适量，过多易烫伤患者，过少罐力小，疗效不好；闪火时间应适当，过长罐口太热易烫伤皮肤，过短罐力小，影响疗效。

2. 起罐方法 起罐，即将拔牢的留罐取下的方法。操作者一手握住罐体腰底部稍倾斜，另一手拇指或食指按住罐口边缘的皮肤，使罐口与皮肤之间形成空隙，空气进入罐内罐自落。不可硬拉或旋转罐具，以免引起疼痛，甚至损伤皮肤（图8-3）。

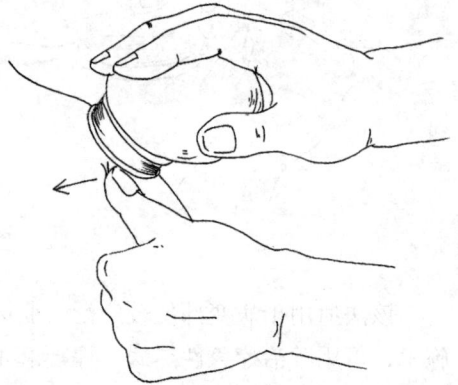

图 8-3 起罐法

3. 拔罐后反应

（1）正常反应　起罐后吸拔部位出现点片状紫红色瘀点、瘀块，或兼微热痛感，统称罐斑或罐印，1～2日即自行消失，属正常反应。

（2）病理反应　罐斑色鲜红多见于阳证、实证、热证；罐斑色暗红为阴证、血瘀、寒证。罐斑潮红或淡紫色，并显水泡、水珠或水汽状，示湿盛或寒盛；若水气色黄为湿热；水泡呈红色或黑色，示久病湿盛或血瘀；罐斑色深紫，示瘀血；罐斑色深紫黑触之痛并伴身热，示热毒瘀结；罐斑无皮色变化，触之不温，多为虚寒证；罐斑微痒或出现皮纹，多系风邪为患；罐斑或血泡色淡，多属虚证；拔罐后，血色深红为热，青色为寒凝血瘀；罐斑无改变，示病情尚轻，或接近痊愈。但必须明确的是，以上反应需结合临床具体情况综合分析。

五、拔罐后处理

1. 拔罐的正常反应　在拔罐处出现点片状紫红色瘀点、瘀斑，或兼微热痛感，或局部发红，片刻后消失，皆是拔罐的正常反应，一般不予处理。

2. 拔罐的善后处理　起罐后应用消毒棉球轻轻拭去拔罐部位紫红色罐斑上的小水珠，若罐斑处微觉痒痛，不可搔抓，数日内可自然消退。起罐后如果出现水疱，不宜擦破，其可自然吸收。若水疱过大，可用一次性消毒针从疱底刺破，放出水液后，再用消毒辅料覆盖。若出血，应用消毒棉球拭净。若皮肤破损，应常规消毒，并用无菌辅料覆盖其上。若用拔罐疗法治疗疮痈，起罐后应拭净脓血，并常规处理疮口。

第三节　拔罐疗法的作用及临床应用

一、拔罐疗法的作用

1. 疏通经络　拔罐疗法通过其温热刺激及负压吸引作用，刺激体表穴位及经筋皮部而疏通经络，调和营卫，治疗各种疾病。

2. 调和脏腑　拔罐疗法通过在经络、穴位局部产生负压吸引作用使体表穴位产生充血、瘀血等变化，穴位通过经络与内在的脏腑相连，从而治疗各种脏腑疾病。

3. 平衡阴阳　阳盛则热，阴盛则寒。发热是阳气盛实的表现，而寒战恶寒是阴气盛实的症状。在大椎穴拔罐可治疗发热疾病；而在关元穴拔罐则可治疗寒性疾病。

4. 协助诊断　通过观察拔罐后体表的变化可以推断疾病的性质、部位及与内脏的关系。

5. 祛除病邪　拔罐疗法因以负压吸拔体表的穴位，不仅能够开腠理、散风寒，而且还能调整脏腑经络的作用，鼓舞人体的正气，故有助于体内邪气的排出。

6. 双向调节　在临床取穴和拔罐方法都不变的情况下，拔罐疗法具有双向的良性调整作用。

二、拔罐疗法的适应证与禁忌证

(一) 拔罐疗法的适应证

1. 内科　感冒、发热、咳嗽、急慢性支气管炎、哮喘等肺系疾病；呕吐、便秘、胃肠痉挛、慢性腹泻等胃肠疾病；中暑、高血压病、头痛、三叉神经痛、神经衰弱、中风后遗症、尿潴留、尿失禁等其他疾病。

2. 妇科　痛经、月经不调、闭经、带下、盆腔炎、更年期综合征、乳腺炎等。

3. 儿科　厌食症、腹泻、消化不良、遗尿、百日咳、流行性腮腺炎等。

4. 外科　疖、疔、痈、疽、丹毒、虫蛇咬伤等。

5. 皮肤科　痤疮、湿疹、荨麻疹、神经性皮炎、皮肤瘙痒症、白癜风、带状疱疹等。

(二) 拔罐疗法的禁忌证

1. 急性危重疾病、慢性全身虚弱性疾病及接触性传染病，如严重肺气肿、心力衰竭等。

2. 有自发出血倾向或损伤后出血不止的病证，如血小板减少性紫癜、白血病及血友病等。

3. 重度神经症、精神分裂症、抽搐及不合作者。

4. 精神紧张、疲劳，以及过饥、过饱、饮酒者。

5. 婴幼儿、妇女经期、妊娠妇女的腹部、腰骶部、乳房部。

6. 皮肤过敏、传染性皮肤病、皮肤肿瘤（肿块）部。

7. 肺结核、恶性肿瘤患者。

8. 心尖区、体表大动脉搏动部及静脉曲张处。

9. 眼、耳、口、鼻等五官孔窍部及前后二阴。

三、拔罐疗法的注意事项

1. 拔罐时，治疗室应宽敞明亮，空气流通。

2. 患者体位舒适，以俯卧位为主，充分暴露施术部位；留罐期间嘱患者勿移动体位，以防罐具脱落。

3. 初次接受拔罐患者，以及老年、儿童与体质虚弱的患者施罐数量宜少，留罐时间宜短。

4. 一般应在丰满、富有弹性、无毛发、无骨骼关节凸凹的部位拔罐。

5. 施针罐时，要防止肌肉牵拉而造成弯针、折针或针深入体内伤及重要脏器。

第九章　穴位贴敷疗法 ▷▷▷▷

穴位贴敷疗法是指在某些穴位上贴敷药物，通过药物和腧穴的共同作用以治疗疾病的一种方法。将一些带有刺激性的药物如毛茛、斑蝥、白芥子、甘遂、蓖麻子等捣烂或研末，贴敷于穴位，引起局部发疱、化脓如灸疮者，称为"天灸"或"自灸"，现代也称为发疱疗法；将药物贴敷于神阙穴，通过脐部吸收或刺激脐部以治疗疾病者，称为敷脐疗法或脐疗；将药物贴敷于涌泉穴，通过足部吸收或刺激足部以治疗疾病者，又称为足心疗法或涌泉疗法。

第一节　穴位贴敷疗法的原理及特点

穴位贴敷具有双重治疗作用，即穴位刺激作用和可通过皮肤组织对药物有效成分的吸收所发挥的药理效应。一方面药物经皮肤吸收，极少通过肝脏，也不经过消化道，可避免肝脏及各种消化酶、消化液对药物成分的分解破坏，从而更好地发挥药物的有效成分；另一方面也避免了因药物对胃肠的刺激而产生的一些不良反应。因此，本法可以弥补内服药物的不足。除极少有毒药物外，本法一般无危险性和毒副作用，较为安全简便，对于老幼体弱、药入即吐者尤宜。

穴位贴敷与西医学的透皮给药系统有相似之处。随着西医学对透皮给药系统的深入研究，中药透皮治疗与经络腧穴相结合将为中医外治法开拓广阔的应用前景。

第二节　穴位贴敷疗法的贴敷药物

一、穴位贴敷疗法的药物选择

凡是临床上有效的汤剂、丸剂，一般都可以熬膏或研末用作穴位贴敷。正如吴师机在《理瀹骈文》中所说："外治之理即内治之理，外治之药亦即内治之药，所异者，法耳。"说明，外治与内治只是方法不同，治疗原则是一样的。但与内服药物相比，贴敷用药的选用具有以下特点。

1. 多用通经走窜、开窍活络之品　《理瀹骈文》载："膏中用药，必得通经走络、开窍透骨、拔毒外出之品为引。"以引领诸药开结行滞，直达病所，祛邪外出。常用的药物有冰片、麝香、丁香、花椒、白芥子、乳香、没药、肉桂、细辛、白芷、姜、葱、蒜等。这些药物刺激性较强，不仅本身能治疗相应的病变，而且通经活络、走而不守，能促进其他药物向体内的渗透，以发挥最佳效应。

2. 多选气味俱厚、生猛有毒之品 如生天南星、生半夏、生川乌、生草乌、巴豆、斑蝥、甘遂、马钱子、蓖麻子、大戟等。这些药物气味俱厚，药性猛烈，口服有毒，对肝肾等脏器有损害。通过穴位贴敷，透皮给药，疗效可沿经络腧穴直达病所，避免了对肝肾等脏器的损害，又能起到速捷的效果。

3. 选择适当的溶剂调和 选择适当的溶剂调和贴敷药物或熬膏，以达药力专、吸收快、收效速的目的。醋调贴敷药能起到解毒、化瘀、敛疮等作用，即使用药猛，亦可缓其性；酒调贴敷药，有行气、活血、通络、消肿、止痛的作用，即使用药缓，亦可激其性；油调贴敷药，可润肤生肌。常用的溶剂包括水、白酒或黄酒、醋、姜汁、蜂蜜、蛋清、凡士林等。此外，还可针对病情应用药物的浸剂作溶剂。

二、穴位贴敷疗法的常用剂型及制作

1. 散剂 将一种或数种药物经粉碎、混匀而制成的粉状药剂。

2. 膏剂 将所选药物加入适宜基质中，制成容易涂布于皮肤、黏膜或疮面的半固体外用软膏剂或硬膏剂，如黑膏药等。

3. 丸剂 将药物研成细末，用适宜的黏合剂（如水、蜜、药汁等）搅拌均匀，制成圆形、大小不一的药丸。

4. 糊剂 将药物粉碎成细粉，或将药物按所含有效成分，以渗漉法或其他方法制得浸膏，再粉碎成细粉，加入适量黏合剂或湿润剂（如水、醋、酒、鸡蛋清或姜汁等），搅拌均匀，调成糊状。

5. 熨贴剂 将药物研成细末装于布袋中贴敷穴位；或直接将药物或湿药饼贴敷于穴位上，再用艾火或其他热源在所敷药物上进行温熨。

6. 鲜药剂 采用新鲜中药捣碎或揉搓成团块状，或将药物切成片状，然后将其贴敷于穴位上。

7. 其他剂型 穴位贴敷常用的其他剂型还有泥剂、膜剂、锭剂、浸膏剂、水（酒）渍剂等。

第三节　穴位贴敷的操作方法

一、穴位贴敷疗法的选穴处方

穴位贴敷疗法的选穴方法包括：①选择病变局部的腧穴贴敷药物，如贴敷犊鼻穴治疗膝关节炎。②选择阿是穴贴敷药物，如取病变局部压痛点贴敷药物。③经验穴贴敷药物，如吴茱萸贴敷涌泉穴治疗小儿流涎，威灵仙贴敷身柱穴治疗百日咳等。④选用常用腧穴贴敷药物，如神阙穴、涌泉穴、膏肓俞等。

二、穴位贴敷疗法的贴敷方法

根据所选腧穴，选取适当体位，使药物贴敷稳妥。贴敷之前，定准穴位，用温水将局部洗净，或用酒精棉球擦净，然后敷药。也可使用助渗剂，在敷药前先在穴位上涂一层助渗剂，或将助渗剂与药物调和好后再贴敷。所敷药物要固定好，以免移位或脱落。可直接用胶布固定，也可先将纱布或油纸覆盖其上，再用胶布固定；亦可使用专贴穴位的特制敷料以便固定。

换药时，可用消毒干棉球蘸温水、植物油或液体石蜡轻轻擦去粘在皮肤上的药物，擦干后再敷药。一般情况下，刺激性小的药物，每隔 1~3 天换药 1 次；不需溶剂调和的药物，还可适当延长至 5~7 天换药 1 次；刺激性大的药物，应视患者的反应和发疱程度确定贴敷时间，数分钟至数小时不等，如需再贴敷，需视局部皮肤愈合后再贴敷，或于其他有效穴位交替贴敷。敷脐疗法每次贴敷 3~24 小时，隔日 1 次，所选药物不应为刺激性大及发疱之品。冬病夏治穴位贴敷从每年入伏到末伏，每 7~10 天贴 1 次，每次贴 3~6 小时，连续 3 年为一疗程。

对于贴敷部位出现水疱者，小的水疱一般不需做特殊处理，待其自然吸收即可；大的水疱应以消毒针具挑破其底部，排尽液体，消毒预防感染；破溃的水疱应在消毒之后，外用无菌纱布覆盖，以防感染。

第四节　穴位贴敷的临床应用

一、穴位贴敷疗法的适用范围

本法适用范围较为广泛，既可治疗某些慢性病，又可治疗急性病证。如感冒、急慢性支气管炎、支气管哮喘、风湿性关节炎、三叉神经痛、面神经麻痹、神经衰弱、胃下垂、腹泻、冠心病心绞痛、糖尿病、遗精、阳痿、月经不调、痛经、子宫脱垂、胃痛、口疮、小儿夜啼、厌食、遗尿、流涎等；此外，还可用于防病保健。应用举例如下：

1.支气管哮喘　白芥子、白芷、甘遂、半夏各等份，共为细末，鲜姜汁调匀，贴肺俞、膏肓俞、定喘、膻中、中府。每次敷 2~3 小时，隔 10 天一行，3 次一疗程。此法可预防哮喘发作。

2.自汗、盗汗　①取郁李仁 6g，五倍子 6g，研末，用生梨汁调成糊状，敷两侧内关穴。②取郁金 6g，牡蛎 12g，共为细末，用醋调敷于脐部，覆以纱布，胶布固定，每日换药 1 次。

二、穴位贴敷疗法的注意事项

1.凡用溶剂调敷药物时，需随调随用，以防蒸发。

2.若用膏剂贴敷，应掌握好温化膏剂的温度（膏剂温度不宜超过 45℃），以防烫伤或脱落。

3. 对胶布过敏者，可改用抗过敏胶布或用绷带固定贴敷药物。

4. 色素沉着、潮红、微痒、烧灼感、疼痛、轻微红肿、轻度起水疱属于穴位贴敷的正常皮肤反应。但贴敷后若出现范围较大、程度较重的皮肤红斑、水疱、瘙痒现象，应立即停药，进行对症处理；若出现全身性皮肤过敏症状者，应及时医院就诊。

5. 对刺激性强、毒性大的药物，如斑蝥、马钱子、巴豆等贴敷药量宜少、穴位宜少、面积宜小、时间宜短，防止发疱过大或发生药物中毒。

6. 久病、体弱、消瘦、孕妇、幼儿，以及有严重心、肝、肾功能障碍者慎用。

7. 贴敷部位有创伤、溃疡者禁用，糖尿病患者慎用。

8. 能引起皮肤发疱的药物不宜贴敷面部和关节部位。

9. 对于残留在皮肤的药膏等，不可用汽油或肥皂等刺激性物品擦洗。

10. 贴敷药物后注意局部防水。

第十章 穴位埋线疗法 ▷▷▷▷

穴位埋线疗法是指将可吸收的线体植入腧穴，利用线体对穴位的持续刺激作用以防治疾病的方法。临床上于 20 世纪 60 年代开始应用本法。

《灵枢·终始》云："久病者，邪气入深，刺此病者，深内而久留之。"穴位埋线疗法正是对这一理论的创新与发展。当可吸收的线体植入腧穴后，人体需要一定的时间将其分解吸收，这种对穴位持续的生物化学刺激能激发全身经气的运行，从而起到调节气血和脏腑器官功能的作用，最终达到"深内而久留之，以治顽疾"的目的。此法对于腧穴的刺激持续时间长，疗效巩固，所需就诊次数少，相比针刺疗法更适合工作繁忙、生活节奏较快的人群。

第一节 穴位埋线疗法的用具

穴位埋线疗法的器材主要包括皮肤消毒用品、洞巾、医用羊肠线、胶原蛋白线、PGLA 线、埋线针、微创埋线针、腰椎穿刺针、8 号注射针头、止血钳、镊子、三角缝针、手术剪、手术刀片、手术刀柄、敷料、医用胶布，以及 0.5% ~ 1% 利多卡因等。

临床上根据不同的埋线方法选用不同的器材。

埋线针是特制的坚韧不锈钢金属钩针，长 12 ~ 15cm，针尖呈三角形，底部有一缺口（图 10-1）。如采用穿刺针埋线法，需备 12 号腰椎穿刺针（将针芯前端磨平）。如采用简易埋线法，则需备 8 号注射针头。

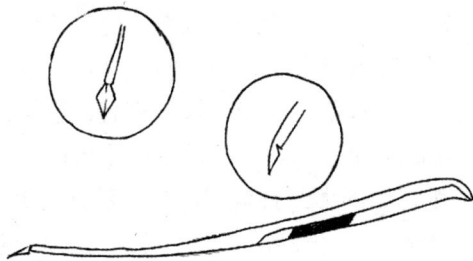

图 10-1 埋线针

埋线疗法最早使用的线是羊肠线，但由于其柔韧性欠佳、组织反应较大，现已逐渐被胶原蛋白线、聚乙交酯（PGA）缝合线、聚丙交酯（PLA）缝合线、聚乙丙交酯（PGLA）缝合线等新型的可吸收性线体所取代。

第二节　穴位埋线疗法的操作方法

一、选穴处方

穴位埋线多选肌肉较为丰厚部位的腧穴，以背、腰部和腹部最常用。选穴原则与针刺治疗的处方原则基本相同，如哮喘取肺俞，胃病取脾俞、胃俞、中脘等。取穴宜少而精，每次埋线 1 ~ 3 穴。

二、施术前准备

1. 方法　根据患者的病情、体质、年龄、胖瘦及埋线部位的差异，确定埋线方法。

2. 体位　患者的体位选择上应以能方便医者施术及安全埋线治疗为宜，尽量采取卧位，防止患者晕针。

3. 消毒　操作前术者应穿专用衣服、戴无菌口罩、帽子，然后清洗双手及手臂并消毒，戴一次性无菌橡胶手套。对拟施术部位的皮肤用碘伏常规消毒 2 ~ 3 遍，必要时铺洞巾，消毒后要保持洁净，防止二次污染。金属器具可置于一般器械消毒液内按照规定浓度和时间进行浸泡消毒。根据需要将医用羊肠线剪成 1 ~ 4cm 不等的长度，置于 75% 乙醇中备用。

4. 局部麻醉　埋线针埋线法、三角针理线法、较粗的穿刺针埋线法及部分特殊疾病需做局部麻醉。用 0.5% ~ 1% 利多卡因注射液 5 ~ 10mL，先在进针点注射局麻皮丘，然后向埋线处刺入，待患者有针感，回抽无血后，将麻药推入穴位处，一般每穴用药 0.5 ~ 2mL。

三、埋线方法

1. 传统埋线方法　传统的埋线方法中，临床常用的以穿刺针埋线法、埋线针埋线法、三角针埋线法为代表。

（1）穿刺针埋线法　常规消毒局部皮肤，取一段适当长度已消毒的医用羊肠线，放置在腰椎穿刺针针管的前端，后接针芯，用一手拇、食指固定拟施术部位，另一只手持针刺至所需深度，施以适当的行针手法，当出现针感后，边推针芯，边退针管，将医用羊肠线埋植在穴位的皮下组织或肌层内。出针后迅速按压针孔止血。

（2）埋线针埋线法　用特制的埋线针埋线时，在腧穴旁开一定距离处选择进针点，消毒后施行局部麻醉，剪取约 1cm 长的羊肠线一段，套在埋线针尖缺口上，两端用止血钳夹住。右手持针，左手持钳，针尖缺口向下以 15° ~ 40° 方向刺入，当针头缺口进入皮内后，左手即将止血钳松开，右手持续进针直至羊肠线头完全埋入皮下，再适当进针后，将针退出，迅速按压针孔止血，并用无菌敷料包扎保护创口 3 ~ 5 天（图 10-2）。

（3）三角针理线法　又称医用缝合针埋线法，在拟施术穴位两侧 1 ~ 2cm 处，常规皮肤消毒后，施行局部麻醉。一手用持针器夹住穿有医用羊肠线的皮肤缝合针，另一手捏起两局麻点之间的皮肤，将针从一侧局麻点刺入，穿过穴位下方的皮下组织或肌层，从对侧局麻点穿出，紧贴皮肤剪断两端线头，放松皮肤，轻揉局部，使羊肠线头完全埋入皮下组织（图10-3）。迅速按压止血后，用无菌敷料包扎，保护创口3～5天。

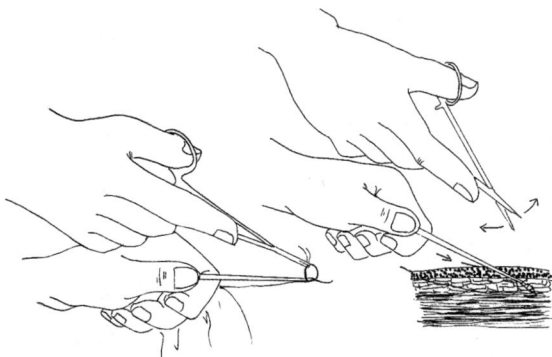

图10-2　埋线针埋线法

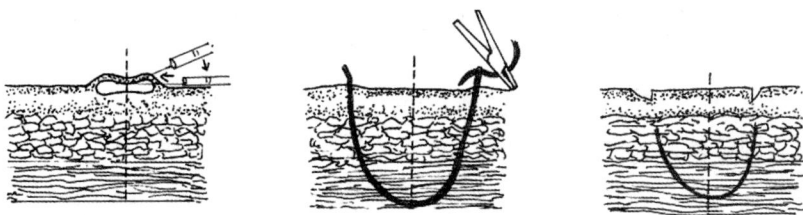

图10-3　三角针埋线法

2. 现代埋线方法　现代的埋线方法中临床常用的以专用埋线针埋线法和简易埋线法为代表，分别介绍如下：

（1）专用埋线针埋线法　专用埋线针（图10-4）是根据腰椎穿刺针的原理改良而制。操作时先对拟施术部位皮肤消毒，根据患者病情和穴位情况选择长短、粗细合适的胶原蛋白线放入专用埋线针尖端的空隙，用一手拇、食指固定拟施术部位，另一只手持针刺至所需深度，施以适当的提插捻转手法，当出现针感后，边推针芯，边退针管，将胶原蛋白线埋植在穴位

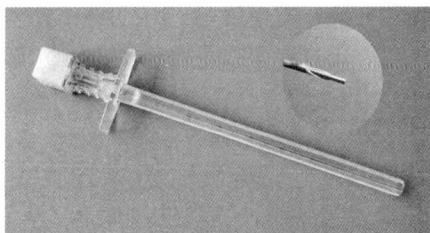

图10-4　专用埋线针

的皮下组织或肌层内。出针后用无菌干棉签（球）迅速按压针孔止血。

（2）简易埋线法　用一次性8号注射针头做套管，将一次性28号2寸长的针灸针剪去针尖做针芯，然后根据患者病情和穴位情况选择长短、粗细合适的胶原蛋白线放置在注射针头尖端的空隙。操作时先对拟施术部位皮肤消毒，用一手拇、食指捏起或绷紧拟施术部位，另一只手持针刺至所需深度，施以适当的提插捻转手法，当出现针感后，边推针芯，边退注射针头，将胶原蛋白线埋植在穴位的皮下组织或肌层内。出针后用无

菌干棉签（球）迅速按压针孔止血。

3. 疗程　治疗间隔时间及疗程需根据病情和埋线部位对羊肠线的吸收程度确定，治疗间隔时间一般为 15～45 天，疗程可为 3～10 次。

第三节　穴位埋线疗法的临床应用

一、穴位埋线疗法的适用范围

穴位埋线疗法适用范围较广，主要用于部分慢性疾病，如支气管哮喘、慢性支气管炎、胃痛、腹胀、腹泻、便秘、遗尿、面神经麻痹、腰背肌肉劳损、月经不调、带下病、痛经、单纯性肥胖症、癫痫、银屑病、荨麻疹、抑郁症等。

二、穴位埋线疗法的注意事项

1. 严格无菌操作，防止感染。

2. 埋线最好埋在皮下组织与肌肉之间，肌肉丰满的部位可埋入肌层，羊肠线头不可暴露在皮肤外面。

3. 施术时用力宜均匀，针透过皮肤时宜轻巧，不可用力过猛，以免断针。

4. 根据不同部位，选择适当的埋线深度和角度，不可妨碍机体的正常功能和活动，不要伤及内脏、大血管和神经干，不应埋入关节腔，督脉埋线当不过硬脊膜。

5. 皮肤局部有感染或有溃疡时不宜埋线，严重糖尿病、心脏病、肺结核活动期、骨结核、高热患者及妊娠期妇女均不宜使用本法。

6. 精神紧张、过劳或者过饥者，禁用或慎用埋线，以免患者晕针。

7. 有出血倾向的患者慎用埋线疗法。由糖尿病及其他各种疾病导致皮肤和皮下组织吸收和修复功能障碍者忌用埋线疗法。

8. 注意埋线后反应，有异常现象时应及时处理。

9. 埋线后忌食辛辣食物；1 周内不宜洗澡，以免感染。

三、穴位埋线疗法术后反应及处理方法

1. 术后 1～5 天，由于损伤和医用羊肠线的刺激，埋线局部可出现红、肿、热、痛等无菌性炎症反应。少数病例埋线处有少许渗出液亦属正常现象，一般无需处理。若渗液较多，可进行局部的排脓、消毒、换药，直至愈合。

2. 局部血肿应于 24 小时内予以冷敷；48 小时之后再热敷消瘀。

3. 部分患者表现为埋线后出现持续高热不退，应给予抗感染、退热等对症处理。

4. 个别患者对羊肠线过敏，埋线后出现局部红肿、瘙痒、发热、局部脂肪液化等反应，应及时处理，必要时切开取线。

5. 体型偏瘦或局部脂肪较薄者，埋线后可能出现小硬结，一般 1～3 个月可以完全吸收，不影响疗效。

第十一章 穴位注射疗法 ▷▷▷

穴位注射疗法，又称水针，是在针刺腧穴治疗疾病的基础上，结合药物的药理作用，将中医针刺疗法与西医学的封闭疗法相结合而发展起来的一种治疗方法。能综合发挥针刺和药物对穴位的双重刺激作用以提高治疗效果。现代研究表明，这种传递途径充分发挥了药效和穴效的整合作用，能在小剂量、短时间内产生大剂量静脉注射甚至更强的药效。本法在临床上应用广泛，同时具有操作简便、适应证广、作用迅速、副作用小等特点。

第一节 穴位注射疗法的用具及药物

一、穴位注射疗法的注射用具

根据使用药物的剂量大小及针刺的深浅，选用不同规格的一次性无菌注射器和针头，经常规消毒即可使用。所选注射器应包装完好，针身光滑、无弯曲，针尖应锐利、无倒钩。

二、穴位注射疗法的常用药物

1.药物种类 穴位注射疗法的常用药液有三类。

（1）中药制剂 如复方当归注射液、丹参注射液、川芎嗪注射液、银黄注射液、鱼腥草注射液、柴胡注射液等。

（2）维生素制剂 如维生素 B_1 注射液，维生素 B_6 注射液、维生素 B_{12} 注射液、维生素 C 注射液等。

（3）其他常用药物 如 5% ~ 10% 葡萄糖、生理盐水、注射用水、腺苷三磷酸、辅酶 A、神经生长因子等。

2.药物剂量 一次穴位注射的用药总量须小于该药一次的常规肌肉注射用量，具体用量因注入的部位和药物的种类不同而各异。肌肉丰厚处用量可较大；关节腔、神经根等处用量宜小；刺激较小的药物如葡萄糖液、生理盐水等用量可较大；刺激性较大的药物如乙醇，特异性药物如阿托品、抗生素等用量宜小。

一次穴位注射中各部位每穴注射量：耳穴 0.1 ~ 0.2mL；头面部穴位 0.1 ~ 0.5mL；腹背及四肢部穴位 1 ~ 2mL；腰臀部穴位 2 ~ 5mL。每日或隔日注射 1 次，所选腧穴可交替使用；10 次为一疗程，休息 5 ~ 7 天后再进行下一疗程的治疗。

第二节　穴位注射疗法的操作方法

一、施术前准备

1.体位　选择患者舒适、医者便于操作的治疗体位。

2.选穴　一般可根据针灸治疗时的处方原则辨证取穴，临床常根据经络、经穴触诊法选取压痛点、皮下结节、条索状物等阳性反应点进行治疗。选穴宜精，以 1～2 个穴为宜，最多不超过 4 个腧穴，一般选取肌肉比较丰厚的部位进行穴位注射。

3.消毒　术者应先清洗双手并消毒，之后按照无菌原则严格消毒施术部位。

二、施术的具体操作

1.注射前准备　核对患者基本信息与所选药物是否一致，取出注射器，然后吸药并将注射器内气体排尽，依据腧穴所在部位、注射器的规格等因素选择不同的进针方式及进针角度。用无痛快速进针法刺入腧穴，并体察针下是否得气。

2.注入药物　患者产生得气反应后，医者回抽针芯，回抽无血、无液后方可将药推入。

3.出针　穴位注射出针方法与毫针相同。出针后嘱患者采取舒适的体位休息 5～10 分钟，以便观察是否出现不良反应。

第三节　穴位注射疗法的临床应用

一、穴位注射疗法的适用范围

穴位注射疗法的适用范围非常广泛，凡是针灸适应证大部分可以应用本法治疗。临床上可应用于运动系统疾病，如肩周炎、颈椎病、腰椎病、腰肌劳损、骨质增生等；神经系统疾病：如三叉神经痛、面神经麻痹、坐骨神经痛、多发性神经炎等；消化系统疾病如腹泻、痢疾等；呼吸系统疾病，如支气管炎、支气管哮喘、肺结核等；心血管疾病，如高血压病、心绞痛、风心病等；皮肤病，如荨麻疹、痤疮、神经性皮炎等。

二、穴位注射疗法的注意事项

1.严禁将药物注入血管内。

2.孕妇的下腹部、腰骶部，以及合谷、三阴交等穴禁止穴位注射。

3.禁止在皮肤表面破损的部位进行穴位注射。

4.严格遵守无菌操作，防止感染。

5.注意药物的性能、药理作用、剂量、禁忌及毒副作用。凡能引起过敏的药物，如青霉素、链霉素、普鲁卡因等，必须常规皮试，皮试阳性者不可应用。副作用较严重的药物，使用时应谨慎。某些中药制剂应用时也要注意观察不良反应。

6.施术前，应注意查看药物的有效期，不要使用过期药物。并注意检查药液有无沉淀、变质等情况，如已变质应立即停止使用。

7.药物不宜注入关节腔、血管内和脊髓腔。

8.在主要神经干通过的部位施术时，应注意避开神经干，以免损伤神经。如患者出现触电样感觉，应及时退针，不可盲目使用提插手法。

9.内有重要脏器的部位不宜针刺过深，以免刺伤内脏。

10.回抽针芯见血或积液时应立即出针，然后压迫针孔直至不再出血。

第十二章 刮痧疗法 ▷▷▷▷

第一节 刮痧疗法的概念及源流

刮痧疗法简单地说就是应用手指或各种边缘光滑的工具蘸上具有一定治疗作用的刮痧介质在人体表面特定部位反复进行刮、挤、揪、刺、捏、拍、挑等手法，使皮肤表面出现瘀血点、瘀血斑或点状出血，即所谓"出痧"，从而达到治疗和预防疾病目的的一种方法。刮痧是一种物理疗法，属中医外治法之一。

一、痧的含义

痧的含义有二：一是，多种疾病发展变化过程中反应于皮肤的一种征象，以皮肤出现红点如粟、手扪皮肤稍有阻碍、有触摸沙粒状的感觉为特征。正如《临证指南医案》所述："痧者，疹之通称，有头，粒如粟。"二是，指痧病，又称痧胀或痧气。它不是一种独立的疾病，而是许多疾病在其发展过程中出现的共同症候，故有"百病皆有痧"之说。

一般认为痧症主要是由风、湿、火之气相搏而成，痧症具有痧点和酸胀感两大特征。其轻者表现为头昏脑涨、心烦郁闷、全身酸胀、倦怠乏力、四肢麻木或厥逆不仁等；重者起病即心胸憋闷烦躁、胸腹痛、或吐或泻，甚则猝然昏倒、手足厥冷、昏不知人、痧点时隐时现等。

二、刮痧疗法的源流

（一）刮痧疗法产生的历史年代

刮痧疗法产生的具体年代现无法考证，但其雏形可追溯到旧石器时代，当时人们患病往往会用手或石片抚摩、捶击体表某一部位，使疾病获得缓解。这就是刮痧疗法的萌芽阶段。

（二）刮痧疗法的发展过程

较早记载刮痧疗法的医家是元代的危亦林，他所撰写的《世医得效方》云："心腹绞痛，冷汗出，胀闷欲绝，俗谓'搅肠痧'。今考之，此症乃名干霍乱。"到了明代对刮痧的记载更为具体。如《证治准绳》中说"干霍乱：忽然心腹胀满、搅痛、欲吐不吐欲泻不泻，躁乱，愦愦无奈，俗名搅肠痧者是也……刺委中穴并十指头出血亦好。"另外，明代的《医学正传》《寿世保元》《景岳全书》等均有痧症及刮痧的记载，表明痧的证治已为医家广泛重视。清代郭志所撰《痧胀玉衡》是关于痧症及其治疗具有代表性的专著。它全面论述了痧症的种类，各种痧症的辨证、治疗、刮痧的方法及刮痧工具等。另外，清代陆乐山所撰《养生镜》、张志聪所撰《侣山堂类辨》、高鼓峰所撰《四明心法》、吴尚先所撰《理瀹骈文》、陈修园所撰《陈修园医书七十二种》等均对刮痧有详细的论述，可见明清时代刮痧已十分盛行。

1949 年以后，刮痧在我国民间广泛流传。台湾著名医家吕季儒教授在前人的基础上对刮痧疗法进行了总结，提出了"经络刮痧法"，在刮痧手法上采取不同病证施以不同的补泻手法，并对刮痧工具进行了改进，以具有活血化瘀、清热解毒、软坚散结等功效的水牛角作为刮痧器具，及具有消炎镇痛、活血化瘀等作用的，由十多味中药制成的专用活血剂为材料，扩大了刮痧的治病范围，使刮痧疗效大大提高。随着社会的进步，人们追求"绿色疗法"，寻求延年益寿的保健方法，而刮痧疗法即可满足人们的这一需求。刮痧不仅用于疾病的治疗、预防，而且对健体强身，美容美体也具有十分好的效果。

第二节　刮痧疗法的器具及介质

一、刮痧疗法的器具

1. 牛角类刮痧板　水牛角刮痧板是目前临床上最常用的刮痧工具。水牛角性寒味辛、咸，具有发散行气、清热解毒、活血化瘀等功效。水牛角质地坚韧，光滑耐用，加工简便，对人体肌表无毒性刺激和化学不良反应。

2. 玉石类刮痧板　《本草纲目》记载：玉石具有清音哑、止烦渴、定虚喘、安神明、滋养五脏六腑的功效。因此，玉石类刮痧板常用于美容、保健。

3. 木竹类刮痧板　木质、竹质的刮痧板质地较为柔韧。檀香木具有行气温中、开胃止痛、提神静心之功，沉香则具有行气止痛、温中止呕、纳气平喘之效，为临床所常用。

二、刮痧疗法的介质

刮痧治疗时，为减轻疼痛、避免皮肤损伤、增强疗效，操作之前必须给刮痧部位涂上适量的润滑剂，即刮痧介质。目前刮痧介质有如下几种：

1. 刮痧专用油　刮痧专用油多采用渗透性强、润滑性好的天然植物油和芳香药物的挥发油，具有祛风除湿、滋润肌肤、清热解毒、疏通经络、消炎镇痛等功效，有利于痧块的吸收，是目前临床上最常用的刮痧介质。

2. 乳膏制剂　冬青膏是临床上常用的刮痧用乳膏制剂，适用于一切跌打损伤的肿胀、疼痛及陈旧性损伤和寒性病证等的治疗。扶他林乳膏无色无味，不污染衣物，具有消炎镇痛的功效，在治疗各种软组织损伤时也常使用。

3. 其他介质　植物油、白酒、水、滑石粉及日常生活中一些质地细腻、润滑的物质如润肤霜等，均可用作刮痧介质。

第三节　刮痧疗法的操作及临床应用

一、刮痧疗法的操作

（一）持板方法

以手握住刮板，刮板的底边横靠在手掌心部位，大拇指及另外四个手指呈弯曲状分别握刮板两侧，要求掌虚指实。

（二）刮拭方式

1. 面刮法　手持刮板，刮拭时用刮板的 1/3 边缘接触皮肤，刮板向刮拭的方向倾斜 45°左右，利用腕力多次向同一方向刮拭，要有一定刮拭长度，适用于刮拭身体比较平坦的部位。

2. 角刮法　用刮板角部在穴位自上向下刮拭，刮板面与刮拭皮肤呈 45°倾斜，多用于刮拭人体面积较小的部位或沟、窝、凹陷部位。

3. 点按法　刮板角与穴位呈 90°垂直由轻到重，逐渐用力，片刻后猛然抬起，使肌肉复原，多次重复，手法连贯，适用于人体软组织的凹陷部位。

4. 拍打法　用刮板一端的平面拍打体表部位的经穴，拍打前需在拍打部位涂刮痧润滑剂。此方式多用于四肢，尤其是肘窝和腘窝处。

5. 按揉法　将刮板以 20°角倾斜按压在穴位上，做柔和的旋转运动。刮板角平面始终不离开所接触的皮肤，速度较慢，按揉力度应深透至皮下组织或肌肉。

（三）刮拭顺序与方向

刮拭顺序与方向的总原则由上而下、由前而后、由近及远，即先刮拭面部、胸腹部，再刮拭头部、肩部、背腰部；先刮拭上肢，再刮拭下肢。刮拭方向一般为由上而下、由内到外、由左及右。头部由上到下直刮，或由内到外横刮；肩胛部由上到下或从前到后横刮；背腰部、胸腹部由上到下，从内到外刮拭；上下肢由上到下刮拭；面部、胸胁部由内到外斜刮。

二、刮痧疗法的作用与应用

（一）刮痧的作用

1. 调和阴阳　刮痧可调节阴阳的偏盛偏衰，使机体转归阴平阳秘的状态，从而达到治疗疾病的目的。

2. 扶正祛邪 刮痧时应根据正邪盛衰的情况，采用不同的补泻手法，发挥其扶持人体正气、祛除病邪的功效。

3. 活血化瘀 在局部或相应腧穴进行刮拭，可使瘀血消除、新血得生、经络畅通、气血运行，从而达到"通则不痛"的目的。

4. 清热消肿 刮拭相应腧穴的皮肤，使之出现青、紫充血的痧痕，可使腠理疏通，将郁滞于经络腧穴及相应脏腑内的热毒之邪从皮毛透达于外，最终排出体外，以清体内之瘀热、肿痛。

（二）临床应用

1. 内科 感冒发热、哮喘、腹泻、便秘、神经性头痛、失眠、多梦、高血压、遗尿症、中暑等。

2. 外科 以疼痛为主的各种外科疾病，如急性扭伤、各种软组织损伤、骨关节疾病、肩周炎、颈椎病等。

3. 儿科 营养不良、食欲不振、腹泻、遗尿、惊风等。

4. 五官科 牙痛、鼻炎、咽喉肿痛、视力减退、耳聋、耳鸣等。

5. 妇科 痛经、闭经、月经不调、乳腺增生、产后腹痛、盆腔炎等。

6. 防病保健 强身健体、病后恢复、减肥、美容等。

（三）刮痧的注意事项

1. 术前注意事项

（1）对于初次接受刮痧治疗的患者，应进行必要的宣教，消除其恐惧心理，争取患者的配合，以免晕刮。

（2）选择舒适的刮痧体位，以利于刮拭和防止晕刮。

（3）保持室内空气清新、流通，并注意保暖、避风。

（4）刮痧工具要严格消毒，防止交叉感染。刮拭前须仔细检查刮痧工具，以免刮伤皮肤。

（5）勿在患者过饥、过饱及过度紧张的情况下进行刮痧治疗。

2. 术中注意事项

（1）刮拭手法要用力均匀，手法由轻到重，以患者耐受为度，出痧为止。婴幼儿及老年人，刮拭手法用力尤其要轻。

（2）不可一味追求出痧而用重手法或者延长刮痧时间。出痧多少受多方面因素影响。一般情况下，血瘀证、实证、热证出痧多，虚证、寒证出痧少；服用过多药物，特别是服用激素类药物不易出痧；肥胖者与肌肉丰满的人不易出痧；阴经较之阳经不易出痧；室温低时不易出痧。

（3）刮拭时，被刮拭部位的皮肤要保持润滑，应一边刮拭一边蘸取适量的介质，切忌干刮。

（4）凡肌肉丰满处（如背部、臀部、胸腹部等）宜用刮痧板的横面刮拭。关节处、手脚指（趾）部、头面部等肌肉较少，凹凸较多处，宜用刮痧板的棱角刮拭。

（5）痧斑未退的部位，不宜反复刮拭。再次刮痧需要间隔3～6天，以原痧斑消退为准。

（6）刮拭过程中，要经常询问患者感受。如患者晕刮应立即停止刮痧并进行相应处理。

3. 术后注意事项

（1）刮痧结束后，患者应休息片刻，并饮温水一杯。

（2）刮痧治疗后的数小时内应避免局部冷水刺激。

（3）刮痧治疗后应禁食生冷、辛辣、油腻之品。有汗者，应及时擦干汗液，切忌当风受凉。

4. 特殊情况处理　刮痧过程中，患者出现头晕、目眩、心慌、出冷汗、面色苍白、四肢发冷、恶心欲吐或神昏仆倒等现象，可参照晕针处理（详见第一章第八节）。

第十三章 药物熏蒸疗法 ▷▷▷

药物熏蒸疗法是中医传统的治疗方法，尤其在民间应用较多。药物熏蒸疗法又称药物蒸煮疗法或药物汽浴疗法，在一些少数民族地区亦称之为烘雅疗法。药物熏蒸疗法属自然疗法的范畴，有"绿色疗法"之誉。

第一节 药物熏蒸疗法的概念及特点

一、药物熏蒸疗法的概念

药物熏蒸是以热药蒸汽为治疗因子的化学、物理综合疗法。

这种方法自先秦就有记载，后世不乏其术。到清代，药物熏蒸趋于成熟。1949 年以后，随着科学技术的日新月异，药物熏蒸无论是理论还是实践均有相应发展，逐渐广泛应用于休闲保健、康复疗养和临床治疗精神疾病等诸多方面。

二、药物熏蒸疗法的特点

药物熏蒸有疏通经络、温经散寒、活血化瘀、止痛等功效。药物熏蒸疗法可有效排出患者体内湿邪、风寒等，对于全身关节疼痛、活动受限、病程迁延等病证有较好的疗效，具有直达病灶、绿色纯天然、简便效廉和毒副作用少的诸多特点。

第二节 药物熏蒸的方法及原理

一、药物熏蒸疗法的原理

根据中医理论，利用热的药液蒸汽熏蒸人体肌肤，使之发汗、毛孔扩张，将深伏于关节、经络、骨骼的瘀血、痰浊等病邪从毛孔透出体外，并使药物从毛孔渗入体内，帮助机体恢复功能。药借热力，热助药力，相得益彰，使腠理疏通、脉络调和、脏腑相调、阴阳平衡，以达到祛风散寒、温通气血、排毒养颜，以及提高人体的免疫力的功效。由于湿润的蒸汽能加速皮肤对药物的吸收，同时皮肤温度的升高，可导致皮肤微小血管扩张、增加汗腺的分泌，故药物熏蒸可以有效促进血液和淋巴液的循环，有利于局部症状的缓解。又由于熏疗过程中皮肤角质层因吸收水分而疏松，且药物水分具有溶解角质层的作用，故可使药物更易透过皮肤屏障，发挥治疗作用。此外，角化细胞亦能贮存某些药物，这种"库存效应"能够使贮存的药物有效成分被缓慢吸收。所以短时间的熏疗可以发挥长时间的疗效，或仅用小剂量的药物熏蒸就能产生显著的效果。

二、药物熏蒸的方法

1.传统熏蒸法 把药放入质地为不锈钢、瓷、瓷砂等的器具中，加水煮沸。熏蒸者选择适宜的体位，将蒸熏部位放在器具之上，持续加热，以蒸汽熏蒸，注意防止烫伤，熏蒸时间大约20~30分钟。

2.改良熏蒸法 采用药物熏蒸机（药浴机），将中药包放在中药煮蒸器中煎煮，使用者坐在机器内蒸浴20分钟。

第三节 药物熏蒸疗法的作用及临床应用

一、药物熏蒸疗法的作用

药物熏蒸具有疗效显著、快速高效、防止复发等作用，是疾病治疗、预防保健的有效措施。

1.疗效显著 药物熏蒸具有发汗解表、和卫散邪、疏通腠理、调气和血、解毒避秽、防疫保健、杀虫止痒等诸多功用，可广泛应用于全身各种皮肤病的治疗，并有着较好的疗效。

2.快速高效 针对患者不同病情，采用个性化治疗方案，将中药通过物理热效应作用于病灶，进而快速的有效治疗各类病证。

3.防止复发 采用药物熏蒸治疗皮肤病，再辅以中药内调外治，可有效加强病灶营养，提高自身免疫力，保持机体自然生理机能的动态平衡，恢复皮肤自我养护功能，防止复发。

4.养容生肌 药物熏蒸疗法能使皮肤光滑细润，起到养容生肌、延缓衰老的作用。

二、药物熏蒸疗法的适用范围

1.精神疾病 失眠、抑郁症、焦虑症、精神障碍、精神分裂等。

2.风湿疾病 风湿性关节炎、类风湿性关节炎、强直性脊柱炎。

3.骨伤疾病 腰椎间盘脱出症、肩周炎、退行性骨关节病、各种急慢性软组织损伤。

4.皮肤疾病 银屑病、硬皮病、皮肤瘙痒症、脂溢性皮炎等。

5.内科疾病 感冒、咳嗽、高脂血症、高蛋白血症、糖尿病、失眠、血栓闭塞性脉管炎、慢性肠炎。

6.妇科疾病 痛经、闭经等。

三、药物熏蒸疗法的注意事项

1. 施行熏蒸疗法应时时注意防止烫伤，各种熏蒸浴具应放置牢固稳妥，热源应合理，药物不可接触皮肤。

2. 小儿、智能低下、年老体弱者需家属陪同熏蒸，且时间不宜过长。

3. 熏蒸浴具要注意消毒。

4. 治疗期间对辛辣、油腻等食物摄入应适当控制。

5. 治疗期间停用各种护肤品。

6. 做完熏蒸后应饮 300 ~ 500mL 白开水。

四、药物熏蒸疗法的禁忌证

患有严重出血性疾病、心脏病、高血压、结核病、心衰、肾衰竭、动脉瘤者，以及孕妇及经期妇女、温热感觉障碍者禁用药物熏蒸疗法。

第十四章　药浴疗法　▷▷▷▷

第一节　药浴疗法的概念及特点

一、药浴疗法的概念

药浴是在中医理论的指导下，选配适当的中药，将药物煎汤取液进行全身或局部洗浴（如坐浴、足浴、手臂浴、面浴、目浴等）以达到防治疾病目的的方法。

二、药浴疗法的特点

药浴疗法是中医外治法之一，是一种独特的给药途径。现代研究表明，药浴液中的药物离子通过皮肤黏膜的吸收、扩散、辐射等方式进入人体，避免了肝脏首过效应，减少了毒副作用。同时，药浴液的温热效应能够提高组织的温度、舒张毛细血管、改善循环，使血液加速；且通过皮肤组织吸收后，可调节局部免疫状态，抑制和减少生物活性物质的释放，从而达到防治疾病的目的。

第二节　药浴疗法的种类及材料

一、药浴疗法的种类

药浴疗法是根据各种具体病证，在中医辨证或辨病的基础上选取适当的药物，组成药浴方剂，其用法可分为全身沐浴和局部洗浴两大类型。

1. 全身沐浴　本法是借浴水的温热之力及药物本身的功效，使周身腠理疏通、毛窍开放，起到发汗退热、祛风除湿、温经散寒、疏通经络、调和气血、消肿止痛、祛瘀生新等作用。

（1）使用方法　将中药浴液倒入清洁消毒后的浴盆或浴缸中，加入热水，然后把水调至适宜的温度即可洗浴。

（2）注意事项

①洗澡前，先试水温，再慢慢进入浴缸，浴液加水后温度宜适中，不能过热，以免烫伤。

②沐浴时要注意保暖，浴室温度不宜低于20℃，避免受寒、吹风，洗浴完毕马上拭干皮肤。冬秋之季，尤其注意浴处宜暖而避风。《老老恒言》谓："浴后当风，腠理开，

风易感，感而即发，仅在皮毛则为寒热，积久入里患甚大，故风来宜避，浴后尤宜避。"

③饭前、饭后 30 分钟内不宜沐浴。空腹洗浴易发生低血糖而致虚脱晕倒。饭后饱腹沐浴，全身体表血管受热水刺激而扩张，胃肠等内脏中的血液亦会被动分散至身体表层，胃肠道的血量供应减少，同时会降低胃酸分泌，使消化器官功能下降，从而影响食物的消化吸收。

④高热大汗、高血压病、主动脉瘤、冠心病、心功能不全及有出血倾向等患者不宜使用。

⑤对于儿童、老人，以及心、肺、脑等病患者，不宜单独洗浴，应有家属助浴，且洗浴的时间不宜过长。

⑥对患有关节病的患者，洗浴时间应稍长一些，宜多用热水浸泡、浴巾热敷。

⑦沐浴时和出浴后，若感觉口渴，应饮 1000mL 左右的温水以补充水分。

2. 局部洗浴 本法是借助热力和药物的综合作用，直透局部皮肤腠理，而发挥清热解毒、消肿除湿、祛风杀虫、止痒、活血行气、软化角质、祛腐生肌等功效，从而达到治疗目的的方法。

（1）头面浴 该疗法主要是将中药浴液倒入清洁消毒的脸盆中，待浴液温度适宜，进行沐发、洗头、洗面。该浴法在面部皮肤美容及护发美发方面具有显著的疗效，同时对头、面部疾病也有治疗作用。

沐发洗面时应注意避风寒，同时也应注意浴后保暖。对于面部急性炎症性渗出明显的皮肤病患者应慎用药浴。

（2）目浴 该疗法主要是将煎剂滤清后淋洗患眼。洗眼时可用消毒纱布或棉球渍水，不断淋洗眼部，亦可用消毒眼杯盛药液半杯，先俯首，使眼杯与眼窝缘紧紧靠贴，然后仰首，并频频瞬目进行目浴，临床往往多先熏后洗，每日 2~3 次，每次 20 分钟。这种方法除药物直接作用于眼部达到疏通经络、退红消肿、收泪止痒外，尚有由于药液的温热作用使眼部气血流畅的功效。

该法使用时要注意药液温度不宜过高，以防烫伤；洗剂必须过滤，以免药渣进入眼内。同时，一切器皿、纱布、棉球及操作手指必须消毒。眼部有新鲜出血或患有恶疮者，忌用本法。

（3）手足浴 该疗法是临床经常使用的治病护肤方法。手部洗浴除了可以治疗皮肤病、软组织损伤外，还具有护肤保健作用。四肢洗浴要根据不同的患病部位决定药液用量，洗浴的方法可分别使用浸泡、淋洗或半身沐浴。

（4）坐浴 药物煮汤置盆中，患者坐浴，使药液直接浸入肛门或阴部。可使药液直接作用于病变部位，并借助热力，促进皮肤黏膜吸收，从而发挥清热除湿、杀虫止痒、活血化瘀、收涩固脱等效果。药汤温度要适宜，坐浴时不可太热，以免烫伤皮肤或黏膜，也不可太凉，以免产生不良刺激，一般以 40~50℃为宜。肛周脓肿已化脓者应先行手术，切开引流后再用坐浴疗法。

二、药浴疗法的常用中药

1. 艾叶 别名冰台、艾蒿、灸草、蕲艾；辛、苦，温，归肝、脾、肾经，具有散寒止痛、温经止血功效，适用于治疗少腹冷痛、经寒不调、宫冷不孕、吐血、衄血、崩漏经多、妊娠下血，可外治皮肤瘙痒、脱皮等。醋艾炭温经止血，适用于治疗虚寒性出血。

2.薄荷　别名夜息香、水益母、接骨草；辛，凉，归肺、肝经，具有疏散风热、清利头目、利咽透疹、疏肝行气功效，适用于治疗外感风热、头痛、目赤、咽喉肿痛、食滞气胀、口疮、牙痛、疮疥、瘾疹。

3.白芷　别名芳香、泽芬、白臣、香棒；辛，温，归肺、脾、胃经，具有祛风湿、活血排脓、生肌止痛功效，适用于治疗头痛、牙痛、鼻渊、肠风痔漏、赤白带下、痈疽疮疡、皮肤瘙痒。

4.防风　别称铜芸、回云、回草、百枝、百种；辛、甘，微温，归膀胱、肝、脾经，具有祛风解表、胜湿止痛、止疼定搐功效，适用于治疗外感表通、风疹瘙痒、风湿痹痛、破伤风。

5.金银花　又称忍冬花、二花；甘，寒，归肺、胃经，具有清热解毒之功，适用于治疗温病发热、热毒血痢、痈肿疔疮、喉痹及多种感染性疾病。

6.苦参　苦，寒，归肝、肾、大肠、小肠、膀胱及心经，具有清热燥湿、祛风杀虫功效，适用于治疗湿热泻痢、肠风便血、黄疸、小便不利、水肿、带下、阴痒、疥癣、麻风、皮肤瘙痒、湿毒疮疡。

7.千年健　别名一包针、千颗针、千年见、丝棱线；辛，温，归肝、肾、胃经，具有祛风湿、舒筋活络、止痛、消肿功效，适用于治疗风湿痹痛、肢节酸痛、筋骨痿软、跌打损伤、胃痛、痈疽疮疖。

第三节　药浴用水

水又是药浴疗法的媒介，水质可直接影响浴疗的效果。水质主要包括水的清洁度、含氧量、软硬度和酸碱度。洗洁用水首先要清洁，不含各类微生物和有害杂质，对含氧量要求不高。然而，水的软硬度与酸碱度的不同，常可产生不同的疗效，故不可一概而论。一般以 pH 值 6~7 较为适宜。药浴水质如处理不佳，有时可影响药物作用的发挥，甚至产生副作用。

1.自来水　我国城市与多数乡镇均使用自来水。自来水的水质可靠，可直接用于药浴。但有时水中消毒物质过浓，不适宜直接洗浴。

2.井水、泉水、地下水　井水、泉水水质差异很大，不可一概而论。简易判别可根据其水垢的颜色及性质进行判断。水垢色白、细腻则水质好；水垢色黄、粗糙则水质差。有些水的水质欠佳，则可烧开后使用，或加入明矾净化后使用。

3.江、河、池塘水　此类水杂质较多，直观感觉浑浊，颜色亦不同。可静置于池盆中令泥沙沉淀后再用明矾处理。

4.矿泉水　应先了解矿泉水成分后，有针对性地洗浴。城市中的地热水一般也具有矿泉水性质。

5.雨水　缺水地区可收集雨水洗浴，一般过滤掉沉淀的泥沙即可使用。

6.雪水　雪融水是良好的洗浴用水。中医学认为，雪水性寒，用于治疗实热证效果较好，寒证者可加热后去其寒性使用。

7. 蒸馏水 为最佳药浴用水，可配制任何药物使用，但成本较高，不适于一般家庭使用。

第四节 药浴疗法的作用及注意事项

一、药浴疗法的作用机理

1. 全身作用机理 药浴的全身作用是指通过药物透过皮肤、孔窍、腧穴等部位直接吸收，进入经脉血络，输布全身而发挥其药理效应的过程。近些年，人们对中药药浴外治机理的研究不断深入，认为药浴外治除药物直入血液循环发挥其本身的药理作用外，还有调节各系统组织器官功能和机体免疫功能的作用。

（1）药物通过皮肤黏膜吸收、角质层转运（包括细胞内扩散、细胞间质扩散）和表皮深层转运进入体内。另外，角质层经水合作用可使药物通过一种或多种途径进入血液循环。

（2）药物通过药浴刺激可使局部血管扩张，以促进血液循环，改善周围组织营养，从而起到消肿的作用；另外，药物作用于局部引起神经反射，可激发机体的自身调节作用，促使机体某些抗体形成，从而提高机体免疫功能。

2. 局部作用机理 药浴的局部作用是指中药对病灶局部发挥的治疗和保健作用。中药药浴将药物作用于局部组织，可使局部组织内的药物浓度显著高于其他部位，使局部收效迅捷。

此外，有些药物作用于面部皮肤，通过局部皮肤吸收可达到疏通经络、运行气血、洁净滋润、除皱增白、祛邪防御的美容效果。

二、药浴疗法的注意事项

1. 饭前、饭后30分钟内不宜进行全身药浴。饭前由于肠胃空虚，洗浴时出汗过多，易造成虚脱；饭后立即药浴可造成胃肠或内脏血液减少，血液趋向体表，不利消化，引起胃肠不适，甚至恶心呕吐。

2. 全身药浴后，应慢慢从浴盆中起身，以免出现眩晕，造成直立性虚脱。

3. 洗浴时由于汗出过多，体液丢失量大，故洗浴时间不可过长，尤其是全身热水浴。洗浴时皮肤血管充分扩张，体表血量增多，可造成头部缺血而致眩晕，甚至晕厥。如发生晕厥，应及时扶出浴盆，平卧休息，补充白水或糖水，或用冷水泡脚，使下肢血管收缩，促进头部供血。

4. 药浴温度应适宜，以免烫伤皮肤。

6. 药浴时，室温不应低于20℃；局部药浴时，应注意全身保暖；夏季应避风，以预防感冒。

7. 外用药浴药物不可内服；药物可以重复使用，用时加温，一般冬季每剂药可使用5～7日，夏季可用2～3日。

附录　刺法的现代研究进展　▷▷▷▷

针刺手法是针灸治疗疾病的关键。针灸治病除了辨证选择适当穴位外，施以相应的手法也是取效的关键。针刺具有整体性、双向性调整作用，可对机体的各个系统产生正向调节作用。通过改善人体内环境，可使患者恢复至生理稳定的状态。

第一节　针刺手法刺激量的研究

随着医学技术的进步，针刺手法的研究不断深入，对针刺手法刺激量的研究也越来越受重视，针刺要产生治病效应，必须在得气、守气的基础上施以一定的刺激量。现代临床上将刺激强度分为轻、中、重三种。

一些人认为，针刺的刺激强度与刺激量有关。刺激强度是指单位时间的刺激量，为刺激强度和持续时间的乘积。实验研究表明，刺激量大可引起镇静、解痉、止痛、抑制等作用；刺激量小，可促进机体兴奋，解除过度抑制。刺激量的大小还可以使人体产生正向反应、负向反应、正弦曲线反应及不定性反应等。其中，正向反应是指刺激量与机体兴奋成正比的关系，如强刺激内关能使窦性心动过速患者的心率减慢。负向反应与其相反，只有弱刺激内关才能使窦性心动过缓患者的心率减慢。正弦曲线反应，即随刺激量的增加引起机体的反应开始为正向反应，当刺激量达到极限时，又转为负向反应。一般来说，机体对刺激量的反应是兴奋还是抑制取决于机体所处的功能状态，并与刺激的质和量有关。临床实践证明，施以同样的手法，由于针体的型号不同产生的刺激量也不同。此外，留针或行针的时间、针刺的次数及疗程长短对针刺效应也有一定的影响。

临床上，无论是补法还是泻法，都属于机械性刺激，刺激量究竟达到什么程度才会产生机体所需的效应呢？有人认为，针刺手法是通过针具对腧穴进行的物理刺激，针感强弱可作为刺激量大小的评判标准；另外，有效的刺激量还取决于个体的敏感度。还有人提出，从系统角度考虑，刺激量是一种施加在个体身上的人工控制，通过系统的反馈恢复其正常状态，刺激量的多少以系统本身的虚实程度及其反馈为依据。更多的研究表明，针刺手法的刺激量要从时间、强度、变化率三个方面出发，以量级的均值考虑其衡量的标准。

第二节　针刺得气的研究

得气是传统意义上针刺取得疗效的关键。患者可出现酸、麻、重、胀等不同程度的得气感。现代针灸研究者对得气的电生理基础及不同穴位刺激方法产生得气感的特征进行了探讨。

美国学者 Leung AY 等测试了电针、手针及腧穴经皮电刺激 3 种不同刺激方法的得气感。结果显示，3 种方法均产生质和量不同的得气感；电刺激（包括电针和腧穴经皮电刺激）最明显的得气感是刺痛，而手针得气感是钝痛。

Streitberger K 等采用超声技术观察针尖位置与周围神经组织的关系，以及与得气的联系。结果显示，针尖是否与神经接触与得气之间无显著联系。

Benham A 等发现以往的多数研究只注重对受试者针感的描述，而很少关注针感的强弱与针刺效果的关系。因此，其分别采用单个针刺手法，如针刺深度、双向捻转等，评估其在引起各种针感总强度方面所起的作用。研究认为，针感是受试者体会到的一种复杂的感受，受试者各种针感的总强度可以作为针灸治疗的评价指标。

第三节　针刺手法对机体影响的研究

一、针刺手法对体温的影响

体温是反映针刺补泻效应的一种客观指标，为历代医家所重视。《素问·针解》云："刺虚则实之者，针下热也……满而泄之者，针下寒也。"由于补泻手法可以产生针下热感或凉感，故近代称之为热补凉泻法。实验表明，烧山火手法能使肢体末梢血管舒张，皮肤温度升高，针下出现温热感；透天凉手法则使针下出现凉感。应用徐疾补泻手法治疗外科术后吸收热属实热证的患者，泻法有明显的退热效应，而补法则不明显。通过对41 例健康者针刺一侧合谷穴进行烧山火及透天凉手法，观察同侧商阳穴。结果，热补组皮肤温度先稍下降，然后逐步回升；凉泻组皮温较针前明显降低，下降多在针刺即刻出现。

二、针刺手法对血管舒缩的影响

《难经·第一难》说："十二经皆有动脉。"针灸之所以能够疏通经络、运行气血、调和营卫，其作用可能与血管舒缩运动功能有关。有人用肢体容积示波插记法施以烧山火手法，在针下出现热感的同时，发现肢体容积曲线上升，反映肢体末梢血管呈舒张反应，而透天凉手法则相反。在同一实验中转换补泻手法，则肢体容积曲线也呈特征性变化，即在烧山火手法作用的同时，出现胶体容积曲线上升的基础上，转为透天凉手法，使曲线下降至原来水平。反之，若先用透天凉手法，在曲线下降的基础上转为烧山火手法，则曲线可上升至原来水平。

针刺补泻的不同作用，不仅反应在末梢血管舒缩反应上，还可在大动脉紧张度的变化上呈现出来。实验证明：针刺足三里穴，补法操作，无论是健康人还是患者，大多数表现出脉搏传播速度的减慢，反映血管紧张度下降，当手法由补转泻时，则出现脉搏传播速度的加快，反映血管紧张度增高。

三、针刺手法对免疫功能的影响

疾病的发生、发展与转归，归根到底都是正气与邪气相争的过程，古人认为"邪之所凑，其气必虚""正气存内，邪不可干"，概括了邪正相争的机理。针刺之所以不需药物而能治病，有一个重要的原因就是针刺能够鼓舞正气以抗御病邪，使低下的功能恢复到正常水平，证明针刺能够提高机体的免疫功能。实验证明，采用手法针刺正常人的足三里、合谷等穴，可使白细胞对金黄色葡萄球菌的吞噬作用明显增强。同时，针刺对白细胞的吞噬作用也有一定的调节作用。当白细胞吞噬功能处于活跃状态时，针刺可抑制其吞噬作用；相反，则起到促进作用。还有人比较了多种热补手法（提插补法、捻转补法、烧山火、努运手法）对小鼠免疫功能的影响。结果发现，四种手法均可刺激红细胞免疫功能的增强。

四、针刺手法对周围组织的影响

在传统针刺手法实施过程中，不同刺激强度的手法对针灸针与其（针刺部位）周围结缔组织的影响不同。观察针刺对刺激穴位周围组织影响的微观变化可能为探讨针刺疗效的研究方法之一。

美国学者 Langevin HM 等通过计算机控制针刺手法仪实施提插、捻转手法，并以 B 超观察其对人体受刺激穴位周围结缔组织位移的影响。在上下移动针的同时，增强捻转幅度对组织位移有明显线性影响，同时在下插针后组织位移明显反弹。研究结果提示，不同的针刺方法对周围结缔组织的位移产生不同的影响，同时也提示 B 超技术可用于针刺手法作用机理的研究。

美国学者 Julias M 等进行了针刺捻转手法对胶原纤维排列情况的体外试验，将针灸针刺入含有不同胶原浓度的凝胶中，并以计算机控制捻针速度，从每秒 0.3 转逐渐提高到每秒 10 转。结果发现，针灸针附近的胶原纤维呈环形排列；而距离较远的胶原纤维则呈放射状排列。凝胶通常在捻转速度提高到每秒 10 转之前破裂，破裂点位于环形排列纤维和辐射状排列纤维的交界处。该研究结果提示，穴位周围软组织的机械结构特性可能会影响其对针刺的反应从而影响针刺疗效。

第四节 针刺镇痛的研究

根据对数百项针刺镇痛机制研究成果的回顾，学者们对针刺镇痛的机制进行了总结。

有人认为，针刺镇痛涉及整个神经系统：脊髓是对针刺镇痛进行处理的第一站；脑干是针刺镇痛信息整理的中继站；丘脑是加强针刺镇痛和控制镇痛的协调中枢；边缘系统也对针刺镇痛起协调作用；大脑皮质是最高中枢，对针刺镇痛有兴奋和抑制的双重作用。还有人提出，针刺镇痛是来自针刺穴位和痛源部位的传入信号在中枢神经系统相互整合的结果。还有人认为，丘脑中央下核接受自三叉神经脊束核尾侧亚核和脊髓背角边缘层神经元的直接投射，丘脑中央下核神经元主要上行投射到同侧前额叶的腹外侧眶皮质，腹外侧眶皮质又发出纤维投射到双侧中脑导水管周围灰质的腹外侧部，该处是脑干下行抑制系统的关键部位，因此，推测丘脑中央下核 – 腹外侧眶皮质 – 中脑导水管周围可能构成一个痛觉调制的通路。

针刺镇痛在中医临床中应用已有千余年历史。在《黄帝内经》中即有针灸治疗牙痛、头痛、腰腿痛、腹痛、关节肌肉痛的记载。说明古人早已掌握了针刺治疗各种痛证的技术和方法。随着医学的不断进步，许多研究进一步证明了针刺对全身各部位不同病因病理变化所引起的各种疼痛性疾病均有止痛效果。采用不同针刺手法治疗三叉神经痛、肋间神经痛、坐骨神经痛等，均有较好的疗效。

多种针刺手法对痹证具有止痛作用。有研究对痛痹、着痹采用烧山火手法，风湿热痹采用透天凉手法，共治 24 例痹证患者，有效率达 95.83%。据此认为，在临床治疗中应注意辨证选取针刺手法，只有这样，才能取得最佳的临床疗效。

第五节 一针镇痛疗法

一、一针镇痛疗法的概述

一针镇痛疗法为黄山医师多年来临床中运用针灸疗法治疗各类痛证宝贵经验的结晶，又名"黄氏一针镇痛疗法"。"一针"即只用一根针，精炼选穴。因其具有"安全、效优、易学"的特点，一直以来广为患者所欢迎。

一针镇痛疗法是在中医基础理论指导下，以整体观为前提，以经络辨证为主，按痛证之虚实进行辨证施治的针灸疗法。一针镇痛疗法对痛证的辨证注重患者自身的统一性、完整性和联系性，将患者疼痛的局部症状和全身症状联系起来进行整体分析。

二、一针镇痛疗法的选穴原则及操作方法

（一）选穴原则

虚实是辨别邪正盛衰的重要纲领，主要反映病变过程中人体正气的强弱和致病邪气的盛衰，也是指导本疗法施术过程中补泻操作方法的纲领。

1. 痛点辨经脉，痛证辨虚实 一针镇痛疗法治疗痛证时，先辨别局部痛证所属经络，再按经络辨证确定针刺处方进行选穴。如痛在肘关节桡侧外缘部，手阳明大肠经循行经过于此，故选择手阳明大肠经的腧穴；若痛在肘关节外缘中央，手少阳三焦经循行经过于此，故选择手少阳三焦经腧穴；若痛在膝关节外侧端，足阳明胃经循行经过于此，故选择足阳明胃经腧穴；若肩胛部疼痛，手太阳小肠经循行经过于此，故选择手太阳小肠经腧穴进行针刺。

在针刺治疗过程中，需按患者疼痛的性质辨别虚实，再根据痛证的虚实施行不同的补泻手法。

（1）实证临床表现　实证常因气机阻滞，形成水、湿、脓、瘀血等有形病理物质，壅聚停积而致痛，病势较为亢奋、急迫，疼痛剧烈，常伴有局部发热或温度偏低，或伴有关节活动不利等。

（2）虚证临床表现　病势较为缓慢，隐隐作痛，常伴有局部温度偏低及关节活动不利，还可见关节肌肉不足、松弛、衰退特征的证候。

2. 循经针输郄，风池腰委中　辨明痛证所属经络后即可选穴进行针刺。第一组腧穴为痛证所属经脉的五输穴之输穴和郄穴。输穴是五输穴中的第三个穴位，主要分布在掌指或跖趾之后和腕踝关节部。《难经·六十八难》云："输主体重节痛。"输穴善于治疗身体沉重和肢体关节的疼痛。《灵枢·邪气脏腑病形》指出："荥输治外经。"这里的"外经"主要指经脉循行于人体体表部位的疾病，说明输穴以治疗外经病为主。郄穴是各经脉在四肢经气深聚的部位。郄穴主要用于治本经脉、本脏腑的急性、发作性疾病。阴经的郄穴常用来治疗血症，如孔最治咯血、衄血，中都治崩漏等；阳经的郄穴多用来治疗急性疼痛，如梁丘治急性胃脘痛等。

一针镇痛疗法治疗痛证时选取的第二组腧穴为足少阳胆经的风池穴、足太阳膀胱经的委中穴。取穴时以横膈为界，上部痛证选择风池穴，下部痛证选择委中穴。风池穴属足少阳胆经，穴义为胆经气血在此吸热后化为阳热风气，故针刺风池可以治疗上部诸痛证。足太阳膀胱经是阳气最为旺盛的经脉，循行于人体的腰部和背部。委中穴为膀胱经合穴，"经脉所过，主治所及"，故委中穴具有治疗腰背及下肢疼痛等病证的作用。

3. 四关配筋会，阿是合谷刺　一针镇痛疗法治疗痛证时选取的第三组腧穴为四关穴，即双侧合谷穴、太冲穴。四穴均为原穴，合谷善主气，太冲善调血，两穴一气一血，一阴一阳，相互依赖，相互协调，具有通畅气机、协调气血、通络止痛之功。

一针镇痛疗法治疗痛证时选取的第四组腧穴为阳陵泉和阿是穴。阳陵泉为足少阳胆经的合穴，是足少阳之脉所入为合的合穴，为八会穴之筋会，主治半身不遂、下肢痿痹、膝膑肿痛、胁肋痛等。阿是穴又称天应穴、不定穴、压痛点等，多在病变附近。阿是穴是治疗局部痛证的重要部位，可根据患者痛证情况酌情施法。在针刺阿是穴时选择的针刺方法为合谷刺。《灵枢·官针》云："合谷刺，左右鸡足，针于分肉之间，以取肌痹，此脾之应也。"这种刺法适用于肌肉较丰厚之处（详见第五章第一节）。一针镇痛疗法应用时多采用一针多向刺，即先将一针直刺至穴位肌层深处，提插行针，使之得气，然后退至浅层分别向左右两旁斜刺。这种刺法刺激面较大，针感可向多方向传达，改善疼痛局部的血液循环和代谢，松解经筋韧带的粘连，解除挛缩，使气血运行通畅，有疏通经络、理气止痛之功效。

4. 督脉针后溪，补泻痛证止　督脉为"阳脉之海"，总督一身之阳气，阳气为一身之根本，六阳经皆与督脉相交。因此，督脉有调节人体阳经气血的作用。故一针镇痛疗法在治疗颈肩、腰部疼痛性疾病时选取了与督脉相通的八脉交会穴——后溪。后溪，出自《灵枢·本输》，属手太阳小肠经，亦为本经输穴，五行属木，本穴位于小指尺侧赤白肉际第5指掌关节后方凹陷中，即第5掌骨小头后方，当小指展肌起点外缘。本穴主治头项强痛、腰背痛、手指及肘臂挛痛等痛证。

（二）操作方法

一针镇痛疗法在治疗疼痛性疾病时，先辨别痛属经络，再按经选择针刺处方。

针刺时只用一根毫针进行针刺（毫针规格为 28～30 号，长度为 1.5～2 寸，据不同部位酌情选用）。进针后，可根据病证的虚实施行常规提插或捻转补泻手法。出针后，可配合开阖补泻（出针后轻轻按揉针孔，使其闭合不令经气外泄者为补法；出针时边退边摇，针退出后不按针孔，使邪气逸出者为泻法）。

依同法再针刺下一腧穴，直至治疗结束。故谓"毫针只一根，针进而痛减，针出而痛解，扎针而不留"。

三、一针镇痛疗法的临床应用

（一）适用范围

一针镇痛疗法对急性颈、肩、腰、腿疼痛性疾病及各种经筋病的治疗具有显著疗效。

（二）临床应用举例

1. 颈椎病之颈痛的治疗

治则：舒筋骨，通经络。

主穴：后溪、养老、束骨、金门、足临泣、外丘、合谷、太冲、阳陵泉、风池、阿是穴。

方义：本症的治疗主要取所过之督脉、膀胱经、胆经、小肠经的输穴、郄穴。后溪、养老分别为手太阳小肠经的输穴和郄穴，又为八脉交会穴，通督脉；束骨、金门分别为足太阳膀胱经的输穴和郄穴；足临泣、外丘分别为胆经的输穴和郄穴；合谷、太冲为一针镇痛疗法常用穴；再加上筋会阳陵泉、足少阳胆经之风池穴，诸穴相配共奏祛风通络、舒筋止痛之功。

操作：毫针刺法；实证以泻法，虚证以补法。

2. 肩周炎之肩痛的治疗

治则：通经活络，舒筋止痛。

主穴：三间、温溜、中渚、会宗、后溪、养老、合谷、太冲、阳陵泉、风池、阿是穴。

方义：本症治疗主要取所过之手阳明大肠经、手少阳三焦经、手太阳小肠经的输穴、郄穴。三间、温溜分别为手阳明大肠经的输穴、郄穴；中渚、会宗分别为手少阳三焦经的输穴、郄穴；后溪、养老分别为手太阳小肠经的输穴、郄穴，后溪又为八脉交会穴，通督脉；合谷、太冲为一针镇痛疗法常用穴；再加上筋会阳陵泉、足少阳胆经之风池穴，诸穴相配共奏通经活络、舒筋止痛之功。

操作：毫针刺法；实证以泻法，虚证以补法。

3. 腰痛的治疗

治则：通经活络，舒筋止痛。

主穴：后溪、束骨、金门、足临泣、外丘、合谷、太冲、阳陵泉、委中、阿是穴。

方义：本症治疗主要取所过之督脉、足太阳膀胱经、足少阳胆经的输穴、郄穴。痛证远取之后溪为八脉交会穴，通督脉；束骨、金门分别为足太阳膀胱经的输穴、郄穴；足临泣、外丘分别为足少阳胆经的输穴、郄穴；合谷、太冲为一针镇痛疗法常用穴；再加上筋会阳陵泉、足太阳膀胱经之委中，诸穴相配共奏通经活络、舒筋止痛之功。

操作：毫针刺法；实证以泻法，虚证以补法。